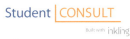 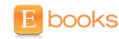

Any screen.
Any time.
Anywhere.

原著のeBook版を無料でご利用いただけます

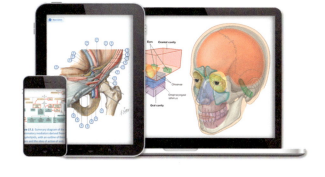

"Student Consult"ではオンライン・オフラインを問わず，原著を閲覧することができ，検索やコメントの記入，ハイライトを行うことができます

Student Consultのご利用方法

① studentconsult.inkling.com/redeem にアクセスします．

② 左ページのスクラッチを削り，コードを入手します．

③ "Enter code"にStudent Consult用のコードを入力します．

④ "REDEEM"ボタンをクリックします．

⑤ Log in（すでにアカウントをお持ちの方）もしくはSign upします（初めて利用される方）．
※Sign upにはお名前・e-mailアドレスなどの個人情報が必要となります．

⑥ "ADDING TO LIBRARY"ボタンを押すと，MY LIBRARY に本書が追加され，利用可能になります．

テクニカル・サポート（英語のみ）：
email studentconsult.help@elsevier.com
call 1-800-401-9962（inside the US）
call +1-314-447-8200（outside the US）

ELSEVIER

本電子マテリアルは，studentconsult.inkling.comに規定されたライセンスの条項に従うことを条件に使用できます．この電子マテリアルへのアクセスは，本書の表紙裏側にあるPINコードを最初にstudentconsult.inkling.comで利用した個人に制限されます．また，その権利は転売，貸与，またはその他の手段によって第三者に委譲することはできません．

本書の使用例

① 各ページについている ミシン目に沿って切り離す

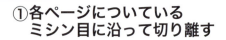

はさみでも　　手でも

↓

② カードの状態にする

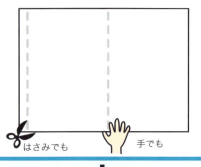

③ 便利にまとめて使える

章単位で使用する場合：各章の1ページ目を表紙として使用できます．

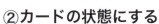

左上に穴をあければリングなどでまとめて使用することも可能！！

まとめて使用する場合：1ページ目を表紙・裏表紙として使用できます．

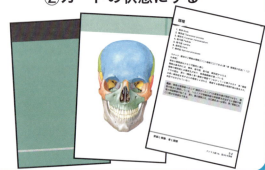

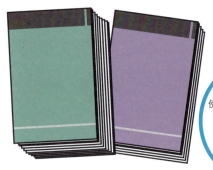

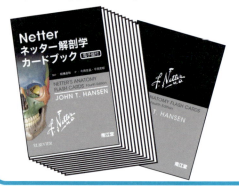

Netter
ネッター解剖学カードブック 電子版付

監訳 │ 相磯貞和　訳 │ 今西宣晶・平岡芳樹

NETTER'S ANATOMY
FLASH CARDS Fourth Edition

JOHN T. HANSEN

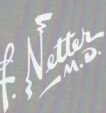

NETTER'S ANATOMY FLASH CARDS
Fourth Edition

JOHN T. HANSEN

ELSEVIER　　南江堂　　ELSEVIER　　南江堂

ELSEVIER

Higashi-Azabu 1-chome Bldg. 3F
1-9-15, Higashi-Azabu,
Minato-ku, Tokyo 106-0044, Japan

NETTER'S ANATOMY FLASH CARDS
Copyright © 2014, 2011, 2007, 2002 by Saunders, an imprint of Elsevier Inc.
ISBN: 978-0-323-18595-0

This translation of **Netter's Flash Cards, Fourth Edition** by **John T. Hansen**, was undertaken by Nankodo Co., Ltd. and is published by arrangement with Elsevier Inc.

本書，**John T. Hansen** 著：**Netter's Flash Cards, Fourth Edition** は，Elsevier Inc. との契約によって出版されている．

ネッター解剖学カードブック（電子版付）, by **John T. Hansen**.
Copyright © 2017, Elsevier Japan KK.
ISBN: 978-4-524-25557-3

All rights reserved. No part of this book may be reproduced or transmitted in any form or by any means, electronic or mechanical, including photocopying, recording, or any information storage and retrieval system, without permission in writing from the publishers. Permissions for Netter Art figures may be sought directly from Elsevier's Health Science Licensing Department in Philadelphia PA, USA: phone 1-800-523-1649, ext. 3276 or (215) 239-3276; or email H.Licensing@elsevier.com.

This book and the individual contributions contained in it are protected under copyright by the Publisher (other than as may be noted herein).

注　意

医学分野での知識と技術は日々進歩している．新たな研究や治験による知識の広がりに伴い，研究や治療，治療の手法について適正な変更が必要となることがある．

医療従事者および研究者は，本書に記載されている情報，手法，化合物，実験を評価し，使用する際には自らの経験と知識のもと，自身と職務上責任を負うべき患者を含むほかの人の安全に留意すべきである．

医薬品や製剤に関して，読者は（i）記載されている情報や用法についての最新の情報，（ii）各製剤の製造販売元が提供する最新の情報を検証し，投与量や処方，投与の手法や投与期間および禁忌事項を確認すべきである．医療従事者の経験および患者に関する知識のもとに診断，適切な投与量の決定，最善の治療を行い，かつ安全に関するあらゆる措置を講じることは医療従事者の責務である．

本書に記載されている内容の使用，または使用に関連した人または財産に対して被害や損害が生じたとしても，法律によって許容される範囲において，出版社，著者，寄稿者，編集者，および訳者は，一切の責任を負わない．そこには製造物責任の過失の問題，あるいはいかなる使用方法，製品，使用説明書についても含まれる．

序

おめでとうございます！ あなたは現在入手し得る中で最も好評でかつ包括的に人体解剖学をカバーする解剖学のフラッシュカードを購入しています．この『ネッター解剖学カードブック（電子版付）』（原題：『Netter's Anatomy Flash Cards 4th ed』）は，医学，歯学，看護学，関連する健康科学の各分野の学部や大学院の解剖学のコースで使われる教科書，アトラス，あるいは解剖実習書などを補うユニークな教材です．本書に収められているカードのセットは，時代を超越したフランク・H・ネッター先生の解剖図を載せたものであり，米国の伝統的なフラッシュカードと異なり筋骨格系のカードのみならず，重要な神経，血管と臓器の構造についても含んだものとなっています．

4インチ×6インチのフルカラーの各カードには，ネッター先生の図でなければ表すことのできない精緻な人体の構造が表現されています．全体の構成も，高く評価されている『ネッター解剖学アトラス』と共通の部位別（すなわち，頭頸部；背部と脊髄；胸部；腹部；骨盤と会陰；上肢；下肢）にまとめられ，さらに各部位の図の配列も，骨と関節；筋肉；神経；血管；そして臓器，の順になっています．またそれぞれのカードの図には，関連する『ネッター解剖学アトラス原書第6版』にある図の番号が付されています．各部位の最初のカードは目次になっており，勉強しようとする部位のすべてのカードがまとめやすくなっています．さらに，各カードの角に金属のリングを通して各部位のカードを正しい順番に保つことができます．

それぞれのカードには，図の面に描かれた構造について，裏面のコメントの項目で筋肉の起始停止，作用，神経支配などの詳細な情報が記載されています．またほとんどのカードには臨床の項目があり，図の面で描かれた人体構造に関連した臨床的な内容が記載されています．最初のカードのスクラッチを剥がして記載されたPINコードを入力すると，ボーナスのオンラインコンテンツを利用することができ，そこでは，300以上もの部位であなたの記憶を確認できるようになっています．こ

監訳者の序

人体解剖学を学び始めた方々から，「解剖学で学ぶべき用語があまりに多いために記憶が難しい」という声を耳にします．確かに実際に記憶しなければならない解剖学用語の数が多いのは事実ですが，用語の記憶に努力するあまり，肝心の人体の構造の立体的な把握が後回しにされることにもしばしば遭遇します．

そこでかねてから米国の学生たちの間では，重要な解剖学用語，特に筋肉に関する事項の記憶の為のツールとしてフラッシュカードという形態が好まれてきました．記憶しなければならない事項を繰り返して確認する為に簡略な図と重要な解剖学用語を記したカードの形にしたものが記憶に有用とされていた為です．これに対してElsevier社は解剖学の重要な事項を記憶する為の教材として『ネッター解剖学アトラス』に準拠する『Netter's Anatomy Flash Cards』を2003年に出版し，本邦においてもこれを翻訳した『ネッターコンパクト解剖学アトラス』（南江堂）が2007年に出版されました．同書は原書の『Netter's Anatomy Flash Card』と異なり，カードの形態をとったものではありませんでしたが，『ネッター解剖学アトラス』と同じ精緻な図に重要な解剖用語とその説明を加えており，解剖学の学習に有用な教材としての評価を受けておりました．今般原書が版を重ねていたのに伴い，新たに原書第4版の翻訳を出版することになりました．特に，原書第4版では各カードの図の面に図と関連した『ネッター解剖学アトラス』の該当ページが示されています．また裏面のコメント欄に修正が加えられるとともに臨床の項目が新たに加えられています．私たちはこの版では，新たに翻訳作業を行うとともに，各ページを切り離して原書と同様にカードとして使用することを前提とすべく装丁を工夫致しました．読者はカードとしてまずは基本的重要事項の記憶した後にアトラスで詳細な構造への理解を深めるという作業を繰り返すことによって，苦労の多い解剖学学習の負担を軽減する一助としていただきたいと願っております．

最後に本書の出版にあたって，多忙なスケジュールの中を翻訳に携わった慶應義塾大学医学部今西宣晶准教授と平岡芳樹講師，本書の医学教育における役割を深く理解され献身的に作業に当たられたエルゼビア・ジャパン社の安田みゆき氏に感謝の意を表します．

2016年10月

相磯 貞和

のようにこれらのカードは，正確で使いやすい形の解剖学の情報源を持ち運びに便利な形で提供しています．

なお，筋肉の起始停止，関節の可動域などの細かい点については，解剖学の教科書によって記述が一致せず，かなり差異が存在する場合もあります．実際，人体の解剖学的変異は稀なものではなく，それ自体はむしろ正常なものです．したがってこれらのカードで提供された人体解剖についての詳細な記述は，可能な限り一般に受容されているものとしています．本フラッシュカードの製作にあたっては，以下の優れた著書とその著者・編者に負うところが少なくありません．

Gray's Anatomy for Students（邦題：グレイ解剖学），3rd ed. Drake R, Vogl W, Mitchell A. Philadelphia, Elsevier, 2014.
Gray's Anatomy, 40th ed. Standring S. Philadelphia, Elsevier, 2008.
Netter's Clinical Anatomy, 3rd ed. Hansen JT. Philadelphia, Elsevier, 2014.
Clinically Oriented Anatomy（邦題：臨床のための解剖学），7th ed. Moore KL, Dalley DR, Agur AMR. Philadelphia, Lippincott Williams & Wilkins, 2014.
Grant's Atlas of Anatomy（邦題：グラント解剖学図譜），13th ed. Agur AMR, Dalley AF. Philadelphia, Lippincott Williams & Wilkins, 2013.

本書によって解剖学を学ぶことがいっそう楽しく生産的になること，そして学ぶ人たちが人体の形態に対して畏敬の念とヒト形態への敬意を抱くことを願っております．

John T. Hansen, PhD
Professor and Associate Dean
Department of Neurobiology and Anatomy
University of Rochester Medical Center
Rochester, New York

ロチェスター大学　副学長
メディカルセンター　神経生物学解剖学教授
ニューヨーク州ロチェスター市

ネッターコンパクト解剖学アトラス　序

「ネッターコンパクト解剖学アトラス」（原題「Netter's Anatomy Flash Cards」）は，医学，歯学，看護学，関連する健康科学の各分野の大学院や学部の人体解剖学のコースで使われる解剖学の教科書，アトラス，解剖実習書などを補うユニークな教材です．このポケットアトラスにはFrank H. Netter 博士の手になる時代を超越した医学図譜が使われており，筋骨格系のみならず，通常の解剖の記憶カードには触れられていない重要な神経，脈管，内部器官をも含んだものとなっています．

4インチ×6インチの各カードには，ネッターの図でなければ表せない精緻なものが使われており，全体の構成もネッター解剖学アトラスと共通（頭頸部，背部と脊髄，胸郭，腹部，骨盤と会陰，上肢，下肢）になっており，各領域の図の配列も骨・関節，筋，神経，脈管，内部器官の順になっています．

またおのおのの図には，描かれている構造に関連した内容がコメントとして記載されています．これらの図を集めた本書は，正確で使いやすく，持ち運びにも便利な解剖学書であるとともに，学習後に自らの知識を点検できるようにもなっています．

なお，筋肉の起始停止や，関節の可動域などについての細かな点については，解剖学の成書による相違が相当程度みられます．実際に，人体の解剖学的変異は一般的にあるものであり，それ自体は正常なものです．したがって，本書で記されている解剖学的記載の詳細については可能な限り一般的に受け容れられているものとしており，その根拠として以下の成書の恩恵を特に受けている事を申し添えます．

Anatomy. Clemente, ed., Lippincott Williams and Wilkins, 4th Edition.

Clinically Oriented Anatomy. Moore and Dalley, Lippincott Williams and Wilkins, 4th Edition.

Grant's Atlas of Anatomy. Agur and Lee, Lippincott Williams and Wilkins, 10th Edition.

ネッターコンパクト解剖学アトラス　訳者の序

既に出版されている「ネッター解剖学アトラス」が多くの方々に広く受け容れられ，我が国の医学医療に関わる様々な方々の人体構造に対する理解の一助となっている事は，訳者にとって大変光栄でありまた喜ばしい事です．

この度，この「ネッター解剖学アトラス」と連携をとって，原題「Netter's Anatomy Flash Cards」を翻訳し出版することとなりました．本書の原著は米国において解剖学的事項の記憶学用にネッター博士の描かれた図を用いてカードの形にして出版されたものですが，我が国での利用者の実情を検討した結果，ポケット版の冊子体として出版する事としました．一般に，欧米で出版されるこの種のカード集は，主に略図に簡単な説明文を付け，また，内容も筋肉を主体としたものが殆どであるのに対し，本書は人体の全身にわたってネッター博士によって描かれた図を用いた極めて贅沢なものです．読者の皆さんには，小さな書物の中に詰め込まれたネッター博士の労作の数々から人体構造についての多くの事を学ぶ機会を享受され，解剖学アトラスにおいて深めた人体構造への理解を本書において確認し，また，本書で最初に基本的事項を記憶した後，解剖学アトラスで更に理解を深めるという事を繰り返し，苦労の多い解剖学学習の負担を軽減していただく一助となる事を願っております．

最後に本書の出版に当たって本書の医学教育における役割を深く理解され献身的に任に当たられた南江堂出版部の方々に心より感謝申し上げます．

2007年7月

相磯　貞和

Gray's Anatomy. Clemente, ed., Lea and Febiger, 30th Edition.
Gross Anatomy. Chung, Lippincott Williams and Wilkins, 4th Edition.
Hollinshead's Textbook of Anatomy. Rosse and Gaddum-Rosse, Lippincott-Raven, 5th Edition.

この「ネッターコンパクト解剖学アトラス」によってあなたの学習がより楽しく進む事，そして，解剖学を学ぶ事によって人体の構造に対して畏怖と尊敬の念を抱かれる事を願っております．

John T. Hansen, PhD
Professor of Neurobiology and Anatomy
University of Rochester School of Medicine and Dentistry
Rochester, New York
ロチェスター大学医学歯学部神経生物学解剖学教授
ニューヨーク州ロチェスター市

目次

第1章　頭頸部　　　訳：今西宣晶

骨と関節	1-1 〜1-16	
筋肉	1-17〜1-54	
神経	1-55〜1-66	
血管	1-67〜1-75	
臓器	1-76〜1-84	

第2章　背部と脊髄　　　訳：今西宣晶

骨と関節	2-1 〜2-7	
筋肉	2-8 〜2-15	
神経	2-16〜2-19	
血管	2-20〜2-21	

第5章　骨盤と会陰　　　訳：平岡芳樹

骨と関節	5-1	
筋肉	5-2 〜5-9	
神経	5-10〜5-12	
血管	5-13〜5-17	
臓器	5-18〜5-24	

第6章　上肢　　　訳：平岡芳樹

骨と関節	6-1 〜6-13	
筋肉	6-14〜6-56	
神経	6-57〜6-60	
血管	6-61〜6-66	

第7章　下肢　　　　　　　　　訳：平岡芳樹

骨と関節	7-1　〜7-13
筋肉	7-14〜7-61
神経	7-62〜7-65
血管	7-66〜7-72

第3章　胸部　　　　　　　　　訳：今西宣晶

骨と関節	3-1　〜3-2
筋肉	3-3　〜3-7
神経	3-8　〜3-10
血管	3-11〜3-15
臓器	3-16〜3-26

第4章　腹部　　　　　　　　　訳：今西宣晶

骨と関節	4-1
筋肉	4-2　〜4-8
神経	4-9　〜4-12
血管	4-13〜4-20
臓器	4-21〜4-31

第1章　頭頸部

目次

骨と関節　　1-1　〜 1-16
筋肉　　　　1-17 〜 1-54
神経　　　　1-55 〜 1-66
血管　　　　1-67 〜 1-75
臓器　　　　1-76 〜 1-84

骨と関節
- 1-1　頭蓋：前面
- 1-2　頭蓋：側面
- 1-3　頭蓋：正中矢状断
- 1-4　鼻腔外側壁
- 1-5　外頭蓋底
- 1-6　内頭蓋底の孔
- 1-7　下顎骨：前外側上面
- 1-8　下顎骨：左後面
- 1-9　顎関節
- 1-10　歯の種類
- 1-11　歯の構造
- 1-12　頸椎(環椎と軸椎)
- 1-13　頭蓋と頸椎の靱帯：外面
- 1-14　頭蓋と頸椎の靱帯：内面
- 1-15　喉頭の軟骨
- 1-16　耳小骨

筋肉
- 1-17　表情筋(前頭筋)：側面
- 1-18　表情筋(後頭筋)：側面
- 1-19　表情筋(眼輪筋)：側面
- 1-20　表情筋(口輪筋)：側面
- 1-21　表情筋(頬筋)：側面
- 1-22　表情筋(広頸筋)：側面
- 1-23　表情筋：側面
- 1-24　眼筋(上眼瞼挙筋)
- 1-25　眼筋
- 1-26　咀嚼筋(側頭筋)
- 1-27　咀嚼筋(咬筋)
- 1-28　咀嚼筋(内側翼突筋)
- 1-29　咀嚼筋(外側翼突筋)
- 1-30　口腔底(顎舌骨筋)
- 1-31　口腔底(オトガイ舌骨筋)
- 1-32　舌(オトガイ舌筋)
- 1-33　舌(舌骨舌筋)
- 1-34　舌(茎突舌筋)
- 1-35　口蓋(口蓋帆挙筋)
- 1-36　口蓋(口蓋帆張筋)
- 1-37　口蓋
- 1-38　咽頭の筋肉(上咽頭収縮筋)
- 1-39　咽頭の筋肉(中咽頭収縮筋)
- 1-40　咽頭の筋肉(下咽頭収縮筋)

頭頸部

目次

- 1-41 咽頭の筋肉(茎突咽頭筋)
- 1-42 頸部の筋肉(胸鎖乳突筋):前面
- 1-43 舌骨上筋と舌骨下筋(胸骨舌骨筋)
- 1-44 舌骨上筋と舌骨下筋(胸骨甲状筋)
- 1-45 舌骨上筋と舌骨下筋(肩甲舌骨筋)
- 1-46 舌骨上筋と舌骨下筋(甲状舌骨筋)
- 1-47 喉頭筋(輪状甲状筋)
- 1-48 舌骨上筋(茎突舌骨筋)
- 1-49 舌骨上筋(顎二腹筋)
- 1-50 喉頭筋(斜披裂筋と横披裂筋)
- 1-51 喉頭筋(後輪状披裂筋)
- 1-52 喉頭筋
- 1-53 椎前筋(斜角筋)
- 1-54 椎前筋(頭長筋と頸長筋)

神経

- 1-55 頭頸部の皮神経
- 1-56 顔面神経の顔面枝
- 1-57 動眼,滑車および外転神経(概略図)
- 1-58 眼窩の神経
- 1-59 下顎神経(脳神経Ⅴ第3枝)
- 1-60 鼻腔の神経
- 1-61 翼口蓋窩
- 1-62 頭部の自律神経
- 1-63 頭蓋底の神経と血管の相互関係
- 1-64 内耳神経(概念図)
- 1-65 舌咽神経
- 1-66 頸神経叢

血管

- 1-67 頸部浅層の動静脈
- 1-68 鎖骨下動脈
- 1-69 頸動脈
- 1-70 顎動脈
- 1-71 口部と咽頭部の動脈
- 1-72 口部と咽頭部の静脈
- 1-73 脳底の動脈
- 1-74 硬膜静脈洞
- 1-75 髄膜

臓器

- 1-76 顔面浅層と耳下腺
- 1-77 涙器
- 1-78 眼球(水平断)
- 1-79 前眼房と後眼房
- 1-80 耳(前額断)
- 1-81 鼻腔外側壁
- 1-82 唾液腺
- 1-83 上皮小体(副甲状腺)と甲状腺:後面
- 1-84 咽頭(後壁を開く)

頭蓋：前面

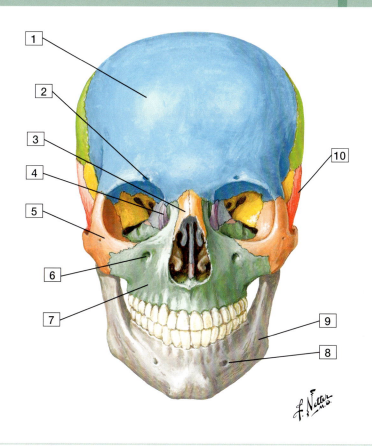

頭蓋：側面

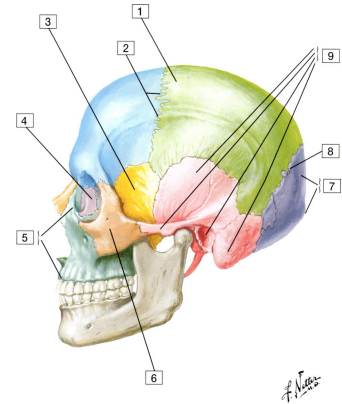

頭頚部：骨と関節　　1-1　　頭頚部：骨と関節　　1-2

頭蓋：側面

1. 頭頂骨 Parietal bone
2. 冠状縫合 Coronal suture
3. 蝶形骨 Sphenoidal bone
4. 涙骨 Lacrimal bone
5. 上顎骨（前頭突起，歯槽突起）Maxilla (Frontal process, Alveolar process)
6. 頬骨 Zygomatic bone
7. 後頭骨（外後頭隆起）Occipital bone (External occipital protuberance)
8. ラムダ[状]縫合 Lambdoid suture
9. 側頭骨（鱗部，頬骨突起，外耳孔，乳様突起）Temporal bone (Squamous part, Zygomatic process, External acoustic meatus, Mastoid process)

コメント：側面図では頭蓋を構成する骨とこの骨と骨をつなげる可動性のない線維性の連結である縫合が示されている．冠状縫合は，前頭骨と両側の頭頂骨のあいだの縫合である．ラムダ[状]縫合は，両側の頭頂骨と後頭骨のあいだの縫合である．プテリオンは前頭骨，頭頂骨，蝶形骨，側頭骨の会合部位のことを指す．この会合部位の骨は薄く，脳硬膜を栄養する中硬膜動脈が骨の直下を走行しているので，プテリオンの打撲や骨折は注意しなければならない．アステリオンは側頭骨，頭頂骨，後頭骨の会合部位を指す．

臨床：頭蓋骨骨折は以下のように分類される．

- 線状骨折：明らかな骨折線を有している骨折．
- 細片（粉砕）骨折：粉砕された多数の骨片を有している骨折（骨折部が頭蓋内に向かって陥没していると，硬膜の損傷の可能性がある）．
- 離開骨折：縫合線に沿っての骨折．
- 頭蓋底骨折：頭蓋底の骨折．

プテリオンの薄い骨の直下には中硬膜動脈（あるいはその枝）が走行しているため，ここへの打撲は硬膜外血腫（硬膜の骨膜層と骨のあいだの出血）を起こす可能性がある．

頭蓋：前面

1. 前頭骨 Frontal bone
2. 眼窩上切痕（孔）Supra-orbital notch (foramen)
3. 鼻骨 Nasal bone
4. 涙骨 Lacrimal bone
5. 頬骨 Zygomatic bone
6. 眼窩下孔 Infra-orbital foramen
7. 上顎骨 Maxilla
8. オトガイ孔 Mental foramen
9. 下顎骨 Mandible
10. 側頭骨 Temporal bone

コメント：頭蓋骨は縫合とよばれる可動性のない，線維性の連結で互いに癒合している．
頭蓋は脳を入れる頭蓋骨（8個）と顔面骨（14個）に分類される．頭蓋骨は前頭骨，後頭骨，篩骨，蝶形骨と対となった側頭骨，頭頂骨の計8個である．頭蓋の付属骨として（中耳の鼓室にある）3個の耳小骨（対で存在）と不対の舌骨がある．したがって，頭蓋と付属骨で，計29個の骨で構成されていることになる（32本の永久歯は上顎と下顎の一部とし，この個数には含まれていない）．

臨床：中顔面の骨折は臨床的にルフォー（Le Fort）型骨折として分類される．

- ルフォーⅠ型：鼻孔底に沿って上顎骨が水平に離断する骨折．
- ルフォーⅡ型：両側の上顎骨，鼻骨，眼窩下縁，眼窩床を含む錐体状の骨折．
- ルフォーⅢ型：ルフォーⅡ型骨折に両側頬骨骨折を合併した骨折．この骨折は気道閉塞，鼻涙管閉塞，脳脊髄液（CSF）漏を起こす可能性がある．

頭蓋：正中矢状断

鼻腔外側壁

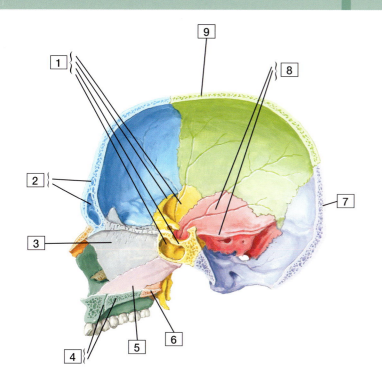

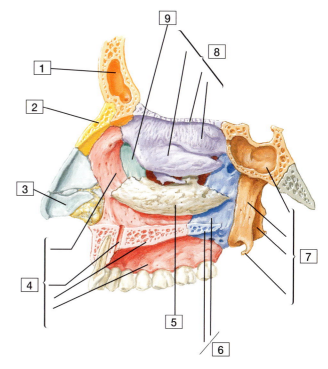

頭頸部：骨と関節

1-3

頭頸部：骨と関節

1-4

鼻腔外側壁

1. 前頭骨（前頭洞）Frontal bone (Sinus)
2. 鼻骨 Nasal bone
3. 大鼻翼軟骨 Major alar cartilage
4. 上顎骨（前頭突起，切歯管，口蓋突起，歯槽突起）Maxilla (Frontal process, Incisive canal, Palatine process, Alveolar process)
5. 下鼻甲介 Inferior nasal concha
6. 口蓋骨（垂直板，水平板）Palatine bone (Perpendicular plate, Horizontal plate)
7. 蝶形骨（蝶形骨洞，翼状突起内側板および外側板，内側板下端の翼突鈎）Sphenoidal bone (Sphenoidal sinus; Medial and Lateral plates of pterygoid process; Pterygoid hamulus of the medial plate)
8. 篩骨（中鼻甲介，篩板，上鼻甲介）Ethmoidal bone (Middle nasal concha, Cribriform plate, Superior nasal concha)
9. 涙骨 Lacrimal bone

コメント：鼻腔の外側壁は篩骨の一部である上鼻甲介，中鼻甲介と下鼻甲介の骨による突出が特徴である．外側壁はその他鼻骨，上顎骨，涙骨，口蓋骨と蝶形骨で構成されている．
硬口蓋は上顎骨の口蓋突起と口蓋骨の水平板からなる．

臨床：下垂体は蝶形骨洞の直上にあるくぼみの下垂体窩に収まっている．下垂体の手術には，鼻腔から蝶形骨洞に達し，下垂体窩の底面から直接アプローチする方法もある．

頭蓋：正中矢状断

1. 蝶形骨（大翼，小翼，トルコ鞍，蝶形骨洞）Sphenoidal bone (Greater wing, Lesser wing, Sella turcica, Sphenoidal sinus)
2. 前頭骨（前頭洞）Frontal bone (Frontal sinus)
3. 篩骨（垂直板）Ethmoidal bone (Perpendicular plate)
4. 上顎骨（切歯管，口蓋突起）Maxilla (Incisive canal, Palatine process)
5. 鋤骨 Vomer
6. 口蓋骨 Palatine bone
7. 後頭骨 Occipital bone
8. 側頭骨（鱗部，岩様部）Temporal bone (Squamous part, Petrous part)
9. 頭頂骨 Parietal bone

コメント：頭蓋内の骨の構成と鼻中隔をよく観察せよ．脳を入れる頭蓋骨は不対の前頭骨，後頭骨，篩骨，蝶形骨と対となった側頭骨，頭頂骨の計8個である．顔面骨は対となった涙骨，鼻骨，口蓋骨，下鼻甲介骨（本図では鋤骨前方の上部に少し見える），上顎骨，頬骨（本図では見えない）と不対の鋤骨，下顎骨（本図にない）の計14個である．
鼻中隔は篩骨の垂直板，鋤骨および口蓋骨の骨成分と鼻中隔軟骨で構成される．
側頭骨岩様部には中耳，内耳および前庭器官が存在する．

臨床：骨折を起こすような頭蓋への打撲は硬膜の骨膜層を損傷する可能性があり，硬膜外血腫や脳脊髄液（CSF）漏を起こすことがある．
鼻中隔の軽度の弯曲は正常でもよく見られる．しかし，弯曲が強い場合や外傷後に生じたものであるなら，呼吸に何らかの影響を起こさないように手術で矯正されることがある．

外頭蓋底

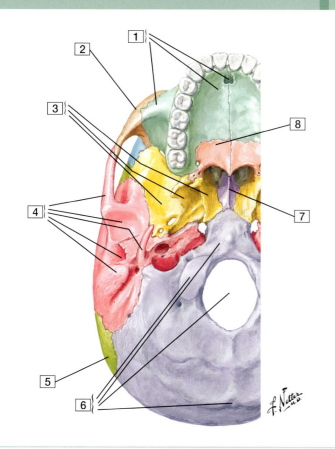

内頭蓋底の孔

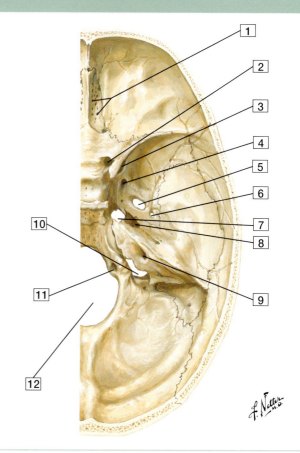

頭頸部：骨と関節

1-5

頭頸部：骨と関節

1-6

内頭蓋底の孔

1. 篩板の孔(嗅神経線維束)Foramina of cribriform plate(Olfactory nerve bundles)
2. 視神経管(視神経(脳神経Ⅱ[CN Ⅱ])、眼動脈が通る)Optic canal(Optic nerve; Ophthalmic artery)
3. 上眼窩裂(動眼神経(脳神経Ⅲ[CN Ⅲ])、滑車神経(脳神経Ⅳ[CN Ⅳ])、眼神経(脳神経Ⅴの第1枝[CN V₁])の枝の涙腺、前頭および鼻毛様体神経、外転神経(脳神経Ⅵ[CN Ⅵ])、上眼静脈が通る)Superior orbital fissure(Oculomotor nerve; Trochlear nerve; Lacrimal, frontal, and nasociliary branches of ophthalmic nerve; Abducent nerve; Superior ophthalmic vein)
4. 正円孔(上顎神経(脳神経Ⅴ第2枝[CN V₂])が通る)Foramen rotundum(Maxillary nerve)
5. 卵円孔(下顎神経[V₃]、中硬膜動脈副硬膜枝、(時に)小錐体神経が通る)Foramen ovale(Mandibular nerve; Accessory meningeal artery; Lesser petrosal nerve [occasionally])
6. 棘孔(中硬膜動静脈、下顎神経硬膜枝が通る)Foramen spinosum(Middle meningeal artery and vein; Meningeal branch of mandibular nerve)
7. 破裂孔 Foramen lacerum
8. 頸動脈管(内頸動脈、内頸動脈神経叢が通る)Carotid canal(Internal carotid artery; Internal carotid nerve plexus)
9. 内耳孔(顔面神経(脳神経Ⅶ[CN Ⅶ])、内耳神経(脳神経Ⅷ[CN Ⅷ])、迷路動脈が通る)Internal acoustic meatus(Facial nerve; Vestibulocochlear nerve; Labyrinthine artery)
10. 頸静脈孔(下錐体静脈洞、舌咽神経(脳神経Ⅸ[CN Ⅸ])、迷走神経(脳神経Ⅹ[CN Ⅹ])、副神経(脳神経Ⅺ[CN Ⅺ])、S状静脈洞、後硬膜静脈洞が通る)Jugular foramen(Inferior petrosal sinus; Glossopharyngeal nerve; Vagus nerve; Accessory nerve; Sigmoid sinus; Posterior meningeal artery)
11. 舌下神経管(舌下神経(脳神経Ⅻ[CN Ⅻ])が通る)Hypoglossal canal(Hypoglossal nerve)
12. 大[後頭]孔(延髄;髄膜、椎骨動脈、椎骨動脈硬膜枝、副神経の脊髄根が通る)Foramen magnum(Medulla oblongata; Meninges; Vertebral arteries; Meningeal branches of vertebral arteries; Spinal roots of accessory nerves)

コメント:各孔とそれを通過する構造物を同定せよ。内頭蓋底の孔とそこを通過する重要な血管神経などを覚えよ。

臨床:頭蓋底の孔を巻き込むような骨折や外傷の場合、その孔を貫通する神経や血管に関連する臨床的徴候や症状が出現することがある。したがって、頭蓋底の孔を通過する神経および血管の名称とその役割を知っておくことは重要である。

外頭蓋底

1. 上顎骨(切歯窩、口蓋突起、頬骨突起)Maxilla(Incisive fossa, Palatine process, Zygomatic process)
2. 頬骨 Zygomatic bone
3. 蝶形骨(内側板、外側板、大翼)Sphenoidal bone(Medial plate, Lateral plate, Greater wing)
4. 側頭骨(頬骨突起、下顎窩、茎状突起、外耳孔、乳様突起)Temporal bone(Zygomatic process, Mandibular fossa, Styloid process, External acoustic meatus, Mastoid process)
5. 頭頂骨 Parietal bone
6. 後頭骨(後頭顆、底部、大[後頭]孔、外後頭隆起)Occipital bone(Occipital condyle, Basilar part, Foramen magnum, External occipital protuberance)
7. 鋤骨 Vomer
8. 口蓋骨(水平板)Palatine bone(Horizontal plate)

コメント:外頭蓋底は頭蓋骨と顔面骨で構成されている。これらの骨によって外頭蓋底には重要な突起や孔が形成される。
頭蓋底の孔の中で最大のものは大後頭孔である。この孔を通り脳幹(延髄)が脊髄となる。

臨床:頭蓋底骨折は頭蓋にあいた孔を貫通する重要な神経や血管の障害をもたらすことがある。内頸動脈や脳神経の損傷を起こすことがあり、また硬膜の損傷により、脳脊髄液(CSF)漏が起こることもある。

下顎骨:前外側上面

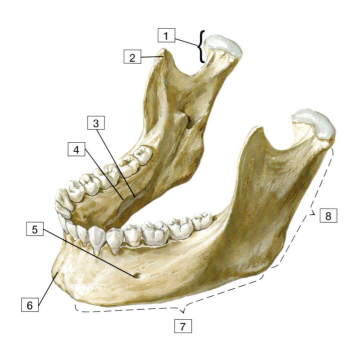

下顎骨:左後面

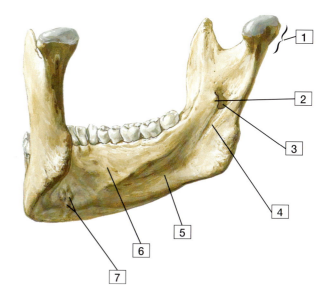

下顎骨：左後面

1. 関節突起 Condylar process
2. 下顎小舌 Lingula
3. 下顎孔 Mandibular foramen
4. 顎舌骨筋神経溝 Mylohyoid groove
5. 顎下腺窩 Submandibular fossa
6. 舌下腺窩 Sublingual fossa
7. オトガイ棘 Mental spines

コメント：下歯槽動静脈神経束は，下顎孔から下顎骨の中を走行し，下顎歯と歯肉を神経支配し栄養する．
下顎骨の内側面にある陥凹（窩）は，顎下腺と舌下腺の位置を示している．

臨床：下顎骨は顔面骨の中で最も強靱で大きく，口腔内から行う歯科麻酔においていくつかの目印がある．下顎孔より中枢側の翼突下顎隙に正確に浸潤麻酔が行われると，下歯槽神経や舌神経を同側性（注射側）に麻酔できる．これにより下顎歯（下歯槽神経支配），舌前2/3の上皮（舌神経支配），舌側の粘膜および舌側歯肉（舌神経支配），小臼歯から正中までのすべての頬粘膜と頬側歯肉（オトガイ神経–下歯槽神経の終末枝支配）および下唇の皮膚（これもオトガイ神経支配）が麻酔される．

下顎骨：前外側上面

1. 関節突起（下顎頭と下顎頚）Condylar process (head and neck)
2. 筋突起 Coronoid process
3. 顎下腺窩 Submandibular fossa
4. 顎舌骨筋線 Mylohyoid line
5. オトガイ孔 Mental foramen
6. オトガイ隆起 Mental protuberance
7. 下顎体 Body
8. 下顎枝 Ramus

コメント：下顎歯と下顎孔も下顎骨（あるいは下顎）の一部である．下歯槽動静脈神経束は，下顎孔から下顎骨の中を走行し，歯を神経支配し栄養する．下歯槽神経は，オトガイ孔から皮下に出て皮神経として終わる（オトガイ神経）．
下顎骨の関節突起は側頭骨と顎関節を形成する．
下顎骨は外傷を受けやすい部位であり，鼻骨の次に骨折しやすい顔面骨である．下顎骨骨折は犬歯と第3大臼歯のところに起こりやすい．

臨床：下顎骨折はよく見られる骨折である．下顎骨はそのU字型の形により多発性骨折を起こしやすく50％以上のケースで見られる．骨折は犬歯および第3大臼歯（智歯）の直前のところで起こりやすい．骨折すると骨折線からじわじわ出血し，顎舌骨筋上の口腔底の疎性結合組織内に血液がたまることがある．

頭頚部：骨と関節

顎関節

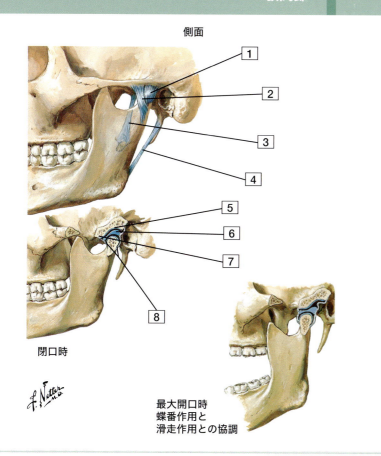

歯の種類

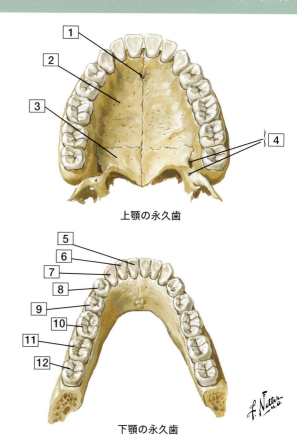

歯の種類

1. 切歯窩 Incisive fossa
2. 上顎骨口蓋突起 Palatine process of maxilla
3. 口蓋骨水平板 Horizontal plate of palatine bone
4. 大および小口蓋孔 Greater and lesser palatine foramina
5. 中切歯 Central incisor
6. 側切歯 Lateral incisor
7. 犬歯 Canine
8. 第1小臼歯 1st premolar
9. 第2小臼歯 2nd premolar
10. 第1大臼歯 1st molar
11. 第2大臼歯 2nd molar
12. 第3大臼歯(智歯) 3rd molar

コメント：ヒトには，2組の歯(乳歯と永久歯)がある．乳歯は20本，永久歯は32本(16本の上顎歯と16の下顎歯)である(本図は永久歯).
顎(上顎と下顎)の歯は上下左右対称に存在する．したがって顎の1/4には永久歯は8本あり，2本の切歯，1本の犬歯，2本の小臼歯と3本の大臼歯からなる．第3大臼歯は智歯ともよばれる．
上顎歯は上顎神経の後・中・前上歯槽神経によって支配される．下顎歯は下顎神経の下歯槽神経によって支配される．

臨床：下顎骨は外傷を受けやすい位置にあるため，顔面骨の中で，2番目に骨折が起こりやすい(鼻骨骨折が1番多い)．下顎骨骨折の好発部位は犬歯近傍と第3大臼歯の直前の部位である．

顎関節

1. 関節包 Joint capsule
2. 顎関節の外側靱帯 Lateral (temporomandibular) ligament
3. 蝶下顎靱帯(一部透明化) Sphenomandibular ligament (phantom)
4. 茎突下顎靱帯 Stylomandibular ligament
5. 下顎窩 Mandibular fossa
6. 関節円板 Articular disc
7. 関節結節 Articular tubercle
8. 関節包 Joint capsule

コメント：顎関節は，側頭骨の下顎窩，関節結節と下顎頭のあいだで形成される滑膜性関節である．この関節腔は関節円板によって2つに分けられている．
顎関節は関節円板上方では下顎の突出，後退，若干の左右への滑走運動を行う一軸性の平面(滑走)関節を形成し，関節円板下方では口の開閉のための下顎の挙上，引き下げの運動を行う一軸性の蝶番関節を形成する点で，独特の関節である．
顎関節は関節包で包まれ，外側靱帯と蝶下顎靱帯によって補強されている．

臨床：顎関節(TMJ)は蝶番運動と平面(滑走)運動の両者の作用を有している．人口の約25％の人は顎関節症に罹患しており，外傷，関節炎，感染症，歯のくいしばりや歯ぎしり，関節円板の偏位で起こる．顎関節症は男性より女性に多い．

歯の構造

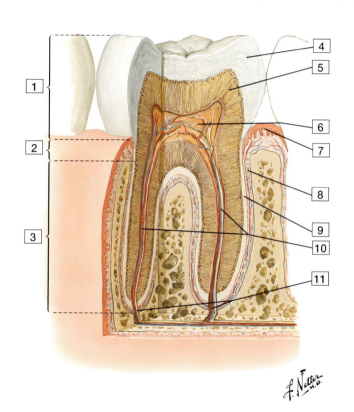

頸椎（環椎と軸椎）

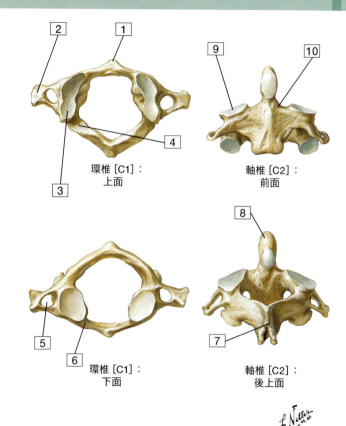

環椎 [C1]：
上面

軸椎 [C2]：
前面

環椎 [C1]：
下面

軸椎 [C2]：
後上面

頚椎(環椎と軸椎)

1. 前結節 Anterior tubercle
2. 横突起 Transverse process
3. 外側塊の上関節面(後頭顆に対する) Superior articular surface of lateral mass for occipital condyle
4. 椎骨動脈溝 Groove for vertebral artery
5. 横突孔 Transverse foramen
6. 前弓 Anterior arch
7. 棘突起 Spinous process
8. 歯突起 Dens
9. 上関節面(環椎に対する) Superior articular facet for atlas
10. 椎弓根 Pedicle

コメント:第1頚椎はアトラス(Atlas)と名づけられている．このアトラスという名称は，肩に天球をのせている絵でよく知られているギリシャ神話のアトラス神に由来し，第1頚椎は丸い頭蓋をのせていることからこの名がつけられている．椎体や棘突起を持たず，前弓と後弓からなるため，日本語訳では環椎という．横突起の孔には椎骨動脈が通る．
第2頚椎は軸椎とよばれる．その名の通り，歯状の突起である歯突起があり，第2頚椎の最も特徴的な形態となっている．歯突起は環椎の前弓と車軸関節をつくり，環椎と頭部の回旋軸として働く(「いいえ」を意味する頭部の左右への回旋運動)．

臨床:頭頂部への強打は，前弓と後弓の弓を横断する環椎の骨折を起こすことがある．このような骨折はジェファーソン(Jefferson)骨折(環椎破裂骨折)とよばれる．軸椎の骨折には歯突起の骨折や上下の関節面間の椎弓を横切る骨折がある．後者の骨折はハングマン(Hangman)骨折(軸椎関節突起間骨折)とよばれる．

歯の構造

1. 歯冠 Crown
2. 歯頚 Neck
3. 歯根 Root
4. エナメル質 Enamel
5. 象牙(ゾウゲ)質と象牙細管 Dentine and dentinal tubules (Substantia eburnea)
6. 血管と神経を容れる歯髄 Dental pulp containing vessels and nerves
7. 歯肉上皮(重層上皮) Gingival (gum) epithelium (stratified)
8. 歯根膜(歯槽骨膜) Periodontium (Alveolar periosteum)
9. セメント質 Cement (Cementum)
10. 血管と神経を容れる歯根管 Root (central) canals containing vessels and nerves
11. 歯根尖孔 Apical foramina

コメント:歯は，エナメル質で覆われた歯冠，象牙質，歯髄から構成される．歯髄は歯の中心にある歯髄腔を満たす．歯髄腔は歯根管と連続する．血管，神経，リンパ管は，歯根尖孔，歯根管を通り歯髄に侵入する．
歯冠とは歯肉表面より突出している部分を指す．歯冠と歯根とのあいだの狭い部分は，歯頚とよばれる．歯根は上顎骨または下顎骨の歯槽部に包埋され，セメント質で覆われている．セメント質は，歯周靭帯ともよばれる歯根膜によって骨と結合している．

臨床:う歯(虫歯)は口腔内細菌によって引き起こされる．口腔内細菌は食物を酸性にし歯垢(細菌と食べかすと唾液の混合物)を形成する．糖分とでんぷんに富む食事は歯垢の形成を増大させる．歯みがきをして歯垢を取り除かないと，歯垢は石灰化し歯石が形成される．歯石中の酸は歯のエナメル質を溶かし歯に穴をあけることになる．エナメル質(細胞のない石灰化した組織)はその96-98%がカルシウムハイドロキシアパタイトで構成され，人体で最も硬い組織であるが，溶けて穴があきう歯になることがある．

頭蓋と頚椎の靱帯：外面

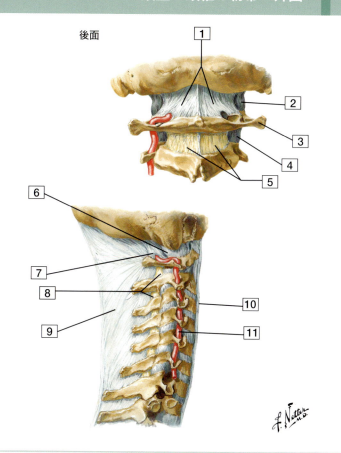

後面

頭蓋と頚椎の靱帯：内面

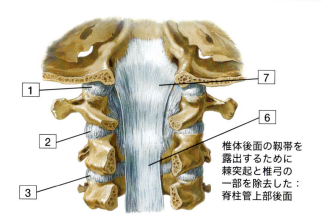

椎体後面の靱帯を露出するために棘突起と椎弓の一部を除去した：脊柱管上部後面

深部の靱帯を露出するために蓋膜の主要部を除去した：後面

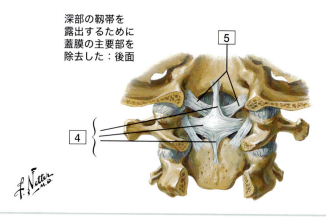

頭蓋と頚椎の靭帯：内面

1. 環椎後頭関節の関節包 Capsule of atlanto-occipital joint
2. 外側環軸関節の関節包 Capsule of lateral atlanto-axial joint
3. 椎間関節[C2-3]の関節包 Capsule of zygapophysial joint
4. 環椎十字靭帯(上縦束，環椎横靭帯，下縦束) Cruciate ligament (Superior longitudinal band; Transverse ligament of atlas; Inferior longitudinal band)
5. 翼状靭帯 Alar ligaments
6. 後縦靭帯 Posterior longitudinal ligament
7. 蓋膜 Tectorial membrane

コメント：環椎後頭関節は，環椎と後頭骨の後頭顆とのあいだの滑膜性関節であり，二軸性の顆状関節である．したがって，頭部の屈曲と伸展(うなずく時のような)と若干の側屈ができるようになっている．
環軸関節は滑膜性関節であるが，関節窩による平面関節，軸椎歯突起と環椎前弓間の車軸関節の2種の関節で構成されている．環軸関節においては，頭部を左右に向ける時のように，環椎と頭部が1つの単位として回旋することができる．
これらの関節は，靭帯，特に十字靭帯と翼状靭帯によって補強されている．翼状靭帯は頭部の回旋運動を制限している．

臨床：変形性関節症は関節炎の典型的病態であり，体重の負荷がかかる関節の関節軟骨の変形を伴うことが多く，脊椎にも見られる．関節円板や関節面を覆っている軟骨が過度に薄くなると，脊椎の過伸展が生じる可能性や椎間孔の狭小化により椎間孔を出る脊髄神経への障害の可能性が生じてくる．

頭蓋と頚椎の靭帯：外面

1. 後環椎後頭膜 Posterior atlanto-occipital membrane
2. 環椎後頭関節の関節包 Capsule of atlanto-occipital joint
3. 環椎[C1]横突起 Transverse process of atlas
4. 外側環軸関節の関節包 Capsule of lateral atlanto-axial joint
5. 黄色靭帯 Ligamenta flava
6. 環椎後頭関節の関節包 Capsule of atlanto-occipital joint
7. 後環椎後頭膜 Posterior atlanto-occipital membrane
8. 黄色靭帯 Ligamenta flava
9. 項靭帯 Ligamentum nuchae
10. 前縦靭帯 Anterior longitudinal ligament
11. 椎骨動脈 Vertebral artery

コメント：左右の環椎後頭関節は関節包で覆われており，後環椎後頭膜によって後方から補強されている．
項靭帯は正中の強靭な線維性中隔である．項靭帯は厚みのある棘上靭帯の延長であり，第7頚椎[C7]の棘突起から外後頭隆起に至る．

臨床：通常頚椎は7個あるが，隣接する頚椎が癒合することがある．この癒合は第1頚椎(環椎[C1])と第2頚椎(軸椎[C2])間や第5頚椎[C5]と第6頚椎[C6]間に見られることが多い．

喉頭の軟骨

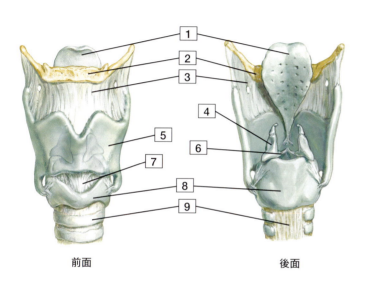

前面　　後面

耳小骨

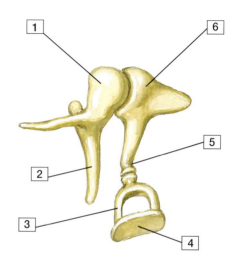

耳小骨

1. ツチ骨（ツチ骨頭）Malleus (head)
2. ツチ骨柄 Handle of malleus
3. アブミ骨 Stapes
4. アブミ骨底 Base of stapes (footplate)
5. キヌタ骨豆状突起 Lenticular process of incus
6. キヌタ骨 Incus

コメント：中耳の鼓室には3個の耳小骨がある．耳小骨は鼓膜に伝わった音の振動を増幅して内耳に伝える．
3個の耳小骨とは，ツチ骨，キヌタ骨とアブミ骨である．ツチ骨柄は鼓膜の内側面と癒着しており，頭部はキヌタ骨と関節を形成する．さらに，キヌタ骨はアブミ骨と関節をつくり，アブミ骨底が前庭窓に付着している．

臨床：耳小骨に付着している筋肉は2つあり小さい．1つは鼓膜張筋でツチ骨に，もう1つはアブミ骨筋でアブミ骨に付着している．この非常に小さい骨格筋は大きい音の大きな振動を減弱させる作用がある．

喉頭の軟骨

1. 喉頭蓋 Epiglottis
2. 舌骨 Hyoid bone
3. 甲状舌骨膜 Thyrohyoid membrane
4. 披裂軟骨 Arytenoid cartilage
5. 甲状軟骨板 Thyroid cartilage lamina
6. 声帯靱帯 Vocal ligament
7. 輪状甲状靱帯の正中部 Median cricothyroid ligament
8. 輪状軟骨 Cricoid cartilage
9. 気管 Trachea

コメント：喉頭の軟骨には甲状軟骨，輪状軟骨，喉頭蓋と対になった披裂，小角，楔状軟骨がある．
本図には楔状軟骨は示されていない．この対になった楔状軟骨は披裂喉頭蓋ヒダの中にあり，ほかの軟骨や骨と関節を形成しない．
甲状軟骨には前方に突出した喉頭隆起，俗称「アダムのリンゴ」が見られる．
甲状舌骨膜には孔があいており，声帯より上方の感覚を司る上喉頭神経内枝が喉頭内に侵入している．

臨床：喉頭への外傷で喉頭軟骨の骨折が起こることがある．その結果，喉頭粘膜や粘膜下に出血が起こり重篤な浮腫や気道閉塞を惹起することがある．最終的にそのような外傷は声帯の浮腫や（筋肉や神経の）傷害のため嗄声を起こすことがあり，会話が困難になったりできなくなったりする．

頭頚部：骨と関節

表情筋（前頭筋）：側面

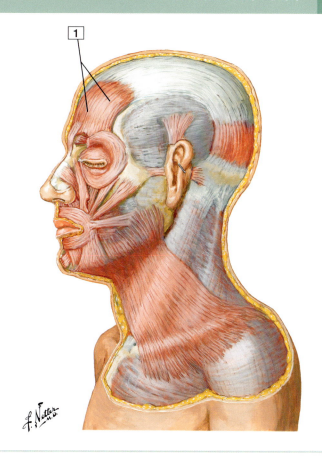

頭頸部：筋肉   1-17

表情筋（後頭筋）：側面

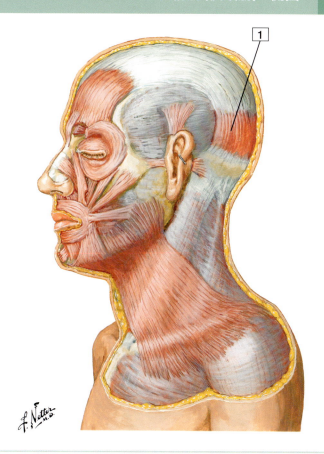

頭頸部：筋肉   1-18

表情筋(前頭筋)：側面

1. 前頭筋(後頭前頭筋の) Frontal belly of occipitofrontalis muscle

起始：前頭筋は骨を起始としておらず，その筋線維は一部，顔面前方の表情筋である鼻根筋と皺眉筋に連続しており，ここから起始する．

停止：前頭筋筋線維は上方へ向かい，冠状縫合の前方にある帽状腱膜に停止する．

作用：驚いた時の表情に見られるように，眉を挙上させて，額にしわを寄せる作用がある．

神経支配：顔面神経(脳神経VII[CN VII])終末枝の側頭枝．

コメント：頭蓋表筋は，主に前頭筋と後頭筋，そのあいだに介在する帽状腱膜により構成されている．
表情筋は表情を表すため，皮筋として皮下組織中に存在する．表情筋は個人差があり，隣接する表情筋と融合することもよくあることである．

臨床：表情筋はすべて発生学的に第2咽頭弓(鰓弓)由来であり，顔面神経終末枝によって支配されている．表情筋の麻痺は，急性に片側性に起こることが多く，明らかな原因が不明なものはベル(Bell)麻痺とよばれる．ベル麻痺で頭蓋表筋の前頭部に麻痺が起こると，眉毛の挙上や額にしわを寄せることができなくなる．

表情筋(後頭筋)：側面

1. 後頭筋(後頭前頭筋の) Occipital belly of occipitofrontalis muscle

起始：後頭筋は後頭骨上項線の外側2/3と側頭骨の乳様突起から起始する．

停止：帽状腱膜に停止する．

作用：頭蓋表筋の後頭筋と前頭筋は協調して頭皮を後方に引く作用がある．これにより眉が挙上し，額にしわが寄る．

神経支配：顔面神経(脳神経VII[CN VII])終枝の側頭枝．

コメント：帽状腱膜は広く，頭蓋表筋の前頭筋と後頭筋をつなげている．
表情筋は表情を表すため，皮筋として皮下組織中に存在する．表情筋は個人差があり，隣接する表情筋と融合することもよくあることである．

臨床：表情筋はすべて発生学的に第2咽頭弓(鰓弓)由来であり，顔面神経終末枝によって支配されている．表情筋の麻痺は，急性に片側性に起こることが多く，明らかな原因が不明なものはベル(Bell)麻痺とよばれる．ベル麻痺で頭蓋表筋の後頭部に麻痺が起こると眉毛の挙上や額にしわを寄せることができなくなる．

表情筋（眼輪筋）：側面

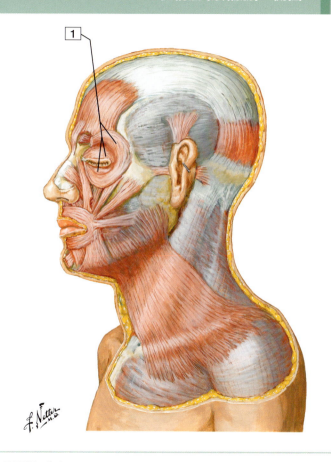

頭頸部：筋肉

表情筋（口輪筋）：側面

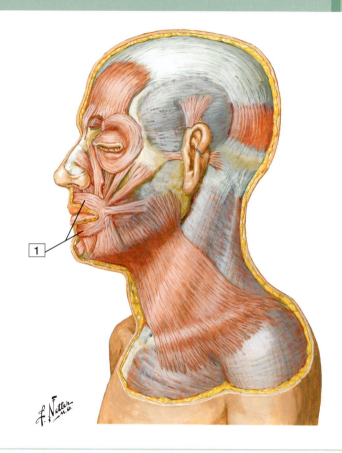

頭頸部：筋肉

表情筋（口輪筋）：側面

1. 口輪筋 Orbicularis oris muscle

起始：口輪筋は上顎と下顎の正中面近傍（切歯部の歯槽隆起）より起始する．

停止：口輪筋は口唇の皮膚と粘膜に停止する．

作用：口輪筋は主に口を閉じる作用を有する．深部の斜走する筋線維は口唇を歯と歯槽弓のほうへ引きつける．口輪筋すべてが同時に収縮すると，唇を突き出すことができる．

神経支配：顔面神経（脳神経Ⅶ[CN Ⅶ]）終枝（主に下顎縁枝）．

コメント：口輪筋の主要部分は頬筋の筋束が口唇に侵入したものであり，また口腔周囲のほかの表情筋とも癒合する．これにより，口輪筋は口の形を変えることができ，言葉を話すうえで重要な要素となる．
表情筋は表情を表すため，皮筋として皮下組織中に存在する．

> **臨床**：表情筋はすべて発生学的に第２咽頭弓（鰓弓）由来であり，顔面神経終枝によって支配されている．表情筋の麻痺は，急性に片側性に起こることが多く，明らかな原因が不明なものはベル（Bell）麻痺とよばれる．ベル麻痺において口輪筋の麻痺が起こると麻痺側でキスをする時のように口をすぼめたり，唇を突き出したりすることができなくなる．

表情筋（眼輪筋）：側面

1. 眼輪筋 Orbicularis oculi muscle

起始：前頭骨鼻部，上顎骨前頭突起，涙骨と内側眼瞼靱帯から起始する．

停止：眼輪筋は眼瞼皮膚に密着し，眼窩を輪状に囲み，涙点より内側の上・外の瞼板に停止する．

作用：眼輪筋は瞼裂を閉じる作用を有し，一種の括約筋である．眼瞼部は瞬きをする時のように軽く目を閉じる時に作用する．眼窩部はより強く目を閉じる時に作用する．

神経支配：顔面神経（脳神経Ⅶ[CN Ⅶ]）終枝（主に頬骨枝）．

コメント：眼輪筋は眼窩部，眼瞼部，涙嚢部の３部より構成される．眼窩部は筋肉が厚く眼窩縁を取り囲んでいる．眼瞼部は筋肉が薄く眼瞼に局在している．
表情筋は表情を表すため，皮筋として皮下組織中に存在する．

> **臨床**：表情筋はすべて発生学的に第２咽頭弓（鰓弓）由来であり，顔面神経終枝によって支配されている．表情筋の麻痺は，急性に片側性に起こることが多く，明らかな原因が不明なものはベル（Bell）麻痺とよばれる．ベル麻痺において眼輪筋の麻痺が起こると麻痺側で閉眼やウインクができなくなる．こうなると角膜表面を涙膜で均一に覆うことができなくなり，角膜障害を引き起こす可能性が生じる．

表情筋（頬筋）：側面

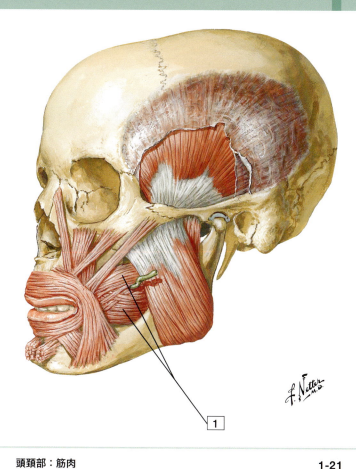

頭頸部：筋肉

表情筋（広頸筋）：側面

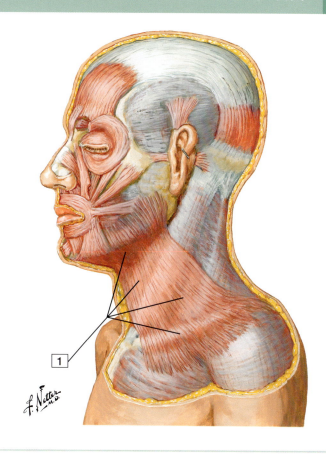

頭頸部：筋肉

表情筋(広頸筋)：側面

1. 広頸筋 Platysma muscle

起始：大胸筋と三角筋の上部を覆う皮下組織から起始する．

停止：広頸筋は鎖骨上を上行し，内側に向かう筋線維は下顎骨の斜線下部に停止し，そのほかの筋線維は顔面下部の皮膚と皮下組織に停止する．

作用：下唇と口角を外下方に引く作用がある．驚いた表情の時のように中程度に口をあける際にも作用する．すべての筋線維が同時に収縮すると，鎖骨上と頸部下方の皮膚にしわが寄り，皮膚は下顎骨に向かって引き上げられる．

神経支配：顔面神経(脳神経VII[CN VII])終枝の頸枝．

コメント：表情筋は表情を表すため，皮筋として皮下組織中に存在する．

> **臨床**：表情筋はすべて発生学的に第2咽頭弓(鰓弓)由来であり，顔面神経終枝によって支配されている．表情筋の麻痺は，急性に片側性に起こることが多く，明らかな原因が不明なものはベル(Bell)麻痺とよばれる．ベル麻痺において広頸筋の麻痺が起こると麻痺側で口角の引き下げや鎖骨と下顎骨間の皮膚をピンと張っておくことができなくなる．

表情筋(頰筋)：側面

1. 頰筋 Buccinator muscle

起始：下顎骨頰骨稜，翼突下顎縫線(頰咽頭縫線)，上顎および下顎の歯槽突起から起始する．

停止：口角に停止する．

作用：頰筋が収縮すると頰部が臼歯に押しつけられ，咀嚼の助けとなる．音楽家が木管楽器や金管楽器を吹くときにも頰筋が収縮し，口から空気を噴き出すことができる．

神経支配：顔面神経(脳神経VII[CN VII])終枝の頰筋枝．

コメント：頰筋が収縮し頰を歯に押しつけることで，臼歯のあいだに食物が保持される．咀嚼の際，頰筋の収縮が強すぎると頰を噛んでしまうことがある．
「buccinators」という用語はトランペット奏者を意味するラテン語で，日本語では頰筋である．頰筋はトランペット奏者ではよく発達していると考えられる．頰筋は表情筋の1つである．
頰筋は口の周囲でほかの表情筋と癒合する．

> **臨床**：表情筋はすべて発生学的に第2咽頭弓(鰓弓)由来であり，顔面神経終枝によって支配されている．表情筋の麻痺は，急性に片側性に起こることが多く，明らかな原因が不明なものはベル(Bell)麻痺とよばれる．ベル麻痺において頰筋の麻痺が起こると麻痺側で頰を吸って凹ませることができなくなる．

表情筋：側面

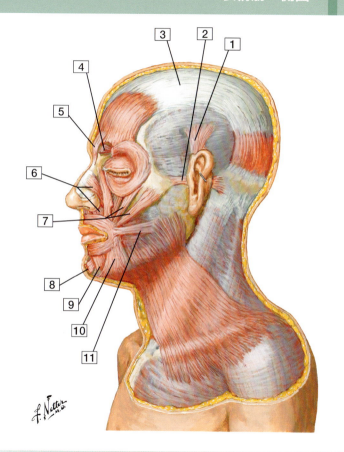

眼筋（上眼瞼挙筋）

右側面

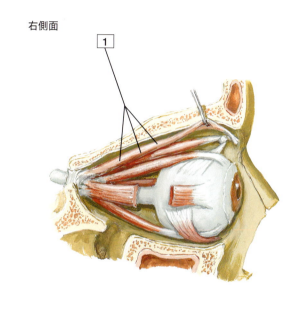

頭頸部：筋肉　　1-23　　頭頸部：筋肉　　1-24

眼筋（上眼瞼挙筋）

1. 上眼瞼挙筋 Levator palpebrae superioris muscle

起始：視神経管の前上部の蝶形骨小翼から起始する.

停止：上眼瞼の皮膚と瞼板に停止する.

作用：上眼瞼を挙上する.

神経支配：動眼神経（脳神経Ⅲ[CN Ⅲ]）支配. 上眼瞼挙筋の遠位端で, 瞼板停止部に近い小部分は上瞼板筋とよばれ, 平滑筋からなる. この上瞼板筋は自律神経の交感神経節後線維の支配を受ける.

コメント：上眼瞼挙筋はの2種の筋肉（骨格筋と小部分の平滑筋）から構成されるため, 動眼神経あるいは交感神経の障害で上眼瞼が垂れてくることがある. この眼瞼の垂れることを眼瞼下垂とよぶ.

> **臨床**：眼瞼下垂は以下の2種の神経経路上の障害で起こる. 動眼神経の障害で上眼瞼挙筋の麻痺が起こると重度の眼瞼下垂が生じる. 胸部上方の交感神経から頭部までの, 例えば頚部交感神経幹や上頚神経節, それ以遠の経路など, どこの障害においても, 上眼瞼挙筋の自由縁にある小さい瞼板筋（平滑筋）の麻痺が起こりうる. この障害による眼瞼下垂は軽度であり, 麻痺側の上眼瞼が若干垂れる程度である.

頭頚部：筋肉　　1-24　アトラス図86を参照

表情筋：側面

1. 上耳介筋 Auricularis superior muscle
2. 前耳介筋 Auricularis anterior muscle
3. 帽状腱膜 Epicranial aponeurosis
4. 皺眉筋（前頭筋と眼輪筋, 一部切除）Corrugator supercilii muscle（Frontalis and Orbicularis oculi, partially cut away）
5. 鼻根筋 Procerus muscle
6. 鼻筋（横部, [鼻]翼部）Nasalis muscle（Transverse part; Alar part）
7. 大および小頬骨筋 Zygomaticus minor and major muscles
8. オトガイ筋 Mentalis muscle
9. 下唇下制筋 Depressor labii inferioris muscle
10. 口角下制筋 Depressor anguli oris muscle
11. 笑筋 Risorius muscle

コメント：ほかの表情筋がこの側面図で示されている. 目, 耳, 鼻および口の周囲の表情筋は口唇, オトガイおよび頬で互いに癒合する.
表情筋は表情を表すため, 皮筋として皮下組織中に存在する. 表情筋は個人差があり, 隣接する表情筋と融合することもよくあることである.
表情筋はすべて発生学的に第2咽頭弓（鰓弓）由来であり, 顔面神経（脳神経Ⅶ[CN Ⅶ]）の終枝によって支配されている.

> **臨床**：顔面神経の鰓運動性線維（第2咽頭弓由来の表情を表す骨格筋への運動線維）の麻痺で明らかな原因が不明なものはベル（Bell）麻痺とよばれる. 片側の表情筋が麻痺すると顔貌が非対称となり, 前額にしわを寄せることができなくなったり, 眼瞼を閉じることができなくなったり, 笑うことができなかったり, しかめっ面ができなかったり, （キスの時のように）口をすぼめることができなかったり, 頚の皮膚をピンと張ることができなくなる.

頭頚部：筋肉　　1-23　アトラス図25を参照

眼筋

右側面

咀嚼筋（側頭筋）

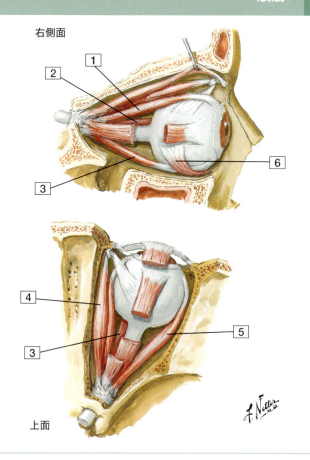
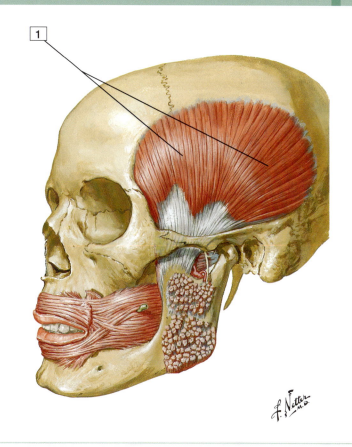

咀嚼筋（側頭筋）

1. 側頭筋 Temporalis muscle

起始：側頭窩の骨と側頭筋膜内面．

停止：下顎骨の鉤状突起先端と内側面および下顎枝の前縁に停止する．

作用：側頭筋は下顎骨を挙上し，顎を閉じる．その後方の筋線維は下顎骨を後方へ引く（下顎を後退させる）．

神経支配：三叉神経（脳神経Ⅴ[CN Ⅴ]）の下顎神経．

コメント：側頭筋は，4つある咀嚼筋のうちの1つである．側頭筋は 幅の広い放射状の筋肉であり，咀嚼中に筋肉の収縮の動きを側頭部で観察することができる．咀嚼筋は発生学的に第1咽頭弓（鰓弓）由来であり，三叉神経の下顎神経によって支配されている．

> 臨床：緊張性頭痛は筋肉が原因で起こる．例えば歯をくいしばるなど側頭筋の緊張により，この種の頭痛が起こることがある．

眼筋

1. 上直筋 Superior rectus muscle
2. 内側直筋 Medial rectus muscle
3. 下直筋 Inferior rectus muscle
4. 上斜筋 Superior oblique muscle
5. 外側直筋 Lateral rectus muscle
6. 下斜筋 Inferior oblique muscle

起始：4つの直筋および上斜筋は，蝶形骨体の総腱輪（チン(Zinn)の総腱輪）から起始する．下斜筋は眼窩床から起始する．

停止：4つの直筋は，角膜のすぐ後方の強膜に停止する．上直筋は前方に進み腱となり，その腱は滑車とよばれる線維輪を通って上直筋の深部の強膜に停止する．下斜筋は，外側直筋の深部の強膜に停止する．

作用：眼球運動検査において，目を外転したままの状態では，上直筋は眼球を上転，下直筋は眼球を下転する．目を内転したままの状態では，上斜筋は眼球を下転，下斜筋は眼球を上転する．内側直筋は眼球の内転だけ，外側直筋は眼球の外転だけの運動を行う．上述のように眼球運動検査の時の各筋の作用と個々の筋肉の解剖学的な眼球運動作用が異なることもある．

神経支配：外側直筋は，外転神経（脳神経Ⅵ[CN Ⅵ]）支配であり，上斜筋は滑車神経（脳神経Ⅳ[CN Ⅳ]）支配である．ほかのすべての直筋と下斜筋は動眼神経（脳神経Ⅲ[CN Ⅲ]）支配である．

> 臨床：外転神経の麻痺が起こると麻痺側の眼球を十分に外転することができなくなる．また滑車神経の麻痺においては麻痺側の眼球を内転および下転することもできなくなり，下方視で複視が出現する．動眼神経麻痺が起こると眼瞼下垂，瞳孔散大，眼球内転障害（安静時，麻痺側眼球は下外方に向く）が起こる．

咀嚼筋（咬筋）

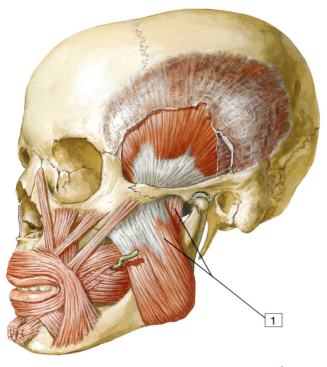

頭頸部：筋肉　　1-27

咀嚼筋（内側翼突筋）

後面

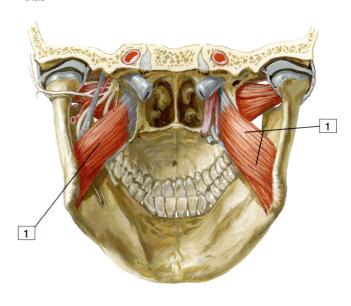

頭頸部：筋肉　　1-28

咀嚼筋（内側翼突筋）

1. 内側翼突筋 Medial pterygoid muscle

起始：内側翼突筋は2頭からなる．深部は翼状突起外側板の内側面と口蓋骨の錐体突起から起始する．浅部は上顎結節から起始する．

停止：内側翼突筋の2頭からの筋線維は下顎孔下方の下顎枝内側面で癒合し停止する．

作用：下顎骨を挙上することによって，顎の閉鎖を助ける．左右の外側翼突筋と内側翼突筋が収縮すると下顎骨はまっすぐに前突する．片側の内側翼突筋と外側翼突筋が一緒に収縮すると，下顎骨は反対側に前突する．この動きを交互に行うことにより，顎は左右に動き臼磨（きゅうま）運動が行われる．

神経支配：三叉神経（脳神経Ⅴ[CN Ⅴ]）の下顎神経．

コメント：内側翼突筋は4つある咀嚼筋のうちの1つである．側頭筋と咬筋とともに収縮し，顎を閉じる．内側翼突筋と咬筋は噛む際に重要であるが，臼歯を使って噛み咀嚼するには内側翼突筋，咬筋，側頭筋の3つの筋肉すべてが必要である．咀嚼筋は発生学的に第1咽頭弓（鰓弓）由来であり，三叉神経の下顎神経によって支配されている．

臨床：人は熟睡中に歯をくいしばったり，臼歯で歯ぎしりをしていることがある．翼筋による歯ぎしりの動作は歯を摩耗する．このような人は健康管理の専門家から指導を受けるべきである．

咀嚼筋（咬筋）

1. 咬筋 Masseter muscle

起始：頬骨弓の下縁と内側面から起始する．

停止：下顎骨の外側面と鉤状突起の外側面に停止する．

作用：下顎骨を挙上することによって顎を閉じる．

神経支配：三叉神経（脳神経Ⅴ[CN Ⅴ]）の下顎神経．

コメント：咬筋は4つある咀嚼筋のうちの1つである．筋線維の一部は下顎を前突させるが，深部の筋線維は下顎を後退させる．

臨床：咀嚼筋は発生学的に第1咽頭弓（鰓弓）由来であり，三叉神経の下顎枝によって支配されている．破傷風菌の芽胞は通常土壌，ほこり，糞便に見られ，外傷や水疱，やけど，皮膚潰瘍，咬傷，手術創などの傷を通して人体に侵入してくる．もしワクチン接種を受けていない者が感染すると破傷風菌の毒素が脳幹や脊髄の抑制性神経を破壊し，項部硬直，トリスムス（咬筋の痙攣による開口障害，牙関緊急），嚥下障害，喉頭痙攣および死に至る急性の筋痙攣を起こすことがある．

咀嚼筋（外側翼突筋）

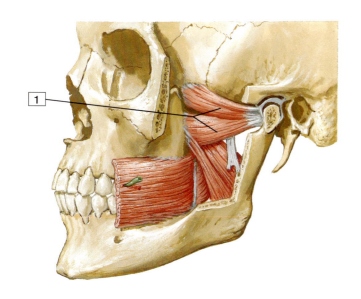

口腔底（顎舌骨筋）

前下面

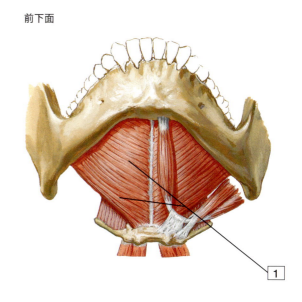

口腔底（顎舌骨筋）

1. 顎舌骨筋 Mylohyoid muscle

起始：下顎骨の顎舌骨筋線から起始する．

停止：正中の結合組織縫線と舌骨体に停止する．

作用：嚥下中に舌骨を挙上し口腔底を引き上げる作用がある．嚥下時や舌の前突時にはこのような作用が見られ，舌が上方に向かって押される．

神経支配：三叉神経（脳神経Ｖ [CN V]）の下顎神経 [V_3] の枝である顎舌骨筋神経．

コメント：顎舌骨筋も下顎を下げ開口を助ける．この筋肉は咀嚼，嚥下，吸引，息の吹き出しなどの際に収縮する．

臨床：顎舌骨筋とオトガイ舌骨筋は口腔底を形成する．軟部組織損傷や下顎骨前方の骨折で口腔底に重大な出血が起こることがある．顎舌骨筋とオトガイ舌骨筋は口に関する様々な運動においても重要な働きをする．

咀嚼筋（外側翼突筋）

1. 外側翼突筋 Lateral pterygoid muscle

起始：外側翼突筋は短く厚みのある筋肉で2頭からなる．上頭は蝶形骨大翼の側頭下面と側頭下稜から起始する．下頭は翼状突起外側板の外側面から起始する．

停止：2頭の筋線維は下顎頚，関節円板および顎関節の関節包に向かって集まり停止する．

作用：外側翼突筋は関節突起を引っ張り，関節円板を前方に引き出すことによって開口を行う．同側の内側翼突筋とともに収縮すると下顎骨を反対側に前突させる．これにより臼磨（きゅうま）運動が生じる．

神経支配：三叉神経（脳神経Ｖ [CN V]）の下顎神経 [V_3]．

コメント：ほかの3つの咀嚼筋が顎を閉じるのに働くのに対して，外側翼突筋は顎をあける．顎をあけ始める際には，顎舌骨筋，顎二腹筋，オトガイ舌骨筋の助けを受ける．
咀嚼筋は発生学的に第1咽頭弓（鰓弓）由来であり，三叉神経の下顎神経によって支配されている．

臨床：人は熟睡中に歯をくいしばったり，臼歯で歯ぎしりをしていることがある．翼突筋による歯ぎしりの動作は歯を摩耗する．このような人は健康管理の専門家から指導を受けるべきである．

口腔底（オトガイ舌骨筋）

後上面

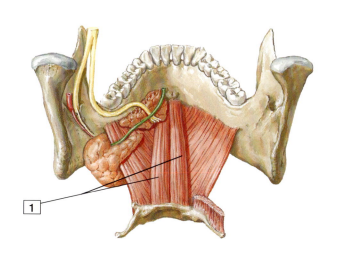

1

舌（オトガイ舌筋）

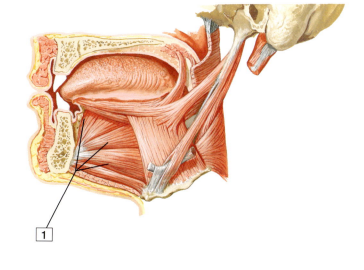

1

舌(オトガイ舌筋)

1. オトガイ舌筋 Genioglossus muscle

起始：下顎骨のオトガイ棘の上部から起始する．

停止：舌背と舌骨体に停止する．

作用：オトガイ舌筋の中央の筋線維は舌を下制する．後方の筋線維は舌を口から突き出すように前突させる．

神経支配：舌下神経(脳神経XII[CN XII])．

コメント：オトガイ舌筋は，3つある外舌筋のうちの1つである．外舌筋は舌を動かすが，内舌筋(固有舌筋)は舌の形を変える．
名称に「舌」がついている筋肉は，口蓋舌筋を除いてすべて舌下神経で支配されている．口蓋舌筋は舌と軟口蓋の両者にまたがる筋であり，迷走神経で支配されている．

臨床：舌下神経の検査は「舌を口から突き出してください」と患者に指示することで簡単に行える．もし舌下神経の片側麻痺が起こっているならば，患者の舌は麻痺側へ偏位し，舌尖が麻痺側に向いている．この舌の偏位は，麻痺側のオトガイ舌筋の作用の消失と，対側のオトガイ舌筋の後方の筋線維の強い牽引力によって起こる．舌を突出させると正中を越え，麻痺側(障害神経側)に偏位する．

口腔底(オトガイ舌骨筋)

1. オトガイ舌骨筋 Geniohyoid muscle

起始：下顎骨の下オトガイ棘から起始する．

停止：舌骨体に停止する．

作用：舌骨をわずかに前方に引き上げ，これにより口腔底が短縮する．舌骨が固定されている時には，オトガイ舌骨筋は下顎骨を後退，下制する．

神経支配：舌下神経(脳神経XII[CN XII])経由の第1頸神経[C1]．

コメント：顎二腹筋，茎突舌骨筋，顎舌骨筋，オトガイ舌骨筋は，舌骨の上方に位置するので舌骨上筋とよばれている．

臨床：顎舌骨筋とオトガイ舌骨筋は口腔底を形成する．軟部組織損傷や下顎骨前方の骨折で口腔底に重大な出血が起こることがある．顎舌骨筋とオトガイ舌骨筋は口に関する様々な運動においても重要な働きをする．

舌(舌骨舌筋)

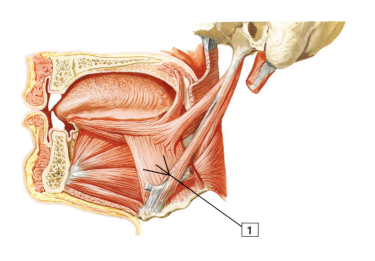

頭頸部：筋肉　1-33

舌(茎突舌筋)

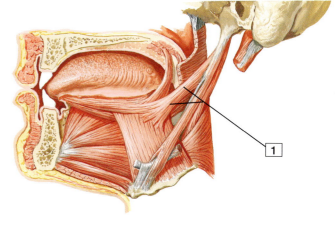

頭頸部：筋肉　1-34

舌(茎突舌筋)

1. 茎突舌筋 Styloglossus muscle

起始：茎状突起と茎突舌骨靱帯から起始する．

停止：舌の外側に停止する．一部の筋線維は舌骨舌筋の筋線維と噛み合うように融合している．

作用：舌を後退させ，嚥下の際は舌を引き上げる．

神経支配：舌下神経(脳神経XII[CN XII])．

コメント：茎突舌筋は，3つある外舌筋のうちの1つである．すべての外舌筋は舌下神経によって支配される．
名称に「舌」がついている筋肉は口蓋舌筋を除いてすべて舌下神経で支配されている．口蓋舌筋は舌と軟口蓋の両者にまたがる筋であり，迷走神経で支配されている．茎突舌筋，茎突舌骨筋および茎突咽頭筋の3つの筋肉は，茎状突起から起始する．おのおの異なる脳神経によって支配される．

臨床：茎突舌筋は嚥下において重要な筋肉であり，噛み砕いた食塊を硬口蓋のほうに持ち上げ，後方の咽頭口部に送る働きをしている．

舌(舌骨舌筋)

1. 舌骨舌筋 Hyoglossus muscle

起始：舌骨の体と大角から起始する．

停止：舌の外側面と背側面に停止する．

作用：舌を口腔底へと引き下げる．また，舌を後退させる．

神経支配：舌下神経(脳神経XII[CN XII])．

コメント：舌骨舌筋は外舌筋のうちの1つであり，口腔内で舌の位置を変える．内舌筋(固有舌筋)は舌の形を変える．
名称に「舌」がついている筋肉は，口蓋舌筋を除いてすべて舌下神経で支配されている．口蓋舌筋は舌と軟口蓋の両者にまたがる筋であり，迷走神経で支配されている．

臨床：頚部での外頚動脈の枝である舌動脈は，舌への主要な血液供給路であり，舌骨舌筋の深部を走行している．この領域の軟部組織損傷による出血は口腔底に貯留し腫脹をもたらす．

口蓋（口蓋帆挙筋）

後面

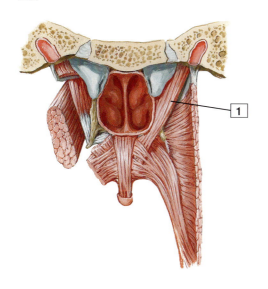

口蓋（口蓋帆張筋）

後面

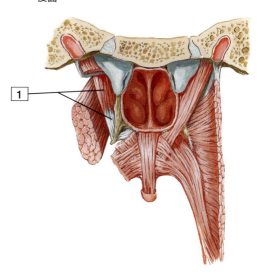

頭頸部：筋肉

口蓋（口蓋帆張筋）

1. 口蓋帆張筋 Tensor veli palatini muscle

起始：翼状突起内側板の舟状窩，蝶形骨棘および耳管軟骨から起始する．

停止：軟口蓋の口蓋腱膜に停止する．

作用：軟口蓋を緊張させる作用がある．また，嚥下や欠伸の際に耳管を開口させることにより，中耳内の圧力を大気圧と等しくする．

神経支配：三叉神経（脳神経Ⅴ[CN Ⅴ]）の下顎神経．

コメント：この筋肉は軟口蓋の筋線維を緊張させ，その結果，口蓋帆挙筋が軟口蓋に作用できる．

臨床：口蓋帆張筋は口蓋帆挙筋によって軟口蓋が挙上中に口蓋帆を張るだけでなく，嚥下や欠伸の際に耳管（咽頭鼓室管，ユースタキー管(eustachian)）を開かせる働きがある．耳管を開くことによって中耳内の圧が大気圧と等しくなる．ガムを噛むことや，飲み込み動作，欠伸をすることによって，耳管が開き，飛行機の着陸時に中耳内の圧が解放され痛みが取り去られる．

口蓋（口蓋帆挙筋）

1. 口蓋帆挙筋 Levator veli palatini muscle

起始：耳管軟骨と側頭骨岩様部から起始する．

停止：軟口蓋の口蓋腱膜に停止する．

作用：嚥下と欠伸の際，軟口蓋を挙上する．

神経支配：迷走神経（脳神経Ⅹ[CN Ⅹ]）．

コメント：軟口蓋が口蓋帆張筋（翼突鈎でかぎなりに曲げられている）によって牽引されている状態で，口蓋帆挙筋が収縮すると軟口蓋が挙上する．口蓋帆張筋と口蓋帆挙筋の互いの位置関係に注意せよ（後面図）．

臨床：口蓋帆挙筋の軟口蓋挙上作用は，臨床的には患者に「あー」と発音させることで検査できる．検査中軟口蓋の挙上を観察し，左右対称性に挙上していれば両側の迷走神経が正常に機能していることがわかる．一側に迷走神経の障害があれば，軟口蓋は異常側から離れるように正常側へと偏位する．

口蓋

前面

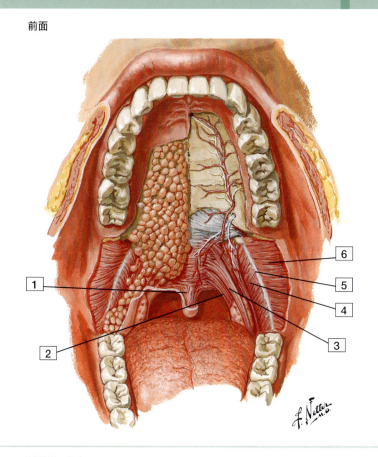

頭頸部：筋肉　　1-37

咽頭の筋肉（上咽頭収縮筋）

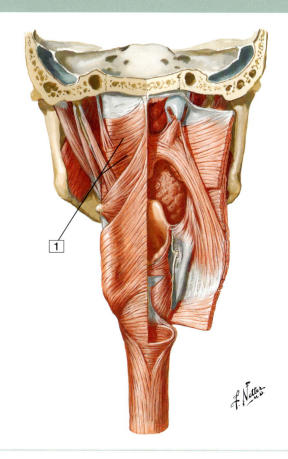

頭頸部：筋肉　　1-38

咽頭の筋肉（上咽頭収縮筋）

1. 上咽頭収縮筋 Superior pharyngeal constrictor muscle

起始：この幅広い筋肉は，翼突鈎，翼突下顎縫線，下顎骨の顎舌骨筋線の後方および舌の側面から起始する．

停止：左右の上咽頭収縮筋は会し，正中にある咽頭放線と後頭骨咽頭結節に停止する．

作用：嚥下の際，管状の上部咽頭壁を締める．

神経支配：迷走神経（脳神経X [CN X]）の咽頭神経叢．

コメント：上・中・下の3つの咽頭収縮筋は，咽頭の下方へ食物を移動させ，さらに食道へ送り出す役割を持つ．食塊を咽頭の口部と喉頭部から食道に送るため，咽頭収縮筋は上方から下方へ連続して収縮する．
上咽頭収縮筋は，主に下顎骨の後方に位置している．

臨床：咽頭収縮筋の運動は迷走神経支配であるが，咽頭の最上部以外の部位の感覚（収縮筋および咽頭粘膜）は舌咽神経（脳神経IX [CN IX]）支配である．舌咽神経と迷走神経はともに咽頭神経叢を形成し，嚥下の際，共同して機能する．

口蓋

1. 口蓋垂筋 Uvular muscle
2. 口蓋咽頭筋 Palatopharyngeus muscle
3. 口蓋舌筋 Palatoglossus muscle
4. 上咽頭収縮筋 Superior pharyngeal constrictor muscle
5. 翼突下顎縫線 Pterygomandibular raphe
6. 頬筋 Buccinator muscle

コメント：口蓋帆挙筋の左右の筋線維は指を組んだように融合し，小さい口蓋垂筋とともに軟口蓋の大部分を形成している．
口蓋舌弓と口蓋咽頭弓の粘膜下には，（弓と同名の）細長い筋肉線維が存在する．口蓋舌弓と口蓋咽頭弓は迷走神経支配である．口蓋扁桃は口蓋舌弓と口蓋咽頭弓の2つのヒダのあいだの口蓋窩に収まっている．
頬筋は頬部の口腔粘膜の深部にあり，臼歯間に食物を保持するのを補助する働きがある．頬筋は表情筋であり，顔面神経（脳神経VII [CN VII]）によって支配される．
多数の小唾液腺は硬口蓋の粘膜に集合して存在する．

臨床：顔面神経がベル（Bell）麻痺のように傷害を受けたり，機能しなくなった場合，頬筋が麻痺し頬を内側に吸い寄せることができなくる．顔面神経の副交感神経線維（脳神経V第3枝 [CN V$_3$]の舌神経とともに走行）が傷害を受けた場合，この神経によって支配されている多数の小唾液腺と同様に，3つある大唾液腺のうち2つ（顎下腺，舌下腺）に分泌障害が起こる．その結果，口腔粘膜がいつもより乾燥した状態となる．

咽頭の筋肉（中咽頭収縮筋）

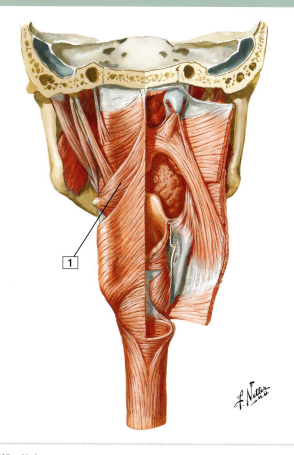

頭頸部：筋肉　　1-39

咽頭の筋肉（下咽頭収縮筋）

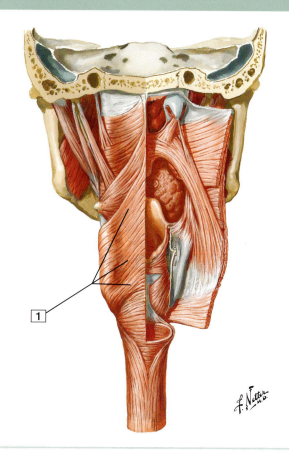

頭頸部：筋肉　　1-40

咽頭の筋肉（下咽頭収縮筋）

1. 下咽頭収縮筋 Inferior pharyngeal constrictor muscle

起始：甲状軟骨の斜線と輪状軟骨の側面から起始する．

停止：中咽頭収縮筋と下咽頭収縮筋は，取り囲むようにして後方正中で会し咽頭縫線に停止する．

作用：嚥下の際，管状の下咽頭壁を締める．

神経支配：迷走神経（脳神経X [CN X]）の咽頭神経叢．

コメント：下咽頭収縮筋は，主に甲状腺と輪状軟骨の後方に位置する．その下端は輪状咽頭筋とよばれ，食道の筋線維と連続する．下咽頭収縮筋が輪状軟骨に付着している部位は咽頭の中で最も狭い．

> **臨床**：咽頭収縮筋の運動は迷走神経支配であるが，咽頭の最上部以外の部位の感覚（収縮筋および咽頭粘膜）は舌咽神経（脳神経IX [CN IX]）支配である．舌咽神経と迷走神経はともに咽頭神経叢を形成し，嚥下の際，共同して機能する．迷走神経の咽頭への神経線維が障害を受けると嚥下困難（嚥下障害）が起こる．

咽頭の筋肉（中咽頭収縮筋）

1. 中咽頭収縮筋 Middle pharyngeal constrictor muscle

起始：茎突舌骨靱帯と舌骨の大角と小角から起始する．

停止：左右の中咽頭収縮筋は取り囲むようにして正中で会し，咽頭縫線に停止する．

作用：嚥下の際，管状の中咽頭壁を締める．

神経支配：迷走神経（脳神経X [CN X]）の咽頭神経叢．

コメント：中咽頭収縮筋は主に舌骨の後方に位置する．上咽頭収縮筋と中咽頭収縮筋の筋線維はしばしば融合するが，茎突咽頭筋が介在するところでは2つの筋肉の境界がわかる．

> **臨床**：咽頭収縮筋の運動は迷走神経支配であるが，咽頭の最上部以外の部位の感覚（収縮筋および咽頭粘膜）は舌咽神経（脳神経IX [CN IX]）支配である．舌咽神経と迷走神経はともに咽頭神経叢を形成し，嚥下の際，共同して機能する．

咽頭の筋肉（茎突咽頭筋） | 頚部の筋肉（胸鎖乳突筋）：前面

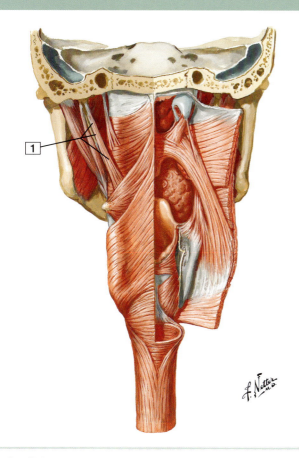

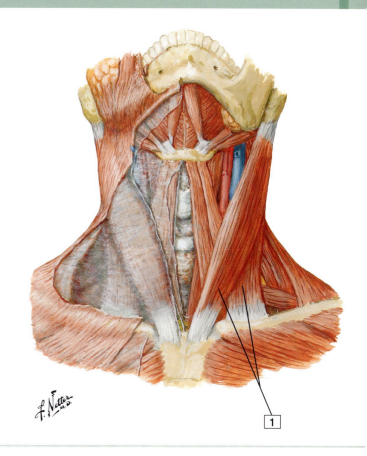

頭頚部：筋肉　　　　頭頚部：筋肉

頚部の筋肉（胸鎖乳突筋）：前面

1. 胸鎖乳突筋 Sternocleidomastoid muscle

起始（下方の付着部）：胸鎖乳突筋は2頭の起始を持つ．胸骨頭は胸骨柄の前面から起始する．鎖骨頭は鎖骨の内側1/3の上面から起始する．

停止（上方の付着部）：側頭骨の乳様突起の外側面と後頭骨上項線の外側半分に停止する．

作用：頭部を片側に傾けたり，頚部を屈曲したり，また頚部を回旋し顔面を横に向け，さらに上方を向かせる．両側の胸鎖乳突筋が同時に収縮すると頚部が屈曲する．

神経支配：副神経（脳神経XI[CN XI]，第2および第3頚神経[C2，C3]）．

コメント：努力呼吸時に頭部が固定されると，胸鎖乳突筋の2頭の収縮は胸郭の挙上を助ける．胸鎖乳突筋は，副神経脊髄根によって神経支配される，2つある筋肉のうちの1つである．副神経は脳神経の1つとして分類されるが，脳幹から起始する神経線維は含んでいない．その神経線維は頚髄上方から起始しているので，本当の意味での脳神経として分類されるのは疑問である．

臨床：胸鎖乳突筋は副神経によって支配されており，副神経は胸鎖乳突筋と僧帽筋のあいだにできる後頚三角を横切って走行しているので，この部位で傷害を受けやすい．副神経はこの両者の筋肉を支配する．
筋性斜頚は，頭を患側に傾け，顔を健側に向けるようなひねった状態になる頚部の筋肉の拘縮による疾患である．通常，胸鎖乳突筋の片側性に生じた先天性の線維性組織の腫瘤が原因で起こる．

咽頭の筋肉（茎突咽頭筋）

1. 茎突咽頭筋 Stylopharyngeus muscle

起始：側頭骨の茎状突起から起始する．

停止：甲状軟骨の後縁と上縁に停止する．

作用：嚥下や会話の際，咽頭と喉頭を挙上する．

神経支配：舌咽神経（脳神経IX[CN IX]）．

コメント：茎突咽頭筋は上咽頭収縮筋と中咽頭収縮筋のあいだを走行している．側頭骨の茎状突起から起始している3つの筋肉のうちの1つである（ほかの2つは茎突舌筋と茎突舌骨筋である）．この3つの筋肉はおのおの異なる脳神経で支配され，発生学的に異なる咽頭弓から由来する．
茎突咽頭筋は第3咽頭弓（鰓弓）から発生し，唯一舌咽神経の支配を受ける筋肉である．

臨床：茎突咽頭筋を支配する舌咽神経の運動線維の障害を持つ患者は，嚥下の初期に痛みを感じることがある．

舌骨上筋と舌骨下筋（胸骨舌骨筋）

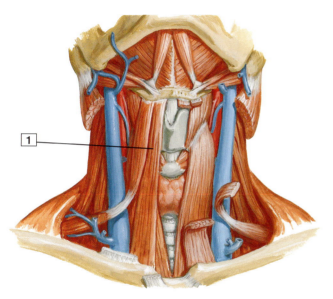

1

舌骨上筋と舌骨下筋（胸骨甲状筋）

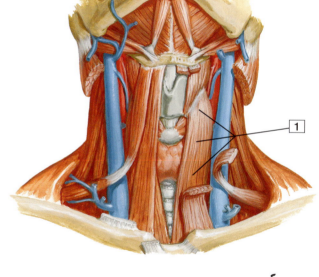

1

頭頸部：筋肉

舌骨上筋と舌骨下筋（胸骨舌骨筋）

1. 胸骨舌骨筋 Sternohyoid muscle

起始：胸骨柄と鎖骨の内側部から起始する．

停止：舌骨体に停止する．

作用：嚥下の後，舌骨を下制する．

神経支配：頚神経ワナの第1−3頚神経[C1-3]．

コメント：胸骨舌骨筋は，舌骨下筋のうちの1つである．舌骨下筋の筋肉は細長く幅が狭いので，しばしば「帯状筋」とよばれる．

> **臨床**：舌骨下筋あるいは帯状筋は，頚部の筋肉を鞘状にしっかりと包んでいる筋膜構造の中の，ある1層の頚筋膜によって包まれている．この筋膜内の限られた空間に腫脹が生じると痛みが生じ，近傍の構造に損傷を与えることがある．舌骨下筋を包む頚筋膜の直下で，気管や甲状腺の前方には気管前間隙があり，この間隙は感染の縦への拡大経路となる．

舌骨上筋と舌骨下筋（胸骨甲状筋）

1. 胸骨甲状筋 Sternothyroid muscle

起始：胸骨柄後面から起始する．

停止：甲状軟骨の斜線に停止する．

作用：喉頭は嚥下の際，挙上するが，その後に喉頭を下制する作用がある．

神経支配：頚神経ワナの第2，第3頚神経[C1，C2]．

コメント：胸骨甲状筋は，舌骨下筋のうちの1つである．舌骨下筋の筋肉は細長く幅が狭いので，しばしば「帯状筋」とよばれる．

> **臨床**：舌骨下筋あるいは帯状筋は，頚部の筋肉を鞘状にしっかりと包んでいる筋膜構造の中の，ある1層の頚筋膜によって包まれている．この筋膜内の限られた空間に腫脹が生じると痛みが生じ，近傍の構造に損傷を与えることがある．舌骨下筋を包む頚筋膜の直下で，気管や甲状腺の前方には気管前間隙があり，この間隙は感染の縦への拡大経路となる．

舌骨上筋と舌骨下筋（肩甲舌骨筋）

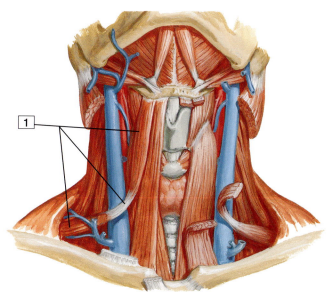

頭頸部：筋肉

舌骨上筋と舌骨下筋（甲状舌骨筋）

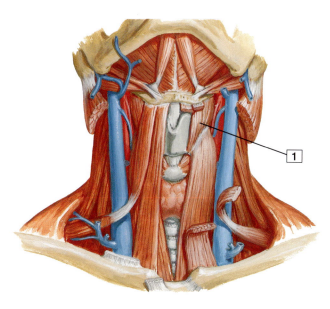

頭頸部：筋肉

舌骨上筋と舌骨下筋（甲状舌骨筋）

1. 甲状舌骨筋 Thyrohyoid muscle

起始：甲状軟骨板の斜線から起始する．

停止：舌骨体下縁と舌骨大角に停止する．

作用：舌骨を下制する．舌骨が固定された場合には甲状軟骨を挙上する．

神経支配：舌下神経（脳神経XII[CN XII]）経由の第1頚神経[C1]．

コメント：甲状舌骨筋は最後の脳神経である舌下神経と並んで走行するようになった第1頚神経の支配を受ける．
甲状舌骨筋も，舌骨下筋（帯状筋）の1つである．

> **臨床**：頚部への外傷で，頚神経ワナ（第1-3頚神経[C1-3]）とその枝は損傷を受けることがあり，舌骨下筋および上筋に麻痺をきたすことがある．これらの筋肉は嚥下の際に重要な役割を果たしているので，その麻痺は嚥下障害（嚥下困難）を引き起こす可能性がある．

舌骨上筋と舌骨下筋（肩甲舌骨筋）

1. 肩甲舌骨筋 Omohyoid muscle

起始：肩甲舌骨筋は下腹と上腹からなる．下腹は肩甲切痕近傍の肩甲骨上縁から起始する．

停止：肩甲舌骨筋は起始から内上走すると中間腱となり，その後上腹となる．上腹は舌骨下縁に停止する．

作用：挙上した舌骨を下制する．また，舌骨を後退させ，安定させる．

神経支配：頚神経ワナの第1-3頚神経[C1-3]．

コメント：肩甲舌骨筋はほかの舌骨下筋とともに，嚥下の際に挙上した喉頭と舌を下制する．
肩甲舌骨筋は，通常の帯状筋とは異なり肩の肩甲骨から起始している．

> **臨床**：舌骨下筋あるいは帯状筋は，頚部の筋肉を鞘状にしっかりと包んでいる筋膜構造の中の，ある1層の頚筋膜によって包まれている．この筋膜内の限られた空間に腫脹が生じると痛みが生じ，近傍の構造に損傷を与えることがある．舌骨下筋を包む頚筋膜の直下で，気管や甲状腺の前方には気管前間隙があり，この間隙は感染の縦への拡大経路となる．

頭頚部：筋肉

喉頭筋（輪状甲状筋）

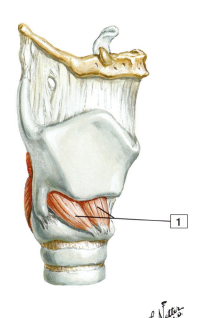

1

舌骨上筋（茎突舌骨筋）

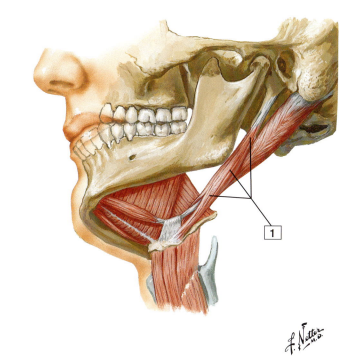

1

舌骨上筋（茎突舌骨筋）

1. 茎突舌骨筋 Stylohyoid muscle

起始：側頭骨の茎状突起から起始する．

停止：舌骨体に停止する．

作用：口腔底を伸ばすように舌骨を後方へ挙上する．

神経支配：顔面神経（脳神経Ⅶ［CN Ⅶ］）．

コメント：茎突舌骨筋は停止部近傍で，顎二腹筋の中間腱に貫かれる．
茎突舌骨筋は茎状突起から起始する3つの筋肉のうちの1つであり，おのおの異なる脳神経の支配を受ける．ほかの2つの筋肉は茎突咽頭筋（脳神経Ⅸ［CN Ⅸ］支配）と茎突舌筋（脳神経Ⅻ支配）である．

臨床：茎突舌骨筋は舌骨を安定させる筋肉のうちの1つであり，舌の動きと嚥下に際して重要な働きをする．茎状突起が損傷すると，舌の動作や嚥下が困難となり，痛みを生じることがある．

喉頭筋（輪状甲状筋）

1. 輪状甲状筋 Cricothyroid muscle

起始：輪状軟骨の前外側部から起始する．

停止：甲状軟骨の下面と下角に停止する．

作用：声帯ヒダを引っ張り緊張させる．

神経支配：迷走神経（脳神経Ⅹ［CN Ⅹ］）の上喉頭神経の外枝．

コメント：輪状甲状筋は迷走神経の上喉頭神経の小さい外枝によって支配される．上喉頭神経の大部分はそのまま内枝となり，甲状舌骨膜を貫き声帯ヒダより上方の感覚枝となる．
輪状甲状筋は喉頭のほかの筋肉と同様に，発生学的には第4および第6咽頭弓（鰓弓）に由来する．これら喉頭の筋肉はすべて迷走神経によって支配されている．

臨床：迷走神経の枝である上喉頭神経の一側に障害が起こると同側の輪状甲状筋が麻痺する．その結果，同側の声帯ヒダを引っ張り緊張させることができないため発声に問題が生じる．さらに，同側の声帯ヒダ上方の喉頭粘膜の感覚にも麻痺が起こり（上喉頭神経は声帯ヒダ上方の喉頭粘膜の感覚も支配している），異物の誤嚥を防御している咽頭反射にもある程度影響がある．

舌骨上筋（顎二腹筋）

側面やや下面

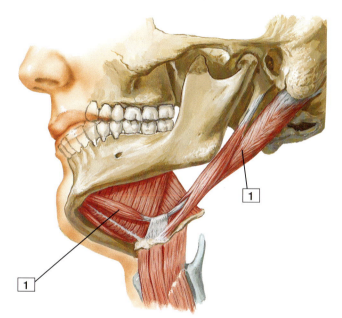

頭頸部：筋肉　　1-49

喉頭筋（斜披裂筋と横披裂筋）

後面

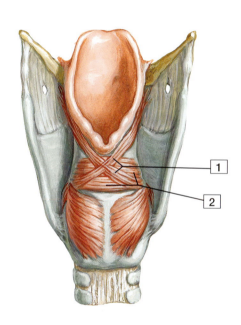

頭頸部：筋肉　　1-50

喉頭筋（斜披裂筋と横披裂筋）

1. 斜披裂筋 Oblique arytenoid muscles
2. 横披裂筋 Transverse arytenoid muscles

起始：披裂軟骨から起始する．

停止：対側の披裂軟骨に停止する．

作用：披裂軟骨を内転させることによって，喉頭口を閉める．これは声帯ヒダ間の声門裂を狭くすることである．

神経支配：迷走神経(脳神経X [CN X])の反回神経．

コメント：斜披裂筋の筋線維の一部は，披裂喉頭蓋筋として，上方へ連続する．

臨床：声帯ヒダは喉頭の筋肉によって制御され，これらの筋肉はすべて迷走神経によって支配されている．安静時呼吸の際，声帯ヒダは声門裂(ヒダのあいだの空間)をあけるために静かに外転する．努力呼吸の際は(速く，大きな呼吸をする時)声帯ヒダは，さらに声門裂を広げる作用のある後輪状披裂筋によって最大限に外転する．発声中，声帯ヒダは(リード楽器と同様に)リード効果を生むために内転および緊張する．これにより声帯粘膜の振動が引き起こされ，音が出て，上気道(咽頭，口腔，舌，口唇，鼻，副鼻腔)によってその音が修飾される．声門裂の閉鎖は，息を止めたり，何か重い物を持ち上げたりする時(バルサルバ(Valsalva)効果)に起こり，この時声帯ヒダは完全に内転する．

舌骨上筋（顎二腹筋）

1. 顎二腹筋 Digastric muscle

起始：顎二腹筋は，二腹からなる．後腹のほうが長く，側頭骨の乳突切痕から起始する．前腹は，下顎骨の二腹筋窩から起始する．

停止：前腹と後腹は中間腱で終わるが，中間腱は茎突舌骨筋を貫き舌骨の体と大角に線維性滑車によって付着している．

作用：舌骨を挙上させる．両腹の筋肉が同時に収縮すると顎二腹筋は外側翼突筋の下顎下制による開口を補助する．

神経支配：前腹は三叉神経(脳神経Ⅴ [CN V])の下顎神経[V_3]の枝の顎舌骨筋神経．後腹は顔面神経(脳神経Ⅶ[CN Ⅶ])．

コメント：顎二腹筋は，前腹と後腹が異なる脳神経によって支配される点で特徴的である．

臨床：顎二腹筋は左右対称に開口する際に重要であり，外側翼突筋に補助されている．

喉頭筋(後輪状披裂筋)

後面

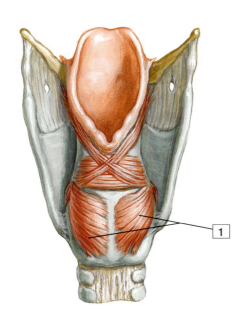

1-51

頭頸部：筋肉

喉頭筋

側方切開

上面

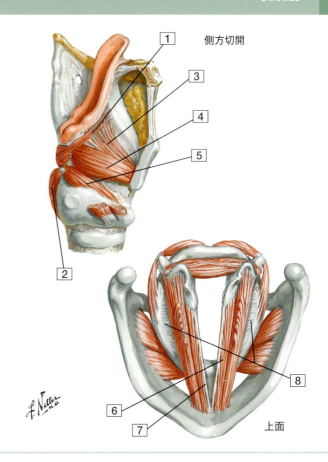

1-52

頭頸部：筋肉

喉頭筋(後輪状披裂筋)

1. 後輪状披裂筋 Posterior crico-arytenoid muscle

起始：輪状軟骨板の後面から起始する．

停止：披裂軟骨の筋突起に停止する．

作用：声帯ヒダを外転させて，そのヒダのあいだの声門裂を広げる．

神経支配：迷走神経(脳神経Ⅹ[CN X])の反回神経の下喉頭神経．

コメント：後輪状披裂筋は，声帯ヒダを外転させる唯一の筋肉である点で，非常に重要である．

臨床：頸部の手術(例えば甲状腺の切除)の際，反回神経を傷つけると声帯ヒダの内転が生じ，嗄声や声門裂閉鎖の一方あるいは両者が起こる可能性がある．後輪状披裂筋は声帯ヒダを外転させ声門裂をあける唯一の喉頭の筋肉であるため，このようなことが起こる．声帯ヒダは喉頭の筋肉によって制御され，これらの筋肉はすべて迷走神経によって支配されている．安静時呼吸の際，声帯ヒダは声門裂(ヒダのあいだの空間)をあけるために静かに外転する．努力呼吸の際は(速く，大きな呼吸をする時)声帯ヒダは，さらに声門裂を広げる作用のある後輪状披裂筋によって最大限に外転する．発声中，声帯ヒダは(リード楽器と同様に)リード効果を生むために内転および緊張する．これにより声帯粘膜の振動が引き起こされ，音が出て，上気道(咽頭，口腔，舌，口唇，鼻，副鼻腔)によってその音が修飾される．声門裂の閉鎖は，息を止めたり，何か重い物を持ち上げたりする時(バルサルバ(Valsalva)効果)に起こり，この時声帯ヒダは完全に内転する．

頭頸部：筋肉

喉頭筋

1. 披裂喉頭蓋筋(斜披裂筋の披裂喉頭蓋部) Ary-epiglottic part of oblique arytenoid muscle
2. 後輪状披裂筋 Posterior crico-arytenoid muscle
3. 甲状披裂筋甲状喉頭蓋部 Thyro-epiglottic part of thyro-arytenoid muscle
4. 甲状披裂筋 Thyro-arytenoid muscle
5. 外側輪状披裂筋 Lateral crico-arytenoid muscle
6. 声帯筋 Vocalis muscle
7. 声帯靱帯 Vocal ligament
8. 弾性円錐 Conus elasticus

コメント：喉頭の筋肉は小さく，喉頭軟骨に作用する．弾性円錐の最上部は，厚くなって声帯靱帯を形成する．声帯ヒダは，それ自体声帯筋とよばれる少量の筋肉を含んでいるが，この声帯筋は甲状披裂筋の筋線維の一部に由来する．

輪状甲状筋を除いて，喉頭のすべての固有筋は迷走神経(脳神経Ⅹ[CN X])の反回神経によって支配される．これらすべての筋肉は発生学的に第4および第6咽頭弓(鰓弓)に由来する．

臨床：声帯ヒダは喉頭の筋肉によって制御され，これらの筋肉はすべて迷走神経によって支配されている．安静時呼吸の際，声帯ヒダは声門裂(ヒダのあいだの空間)をあけるために静かに外転する．努力呼吸の際は(速く，大きな呼吸をする時)声帯ヒダは，さらに声門裂を広げる作用のある後輪状披裂筋によって最大限に外転する．発声中，声帯ヒダは(リード楽器と同様に)リード効果を生むために内転および緊張する．これにより声帯粘膜の振動が引き起こされ，音が出て，上気道(咽頭，口腔，舌，口唇，鼻，副鼻腔)によってその音が修飾される．声門裂の閉鎖は，息を止めたり，何か重い物を持ち上げたりする時(バルサルバ(Valsalva)効果)に起こり，この時声帯ヒダは完全に内転する．

頭頸部：筋肉

椎前筋（斜角筋）

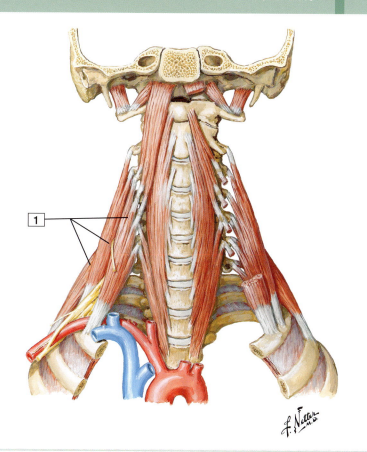

頭頸部：筋肉　1-53

椎前筋（頭長筋と頸長筋）

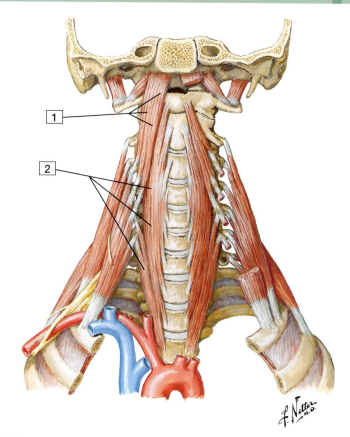

頭頸部：筋肉　1-54

椎前筋（頭長筋と頚長筋）

1. 頭長筋 Longus capitis muscle
2. 頚長筋 Longus colli muscle

起始：頭長筋は，第3-6頚椎[C3-6]横突起の前結節から起始する．頚長筋は，第1-3胸椎[T1-3]の椎体，第4-7頚椎[C4-7]の椎体，第3-6頚椎[C3-6]の横突起から起始する．

停止：頭長筋は，後頭骨底部に停止する．頚長筋は，環椎[C1]の前結節，第2-4頚椎[C2-4]の椎体と第5，第6頚椎[C5，C6]の横突起に停止する．

作用：頭長筋と頚長筋はともに頚部を屈曲させるが，頭長筋の作用は弱い．頚長筋は頚部をわずかに回転させ，横に傾ける作用もある．

神経支配：頭長筋は，第1-3頚神経[C1-3]前枝．頚長筋は，第2-6頚神経[C2-6]前枝．

コメント：頭長筋と頚長筋は頚椎の正面に位置し，しばしば椎前筋とよばれる．両者は，ほかの筋肉が頚椎を屈曲させるのを補助する．

臨床：頭長筋，頚長筋および斜角筋は合わせて椎前筋として頚部前方の筋群を構成する．これら筋肉は椎前筋膜とよばれる強靱な筋膜に包まれており，その堅い鞘状構造のため腫脹によく耐える．この頚椎の椎体を覆っている椎前筋膜のすぐ前方には咽頭後隙が存在する（この空間は咽頭および食道の後面を覆っている頬咽頭筋膜の後方にある）．この縦に長い咽頭後隙への感染は，上方は頭蓋底，下方は後縦隔まで広がる可能性がある．

椎前筋（斜角筋）

1. 斜角筋 Scalene muscles

起始（上方付着部）：前斜角筋は，第3-6頚椎[C3-6]の横突起の前結節から起始する．中斜角筋と後斜角筋は，それぞれ第2-7頚椎[C2-7]と第4-6頚椎[C4-6]の横突起の後結節から起始する．

停止（下方付着部）：前斜角筋は，第1肋骨の斜角筋結節に停止する．中斜角筋は，第1肋骨の上面に停止する．後斜角筋は，第2肋骨の外縁に停止する．

作用：前斜角筋と中斜角筋は第1肋骨を挙上する．肋骨が固定されると，両者の筋肉は頚部を前方と側方へ屈曲させ，対側に回転させる．後斜角筋は第2肋骨を挙上し，頚部を屈曲させ，対側にわずかに回転させる．

神経支配：前斜角筋は第5-7頚神経[C5-7]前枝，中斜角筋は第3-8頚神経[C3-8]前枝，後斜角筋は第6-8頚神経[C6-8]前枝．

コメント：斜角筋は，しばしば椎側筋とよばれている．斜角筋は，後頚三角の底面の大部分を形成する．腕神経叢を構成する神経が前斜角筋と中斜角筋のあいだを通って出てくるのが見える．

臨床：斜角筋は呼吸の補助筋であり，深呼吸や努力呼吸の際に第1，第2肋骨を挙上する．斜角筋は胸鎖乳突筋と僧帽筋のあいだを走行する副神経（脳神経XI[CN XI]）と交差する．横隔神経（第3-5頚神経[C3-5]）は前斜角筋の前面に見られ，横隔膜に向かい下行し支配する．頚部への外傷で横隔神経が損傷されることがある．

頭頚部の皮神経

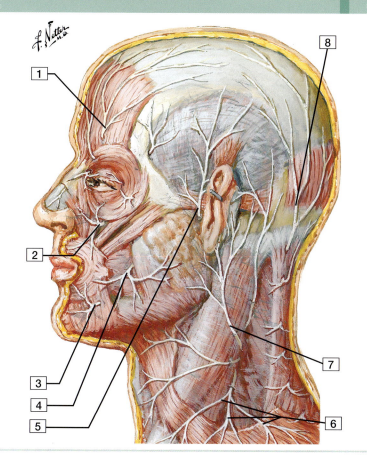

顔面神経の顔面枝

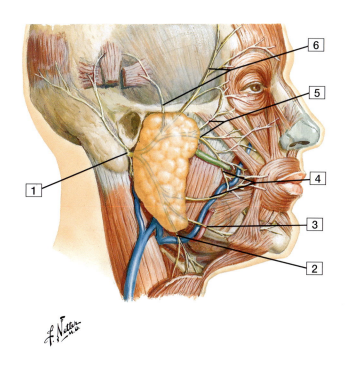

顔面神経の顔面枝

1. 茎乳突孔から出る顔面神経の本幹 Main trunk of facial nerve emerging from stylomastoid foramen
2. 頚枝 Cervical branch
3. 下顎縁枝 Marginal mandibular branch
4. 頬筋枝 Buccal branches
5. 頬骨枝 Zygomatic branches
6. 側頭枝 Temporal branches

コメント：顔面神経の本幹は，茎乳突孔から頭蓋の外に出ると，何本かの小さな枝を出した後，耳下腺実質中を走行する．この本幹は表情筋を支配する5本の終枝となり，これが神経叢を形成して終わる．
5本の終枝とは側頭枝，頬骨枝，頬筋枝，下顎縁枝，頚枝である．これらの枝の名前を上方から記憶する方法として，「To Zanzibar By Motor Car（ザンジバルまで自動車で）」という語呂合わせがある．Tは temporal 側頭枝，Z は zygomatic 頬骨枝，B は buccal 頬筋枝，M は marginal mandibular 下顎縁枝，C は cervical 頚枝の頭文字である．

臨床：通常，以前単純ヘルペスを罹患した人で，片側性の表情筋の急性麻痺を引き起こすことがあり，これもベル(Bell)麻痺の1つである．その麻痺は限定的である．例えば，口が健側(対側)に引っ張られることにより，微笑むことが困難であったり，歯を見せることができなかったりする．また麻痺側でウインクできなかったり，目を閉じることができなかったり，額にしわを寄せることができなかったりする．通常，時間とともに症状は消失するが，数週間，数カ月かかることもある．

頭頚部の皮神経

1. 眼窩上神経 Supra-orbital nerve
2. 眼窩下神経 Infra-orbital nerve
3. オトガイ神経 Mental nerve
4. 頬神経 Buccal nerve
5. 耳介側頭神経 Auriculotemporal nerve
6. 鎖骨上神経(第3，第4頚神経[C3，C4])Supraclavicular nerves
7. 大耳介神経(第2，第3頚神経[C2，C3])Great auricular nerve
8. 大後頭神経(第2頚神経[C2])Greater occipital nerve

コメント：顔面皮膚の神経支配は，三叉神経(脳神経Ⅴ[CN V])の3枝(眼神経[V_1]，上顎神経[V_2]，下顎神経[V_3])によって行われる．眼神経の主な枝には眼窩上神経と滑車上神経がある．上顎神経の主な枝には，眼窩下神経と頬骨神経頬骨側頭枝がある．下顎神経の主な枝にはオトガイ神経，頬神経，耳介側頭神経がある．
後頭部の皮膚は，大後頭神経(第2頚神経[C2]後枝)支配であり，後頚部の皮膚は，頚神経前枝支配である．
第1頚神経[C1]は皮膚の感覚神経線維をほとんどもたないため，通常皮膚のデルマトームの図に記載はない．

臨床：顔面の皮膚感覚は，三叉神経の3本の枝によって支配されている．顔面表層の外傷(例えば顔面挫創)を含めて，その神経の経路に沿う部位での外傷は感覚消失を伴うことがある．顔面神経の終枝の損傷を伴わないかぎり，顔面表情筋への影響はない．

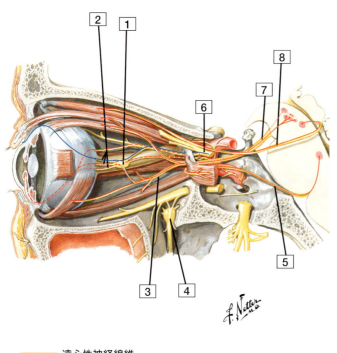

眼窩の神経

1. 滑車神経（脳神経Ⅳ[CN Ⅳ]）Trochlear nerve
2. 眼神経（脳神経Ⅴ第1枝[CN V₁]）Ophthalmic nerve
3. 視神経（脳神経Ⅱ[CN Ⅱ]）Optic nerve
4. 動眼神経（脳神経Ⅲ[CN Ⅲ]）Oculomotor nerve
5. 外転神経（脳神経Ⅵ[CN Ⅵ]）Abducent nerve
6. 三叉（半月）神経節 Trigeminal (semilunar) ganglion
7. 前頭神経 Frontal nerve
8. 涙腺神経 Lacrimal nerve
9. 眼窩上神経 Supra-orbital nerve

コメント：眼窩の感覚は，三叉神経（脳神経Ⅴ第1枝[CN V₁]）の眼神経によって支配される．眼神経の主要な枝は，鼻毛様体神経，前頭神経および涙腺神経である．感覚神経の細胞体は三叉（半月）神経節に存在する．
外眼筋の運動は，動眼神経，滑車神経，外転神経により支配される．
視神経は視神経管を通り，眼窩から頭蓋内に入る．動眼神経，滑車神経，三叉神経（第1枝）および外転神経は上眼窩裂を通る．

臨床：三叉神経の眼神経は三叉神経の3枝の中で最小である．眼球への自律神経線維は毛様体神経節を介して眼球に送られる．この眼球に入る自律神経は短毛様体神経である．さらに眼神経は涙腺神経を通して顔面神経（脳神経Ⅶ[CN Ⅶ]）からの副交感神経線維を涙腺に送り，眼球角膜を湿らせる涙の分泌を行う．眼窩という限局した空間での外傷や感染でこれらの重要な自律神経の経路に障害が起こる可能性がある．

動眼，滑車および外転神経（概略図）

1. 毛様体神経節 Ciliary ganglion
2. 短毛様体神経 Short ciliary nerves
3. 動眼神経下枝 Inferior division of oculomotor nerve
4. 翼口蓋神経節 Pterygopalatine ganglion
5. 外転神経（脳神経Ⅵ[CN Ⅵ]）Abducent nerve
6. 眼神経（脳神経Ⅴ第1枝[CN V₁]）Ophthalmic nerve
7. 動眼神経（脳神経Ⅲ[CN Ⅲ]）Oculomotor nerve
8. 滑車神経（脳神経Ⅳ[CN Ⅳ]）Trochlear nerve

コメント：本図は外眼筋に対する運動神経支配（動眼神経，滑車神経および外転神経からの）と自律神経線維の走行を示す．副交感神経線維は脳幹部から起こり，毛様体神経節までは動眼神経とともに走行する．ここでシナプスを形成した後，節後線維は，毛様体筋（水晶体を調節する）と瞳孔括約筋を支配する．
交感神経線維は，上頚神経節でシナプスを形成した後，節後線維を瞳孔散大筋に送る．
眼球の感覚は，三叉神経（脳神経Ⅴの眼神経[CN V₁]）によって支配される．

臨床：動眼神経の片側性の傷害は，この神経によって支配されている4つの外眼筋（上直筋，内側直筋，下直筋，下斜筋）と上眼瞼挙筋を麻痺させ，眼球運動障害と眼瞼下垂（眼瞼が垂れる）を起こす．さらに動眼神経とともに走行する副交感神経が傷害されると，瞳孔は散大（瞳孔を散大させる交感神経支配は傷害されていない）し，近くのものを見る時に傷害側（同側）で水晶体の調節ができなくなる．

下顎神経（脳神経Ⅴ第3枝） | 鼻腔の神経

外側面

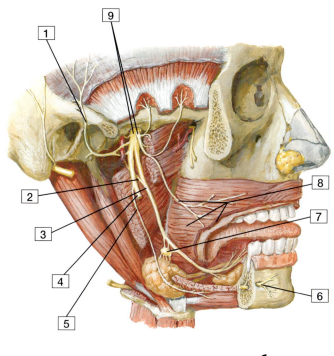

鼻腔外側面

鼻中隔

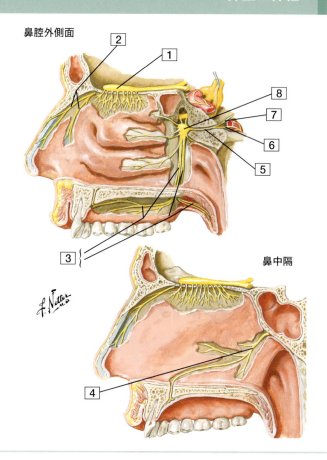

鼻腔の神経

1. 嗅球 Olfactory bulb
2. 前篩骨神経外側鼻枝(三叉神経第1枝[CN V₁])Lateral nasal branch of anterior ethmoidal nerve
3. 大および小口蓋神経(脳神経V第2枝[CN V₂])Palatine nerves(Greater palatine nerve; Lesser palatine nerve)
4. 鼻口蓋神経(脳神経V第2枝[CN V₂])Nasopalatine nerve
5. 翼突管神経 Nerve(vidian)of pterygoid canal
6. 深錐体神経 Deep petrosal nerve
7. 大錐体神経 Greater petrosal nerve
8. 翼口蓋神経節 Pterygopalatine ganglion

コメント：鼻腔の血管と粘膜の自律神経には交感神経系と副交感神経系がある．交感神経系においては，節後線維である深錐体神経が主に血管運動性神経として働く．
副交感神経系においては，節前線維である大錐体神経が顔面神経から起こる．大錐体神経は，深錐体神経とともに翼突管神経として翼口蓋神経節へ向かい，そこでシナプスを形成する．節後線維は，鼻粘膜，硬口蓋，軟口蓋および副鼻腔粘膜へ向かう．

臨床：顔面骨骨折は，双極性の嗅神経の軸索を通す篩骨篩板の骨折を合併することがある．嗅索の部分は3層の髄膜に覆われ，嗅球周囲のクモ膜下腔には脳脊髄液(CSF)がある．髄膜が裂けると脳脊髄液の鼻腔への漏出が起こり，鼻腔から脳への感染の経路となる可能性がある．

下顎神経(脳神経V第3枝)

1. 耳介側頭神経 Auriculotemporal nerve
2. 鼓索神経 Chorda tympani nerve
3. 舌神経 Lingual nerve
4. 下歯槽神経(切断)Inferior alveolar nerve (cut)
5. 顎舌骨筋神経 Nerve to mylohyoid
6. オトガイ神経 Mental nerve
7. 顎下神経節 Submandibular ganglion
8. 頬神経と頬筋(切断)Buccal nerve and buccinator muscle (cut)
9. 下顎神経(脳神経V第3枝[CN V₃])(前部と後部)Mandibular nerve(anterior division and posterior division)

コメント：三叉神経(脳神経V[CN V])の下顎神経は，卵円孔を通過して頭蓋の外に出て，感覚線維と運動線維に分かれる．運動線維は，特に咀嚼筋を含め，第1咽頭弓(鰓弓)に由来する筋肉の多くを支配する．感覚線維には，耳介側頭神経，頬神経，舌神経，下歯槽神経などがある．
顔面神経(脳神経Ⅶ[CN Ⅶ])から起こる副交感神経節前線維は，鼓索神経として舌神経に合流し，顎下神経節でシナプスをつくる．この節後線維は舌下腺，顎下腺および下顎の粘膜下の小唾液腺を支配する．

臨床：三叉神経痛(疼痛性チック)は三叉神経の3枝のうち1枝以上の分布領域に生じ，短く，激しい顔面の痛みを特徴としている神経性の病態である．その痛みは患者がひるむほど非常に激しく，顔面の痙攣を引き起こす．この原因は不明なこともあるが，三叉神経節への血管の圧迫で起こることがあり，通常，顔面に冷たい空気があたったり，手で顔面を触れたりすることが引き金となり痛みが誘発される．

翼口蓋窩

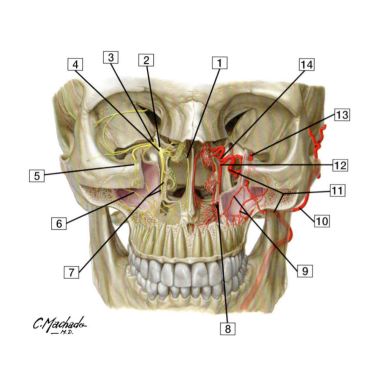

1-61 頭頸部：神経

頭部の自律神経

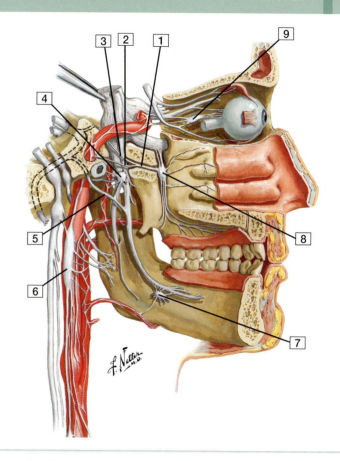

1-62 頭頸部：神経

頭部の自律神経

1. 翼突管神経 Nerve (vidian) of pterygoid canal
2. 深錐体神経 Deep petrosal nerve
3. 大錐体神経 Greater petrosal nerve
4. 耳神経節 Otic ganglion
5. 鼓索神経 Chorda tympani nerve
6. 上頚神経節 Superior cervical sympathetic ganglion
7. 顎下神経節 Submandibular ganglion
8. 翼口蓋神経節 Pterygopalatine ganglion
9. 毛様体神経節 Ciliary ganglion

コメント：本図は，頭部の4つの副交感神経節を示す．毛様体神経節は，動眼神経からの副交感神経節前線維を受ける．耳神経節は，舌咽神経からの副交感神経節前線維を受ける．翼口蓋神経節と顎下神経節は，顔面神経からの副交感神経節前線維を受ける．
交感神経の節前線維は，上部胸髄レベルから起こる．節前線維は交感神経幹を上昇し，上頚神経節で節後ニューロンとシナプスを形成する．この節後ニューロンの線維は，血管または近傍にある神経とともに走行し，標的器官に到達する．これらの交感神経節後線維は機能的にはほとんど血管運動性である．

臨床：胸髄の上部レベル（第1-4胸髄）から上頚神経節（シナプスを形成している）までの交感神経節前線維に沿う経路，あるいはこの神経節から末梢（節後神経線維）の経路において，片側性の病変はどこにあっても，同側にホルネル（Horner）症候群を起こす可能性がある．その基本的な症状は，同側の縮瞳（瞳孔の縮小），軽度の眼瞼下垂（上眼瞼挙筋の機能消失による眼瞼の垂れ下がり），無汗症（汗腺機能の消失）および顔面紅潮（血管拡張）である．

翼口蓋窩

1. 鼻口蓋神経（中隔枝）Nasopalatine nerve (septal branch)
2. 翼突管（上顎神経（脳神経Ⅴ第2枝[CN V$_2$]）と翼口蓋神経節をつなげる翼口蓋神経の後方にある）Pterygoid canal (behind ganglionic branches connecting maxillary nerve and pterygopalatine ganglion)
3. 上顎神経（三叉神経第2枝[CN V$_2$]）Maxillary nerve
4. 翼口蓋神経節 Pterygopalatine ganglion
5. 眼窩下神経 Infra-orbital nerve
6. 後上歯槽神経 Posterior superior alveolar nerve
7. 大および小口蓋神経 Greater and lesser palatine nerves
8. 大および小口蓋動脈 Lesser and greater palatine arteries
9. 前および中上歯槽動脈 Anterior and middle superior alveolar arteries
10. 浅側頭動脈 Superficial temporal artery
11. 顎動脈 Maxillary artery
12. 下行口蓋動脈 Descending palatine artery
13. 眼窩下動脈 Infra-orbital artery
14. 蝶口蓋動脈 Sphenopalatine artery

コメント：一側に神経が描かれ，他側に動脈が描かれている．中顔面は基本的には上顎神経の枝で支配され外頚動脈からの顎動脈の枝によって栄養されている．上顎の歯と歯肉は前，中，後上歯槽神経血管束によって支配，栄養されている．

臨床：中顔面の骨折（ルフォー（Le Fort）型骨折）や眼窩床吹き抜け骨折においては上顎神経の枝が障害され，その枝の皮膚分布領域の感覚障害が起こる可能性がある．それだけでなく，翼口蓋窩の以遠で三叉神経の枝に合流している副交感神経節後線維が損傷し唾液や涙の分泌障害を起こす可能性がある．

頭蓋底の神経と血管の相互関係 　　　　　内耳神経（概念図）

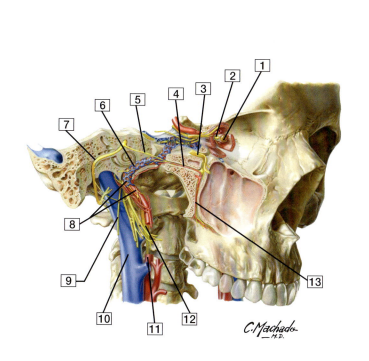
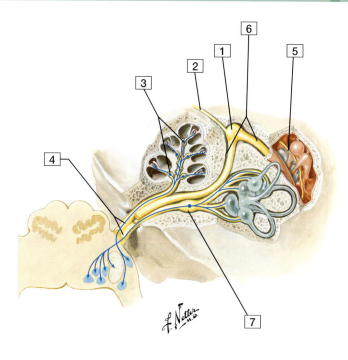

求心性神経線維

頭頸部：神経　　　　　1-63　　　　　頭頸部：神経　　　　　1-64

内耳神経（概念図）

1. 顔面神経膝（膝神経節）Geniculum of facial nerve (site of geniculate ganglion)
2. 大錐体神経 Greater petrosal nerve
3. 蝸牛神経節（ラセン神経節）Cochlear (spiral) ganglion
4. 内耳神経（脳神経Ⅷ[CN Ⅷ]）Vestibulocochlear nerve
5. 鼓索神経 Chorda tympani nerve
6. 顔面神経管と顔面神経 Facial canal and nerve
7. 前庭神経節 Vestibular ganglion

コメント：顔面神経と内耳神経はともに内耳孔を通る．顔面神経は下行する前に，顔面神経膝（感覚）神経節の位置で急激に折れ曲がる．ここで翼口蓋神経節（大錐体神経を介して）へ副交感神経節前線維を送る．また顔面神経が茎乳突孔から頭蓋の外に出る前に，顎下神経節（鼓索神経を介して）へも副交感神経の節前線維を送る．内耳神経は蝸牛からの蝸牛神経（聴覚），前庭器官からの前庭神経（平衡覚）から構成され，特殊な感覚線維を受ける．この2本の神経は合流し内耳孔を経て脳に向かう．

臨床： めまいは前庭神経系の末梢，あるいはその中枢神経系との連絡の障害による症状であり，平衡覚の異常あるいは錯覚に特徴づけられる．難聴には感音性と伝音性があり，前者は内耳や脳神経Ⅷの蝸牛神経の障害を示唆し，後者は外耳や中耳（鼓膜や耳小骨）の障害を示唆する．

頭蓋底の神経と血管の相互関係

1. 視神経（脳神経Ⅱ[CN Ⅱ]）Optic nerve
2. 毛様体神経節 Ciliary ganglion
3. 上顎神経（脳神経Ⅴ第2枝[CN V_2]）Maxillary nerve
4. 翼突管動脈および翼突管神経 Artery and nerve of pterygoid canal
5. 大錐体神経 Greater petrosal nerve
6. 内頚動脈（錐体部）と静脈叢 Internal carotid artery (Petrosal part) and venous plexus
7. 顔面神経（脳神経Ⅶ[CN Ⅶ]）Facial nerve
8. 内頚動脈と神経叢 Internal carotid nerve and nerve plexus
9. 副神経（脳神経Ⅺ[CN Ⅺ]）Accessory nerve
10. 内頚静脈 Internal jugular vein
11. 内頚動脈 Internal carotid artery
12. 上頚神経節 Superior cervical ganglion
13. 下行口蓋動脈 Descending palatine artery

コメント：内頚動脈は以下のように蛇行している．内頚動脈は側頭骨錐体部の頚動脈管から骨内に入ると，内前方に向きを変え軟骨で閉ざされた破裂孔の上を通過する．次に海綿静脈洞の中を上行し，ちょうど前床突起の下で180°後方へ向きを変え走行し，ウィリス（Willis）脳動脈輪に合流する．上頚神経節から深錐体神経とよばれる交感神経節後線維が内頚動脈周囲で神経叢を形成するように，頚動脈管から海綿静脈洞までの内頚動脈周囲は静脈叢で覆われている．深錐体神経は顔面神経の副交換神経節前線維である大錐体神経と合流し翼突管神経（ヴィディアン（vidian）神経）を形成している．

臨床： 頚静脈孔を通過する舌咽神経，迷走神経，副神経および海綿静脈洞を通過する動眼神経，滑車神経，三叉神経（第1枝と第2枝），外転神経はこの狭い骨領域周囲の外傷や病変（腫瘍や膿瘍など）によって障害を受ける可能性がある．

舌咽神経

頚神経叢

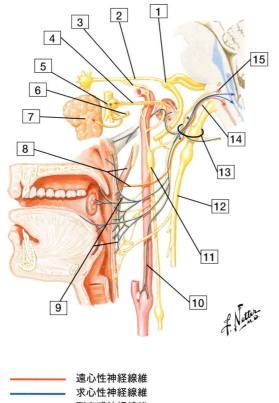
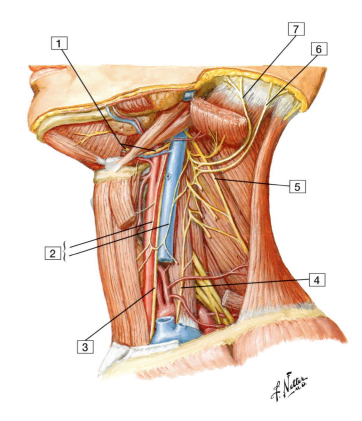

― 遠心性神経線維
― 求心性神経線維
‥‥ 副交感神経線維

頚神経叢

1. 舌下神経（脳神経XII [CN XII]）Hypoglossal nerve
2. 頚神経ワナ（上根，下根）Ansa cervicalis (Superior root; Inferior root)
3. 迷走神経（脳神経X [CN X]）Vagus nerve
4. 横隔神経 Phrenic nerve
5. 副神経（脳神経XI [CN XI]）Accessory nerve
6. 小後頭神経 Lesser occipital nerve
7. 大耳介神経 Great auricular nerve

コメント：頚神経叢は，第1–4頚神経[C1–4]の前枝から形成される．頚神経叢の運動線維は，頚部の前面と側面にある多くの筋肉を支配する．またこの神経叢の感覚線維は，頚部の皮膚を支配する．
舌骨下筋の多くは，頚神経ワナとよばれる神経ループ（第1–3頚神経[C1–3]からなる）からの線維により支配されている．
横隔神経も頚神経叢の枝であり第3–5頚神経[C3–5]から起こる．横隔神経は横隔膜を支配する．

臨床：後頚三角の片側性の外傷は，副神経（同側の胸鎖乳突筋，僧帽筋を支配する），横隔神経（第3–5頚神経）（同側の横隔膜を支配する），腕神経叢の神経幹や神経束の障害をもたらす可能性がある．外傷が明らかに存在するようであれば，これらの各神経が問題ないかどうかを検査するべきである．

舌咽神経

1. 顔面神経（脳神経VII [CN VII]）膝神経節 Geniculate ganglion of facial nerve
2. 大錐体神経 Greater petrosal nerve
3. 深錐体神経 Deep petrosal nerve
4. 小錐体神経 Lesser petrosal nerve
5. 耳神経節 Otic ganglion
6. 耳介側頭神経（脳神経V第3枝 [CN V$_3$]）Auriculotemporal nerve
7. 耳下腺 Parotid gland
8. 茎突咽頭筋および舌咽神経（脳神経IX [CN IX]）からの枝 Stylopharyngeus muscle and nerve branch from CN IX
9. 咽頭神経叢 Pharyngeal plexus
10. 舌咽神経（脳神経IX [CN IX]）の頚動脈枝 Carotid branch of CN IX
11. 上頚神経節 Superior cervical ganglion
12. 迷走神経（脳神経X [CN X]）Vagus nerve
13. 頚静脈孔 Jugular foramen
14. 舌咽神経 Glossopharyngeal nerve
15. 下唾液核 Inferior salivatory nucleus

コメント：舌咽神経の運動神経は，唯一茎突咽頭筋を支配するが，感覚神経は重要であり，咽頭，舌後1/3，中耳，耳管の一般感覚をつかさどっている．舌咽神経は第3咽頭弓（鰓弓）の支配神経である．
舌後1/3の味覚も舌咽神経によって支配されている．心血管に関する感覚神経には総頚動脈分岐部近傍の頚動脈小体（化学受容器）と頚動脈洞（圧受容体）を支配する舌咽神経も含まれる．

臨床：舌の後方1/3に舌圧子を置くと，その部位を支配する舌咽神経の感覚神経によって嘔吐反射が引き起こされる．これは多くは迷走神経による嘔吐および軟口蓋の挙上の引き金となる．

頚部浅層の動静脈

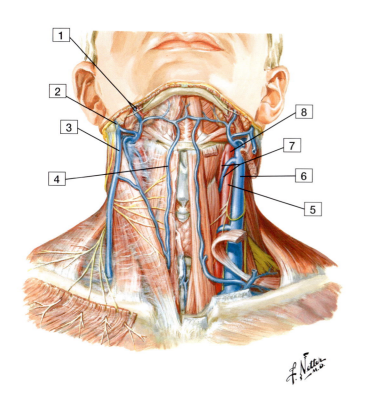

鎖骨下動脈

右側面

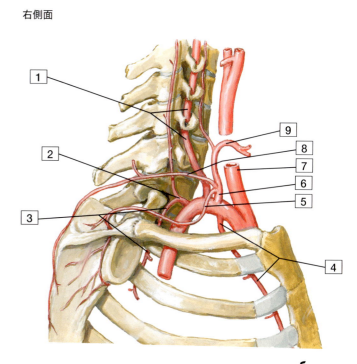

鎖骨下動脈

1. 椎骨動脈 Vertebral artery
2. 肋頚動脈 Costocervical trunk
3. 最上肋間動脈 Supreme intercostal artery
4. 内胸動脈 Internal thoracic artery
5. 肩甲上動脈 Suprascapular artery
6. 甲状頚動脈 Thyrocervical trunk
7. 総頚動脈 Common carotid artery
8. 頚横動脈 Transverse cervical artery
9. 下甲状腺動脈 Inferior thyroid artery

コメント：鎖骨下動脈は，前斜角筋との位置的関係により3部に分けられる．第1部は前斜角筋の内側，第2部は前斜角筋の後方，第3部は前斜角筋の外側である．鎖骨下動脈の枝には，椎骨動脈，内胸動脈，甲状頚動脈，肋頚動脈と肩甲背動脈がある．椎骨動脈は第6頚椎[C6]から第1頚椎[C1]の横突孔を上行し，そして大後頭孔に入る．内胸動脈は胸骨の近傍を下行する．甲状頚動脈は甲状腺（下甲状腺動脈），頚部下方（頚横動脈），肩甲骨背側部（肩甲上動脈）を栄養する．肋頚動脈は頚部の深部（深頚動脈）と数個の肋間隙（最上肋間動脈）を栄養する．肩甲背動脈は不定であり，頚横動脈から起始することもある．

臨床：鎖骨下動脈の枝は肩関節の周囲で腋窩動脈の枝と吻合し，胸郭に沿っては胸郭大動脈の枝（肋間動脈）と吻合する．また両側の外頚動脈の枝は頚部および顔面の正中で吻合している．また鎖骨下動脈は，椎骨動脈を介して内頚動脈と吻合（脳幹部のウィリス(Willis)動脈輪）している．ある1つの領域で血管の障害が起こった際には，これらの吻合が重要となる．

頚部浅層の動静脈

1. 顔面動静脈 Facial artery and vein
2. 下顎後静脈 Retromandibular vein
3. 外頚静脈 External jugular vein
4. 前頚静脈 Anterior jugular vein
5. 総頚動脈 Common carotid artery
6. 内頚静脈 Internal jugular vein
7. 上甲状腺動静脈 Superior thyroid artery and vein
8. 外頚動脈 External carotid artery

コメント：頚部の浅静脈は外頚静脈とその主要な枝からなる．外頚静脈は，頚動脈鞘で包まれた深部の内頚静脈と交通を有していることが多い．
頚部の動脈は主に，鎖骨下動脈からの主要な枝である甲状頚動脈や肋頚動脈，その他外頚動脈からの枝によって構成される．

臨床：右心房の静脈圧の指標となる頚静脈波を検査するためには右側の内頚静脈（あるいは外頚静脈）が使用される．頚静脈波の波形の異常は，右側に起因するうっ血性心不全や三尖弁の異常，そのほかの何らかの異常に伴う病態の存在を示唆する．

頚動脈

外頚動脈の枝（概略図）

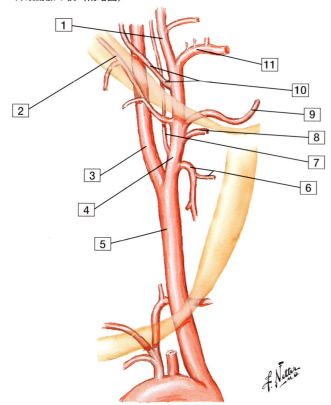

顎動脈

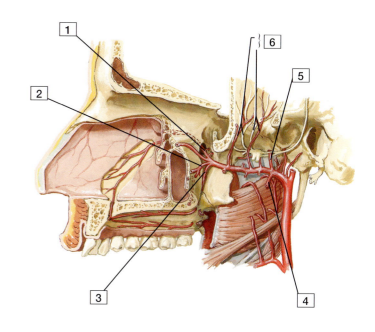

顎動脈

1. 蝶口蓋動脈 Sphenopalatine artery
2. 後上歯槽動脈 Posterior superior alveolar artery
3. 翼口蓋窩の下行口蓋動脈 Descending palatine artery in pterygopalatine fossa
4. 下歯槽動脈 Inferior alveolar artery
5. 中硬膜動脈 Middle meningeal artery
6. 深側頭動脈と深側頭神経 Deep temporal arteries and nerves

コメント：顎動脈は，外頚動脈の2本の終枝のうちの1つである．顎動脈は，外側翼突筋の表層あるいは深層を走行し，側頭下窩を内側に走行する．記述上，3部に分けられる．
顎動脈の第1部（下顎部）からは，鼓室と鼓膜，硬膜，下顎歯と歯肉，外耳およびオトガイに枝が出る．第2部（翼突部）からは，咀嚼筋と頬筋に枝が出る．第3部（翼口蓋部）からは，上顎歯と歯肉，顔面，眼窩，口蓋，耳管，上咽頭，副鼻腔および鼻腔に枝が出る．

> **臨床**：鼻血（鼻出血）はよくあることで，鼻前庭や鼻中隔の前下端部（キーゼルバッハ（Kiesselbach）部位）の血流の豊富な領域からの出血もよく見られる．この鼻部の小動脈や細動脈の多くは，顎動脈と顔面動脈（外側鼻枝や中隔枝）からの枝である．

頚動脈

1. 浅側頭動脈 Superficial temporal artery
2. 後頭動脈 Occipital artery
3. 内頚動脈 Internal carotid artery
4. 外頚動脈 External carotid artery
5. 総頚動脈 Common carotid artery
6. 上甲状腺動脈と上喉頭動脈 Superior thyroid artery and Superior laryngeal branch
7. 上行咽頭動脈 Ascending pharyngeal artery
8. 舌動脈 Lingual artery
9. 顔面動脈 Facial artery
10. 後耳介動脈 Posterior auricular artery
11. 顎動脈 Maxillary artery

コメント：総頚動脈は，頚動脈鞘の中で頚部を上行する．甲状軟骨の上縁付近で，頭蓋内に入る内頚動脈と，頭蓋の外の浅い諸構造を栄養する外頚動脈に分かれる．外頚動脈は8本の枝を出す．
この8本の枝は頭蓋の外の頭部を基本的に栄養するが，さらに細い枝（外頚動脈の終枝の1つである顎動脈の枝の中硬膜動脈や前鼓室動脈）は頭蓋に侵入する．

> **臨床**：外頚動脈の枝は頚部（上甲状腺動脈）や顔面の正中で左右と吻合する．この吻合は，血管の閉塞や外傷での損傷の際に側副血行路として役立つ．
> 浅側頭動脈の小さい枝は頭皮を栄養する．頭皮が切られると皮膚（表皮と真皮）直下の固い結合組織によって小動脈が開いたままの状態となる（皮下組織内に血管が引き込まれるといっよりむしろ）ため，出血も多量となる．

口部と咽頭部の動脈

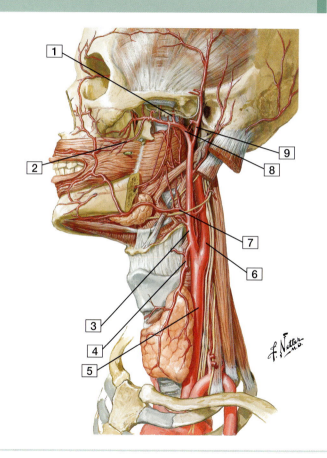

頭頸部：血管　　1-71

口部と咽頭部の静脈

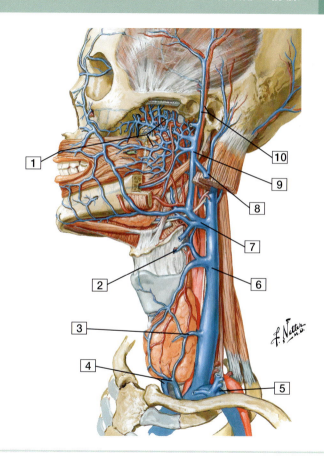

頭頸部：血管　　1-72

口部と咽頭部の静脈

1. 翼突筋静脈叢 Pterygoid plexus
2. 上喉頭静脈 Superior laryngeal vein
3. 中甲状腺静脈 Middle thyroid vein
4. 下甲状腺静脈 Inferior thyroid veins
5. 鎖骨下静脈 Subclavian vein
6. 内頚静脈 Internal jugular vein
7. 顔面静脈，下顎後静脈および舌静脈を受ける共通幹 Common trunk for facial, retromandibular, and lingual veins
8. 外頚静脈（切断）External jugular vein (cut)
9. 下顎後静脈 Retromandibular vein
10. 浅側頭静脈および動脈 Superficial temporal vein and artery

コメント：顔面，口部，咽頭部の大部分の静脈は，最終的には内頚静脈へ集められる．側頭下部の翼突筋静脈叢は，海綿静脈洞，眼窩の静脈および口腔の静脈と交通している．頭頚部の静脈の名称の多くは併走する動脈と同名である．
主要な静脈には以下のものがある．下顎後静脈は側頭部と側頭下部（翼突筋静脈叢），鼻腔，咽頭および口腔からの静脈を受ける．内頚静脈は脳，顔面，甲状腺および頚部からの静脈を受ける．外頚静脈は頚部浅層，頚部下部と肩および背部上部（下顎後静脈とは交通があることが多い）からの静脈を受ける．

臨床：これらの静脈には一般に弁はないとされ，そのために頭頚部においては静脈が感染の拡大経路となる．翼突筋静脈叢は眼の静脈（この静脈を介して海綿静脈洞と交通している），顔面の静脈および側頭部の静脈と交通している．側頭部の静脈からは細い分岐が出ており，これは導出静脈として頭蓋骨を貫通し，頭蓋表層の血液は硬膜静脈洞にも環流される．

口部と咽頭部の動脈

1. 中硬膜動脈 Middle meningeal artery
2. 頬動脈 Buccal artery
3. 外頚動脈 External carotid artery
4. 上甲状腺動脈 Superior thyroid artery
5. 総頚動脈 Common carotid artery
6. 内頚動脈 Internal carotid artery
7. 顔面動脈 Facial artery
8. 顎動脈 Maxillary artery
9. 浅側頭動脈 Superficial temporal artery

コメント：口部と咽頭部の動脈は，主に外頚動脈から起こる．外頚動脈は，次の8本の枝を出す：上甲状腺動脈，舌動脈，顔面動脈，上行咽頭動脈，後頭動脈，後耳介動脈，顎動脈と浅側頭動脈．
顎動脈は，側頭下部，鼻腔および咀嚼筋に多くの枝を出す．記述上，顎動脈は3部に分けられる（顎動脈からの何本かの枝は本図において示されている）．
顎動脈の第1部（下顎部）からは，鼓室と鼓膜，硬膜，下顎歯と歯肉，外耳およびオトガイに枝が出る．第2部（翼突部）からは，咀嚼筋と頬筋に枝が出る．第3部（翼口蓋部）からは，上顎歯と歯肉，顔面，眼窩，口蓋，耳管，上咽頭，副鼻腔および鼻腔に枝が出る．

臨床：顔面動脈と顎動脈間の吻合は普通に見られ，この吻合は，ある血管が障害された場合に顔面への側副血行路として役立つ．

脳底の動脈

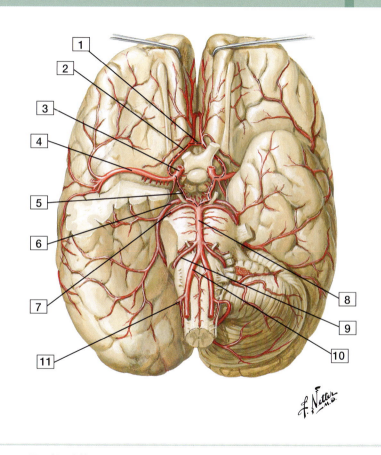

頭頚部：血管　1-73

硬膜静脈洞

矢状断

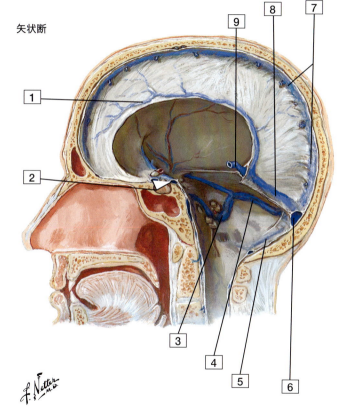

頭頚部：血管　1-74

硬膜静脈洞

1. 下矢状静脈洞 Inferior sagittal sinus
2. 前および後海綿間静脈洞 Anterior and Posterior intercavernous sinuses
3. S状静脈洞 Sigmoid sinus
4. 横静脈洞 Transverse sinus
5. 後頭静脈洞 Occipital sinus
6. 静脈洞交会 Confluence of sinuses
7. 上矢状静脈洞 Superior sagittal sinus
8. 直静脈洞 Straight sinus
9. 大大脳静脈 Great cerebral vein(Galen's vein)

コメント：硬膜静脈洞は，硬膜の骨膜(骨内膜)層と髄膜層のあいだで形成される．脳の浅部および深部からの静脈血は上矢状静脈洞および下矢状静脈洞に環流される．脳の静脈血の大部分は硬膜静脈洞に集められ，最終的に内頚静脈へ環流される．感染は硬膜静脈洞を経由して頭部のほかの領域に広がる可能性がある．

臨床：大脳皮質を流れた血液の大部分は皮質表面からクモ膜下腔を横切り，クモ膜，硬膜髄膜層を貫通した後，上矢状静脈洞に注ぐ．加齢とともに脳の容積は減少するため，高齢者においては転倒や衝突で頭部に衝撃を受けると，頭蓋腔内で小さくなった脳が突然動揺し，橋静脈(架橋静脈)が裂けることがある．これが起こるとクモ膜と硬膜のあいだに出血が起こり，硬膜下血腫となる．

脳底の動脈

1. 前交通動脈 Anterior communicating artery
2. 前大脳動脈 Anterior cerebral artery
3. 内頚動脈 Internal carotid artery
4. 中大脳動脈 Middle cerebral artery
5. 後交通動脈 Posterior communicating artery
6. 後大脳動脈 Posterior cerebral artery
7. 上小脳動脈 Superior cerebellar artery
8. 脳底動脈 Basilar artery
9. 前下小脳動脈(AICA) Anterior inferior cerebellar artery
10. 椎骨動脈 Vertebral artery
11. 後下小脳動脈(PICA)(切断) Posterior inferior cerebellar artery(cut)

コメント：内頚動脈と椎骨動脈によって脳は栄養されている．2本の椎骨動脈は大後頭孔に入った後，合流し1本となり脳底動脈となる．脳底動脈は脳幹の前面を前方へ進み，その枝が内頚動脈の枝と吻合し，ウィリス(Willis)動脈輪(中心部の点線)を形成する．
脳の前方は前および中大脳動脈によって栄養されている．後方は後大脳動脈と椎骨動脈系の血管で栄養されている．基本的には脳の栄養動脈は終動脈であり，ある血管が閉塞した際，血液供給を代償できるような血管吻合はない．

臨床：クモ膜下出血(クモ膜下腔への出血)の主な原因は，脳と脳幹を栄養する動脈に生じた小嚢(漿果)状動脈瘤の破裂である．この小嚢状動脈瘤は通常血管の分岐点に生じ，約85％は前大脳動脈，内頚動脈および中大脳動脈に生じる．

髄膜

冠状切開

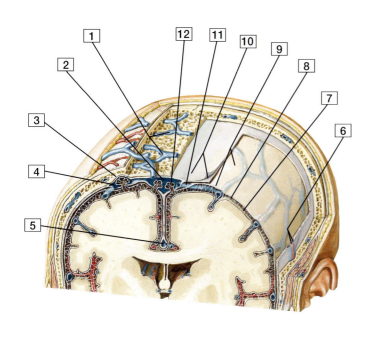

顔面浅層と耳下腺

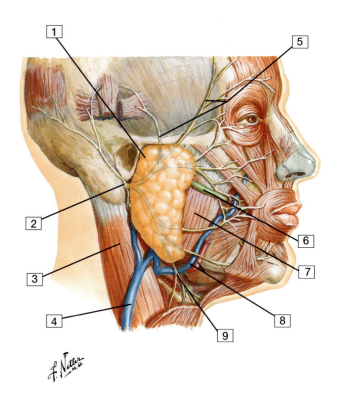

顔面浅層と耳下腺

1. 耳下腺 Parotid gland
2. 茎乳突孔から出る顔面神経（脳神経VII[CN VII]）の本幹 Main trunk of facial nerve emerging from stylomastoid foramen
3. 胸鎖乳突筋 Sternocleidomastoid muscle
4. 外頸静脈 External jugular vein
5. 顔面神経側頭枝 Temporal branches of facial nerve
6. 耳下腺管 Parotid duct
7. 咬筋 Masseter muscle
8. 顔面動静脈 Facial artery and vein
9. 顔面神経頸枝 Cervical branch of facial nerve

コメント：耳下腺は3つある大唾液腺のうちで最大の唾液腺である．耳下腺管は耳下腺から水平に走行し，頬筋を貫通し，上顎の第2大臼歯の対側で口腔内に開口する．
顔面神経は，茎乳突孔を出た後，耳下腺内を通過して，5本の終枝に分かれ，顔面全体に分布する．顔面神経の5本の終枝とは，側頭枝，頬骨枝，頬筋枝，下顎縁枝，頸枝である．これらの神経は，顔面の表情筋を支配する．

臨床：耳下腺に関する手術（腫瘍切除）では顔面神経の終枝を傷つけるおそれがあり，表情筋の収縮力の減弱や麻痺をもたらすことがある．
唾石（石灰化）は耳下腺管（ステノン（Stensen）管）を閉塞することがあり，唾石除去が必要となる．
耳下腺は舌咽神経の副交感神経線維によって支配されている．この副交感神経の節前線維は小錐体神経を通して耳神経節に至り，ここでシナプスをつくり，節後線維は三叉神経第3枝の枝の耳介側頭神経を通り耳下腺に至る．

髄膜

1. 板間静脈 Diploic veins
2. 上矢状静脈洞 Superior sagittal sinus
3. クモ膜顆粒小窩（クモ膜顆粒によって頭蓋骨内面に生じる）Granular foveola (indentation of skull by arachnoid granulation)
4. 外側裂孔 Lateral (venous) lacuna
5. 下矢状静脈洞 Inferior sagittal sinus
6. 中硬膜動脈 Middle meningeal vessels
7. 軟膜 Pia mater
8. クモ膜下腔 Subarachnoid space
9. クモ膜 Arachnoid mater
10. 硬膜（骨膜層と髄膜層）Dura mater (periosteal and meningeal layers)
11. 硬膜下腔を通って静脈洞に入る大脳静脈 Cerebral vein penetrating subdural space to enter sinus
12. クモ膜顆粒 Arachnoid granulation

コメント：髄膜は硬膜（骨膜層と髄膜層），クモ膜，軟膜から構成される．大脳皮質を還流する大脳静脈はクモ膜下腔の脳脊髄液（CSF）中を走行する．これらの大脳静脈は最終的には硬膜静脈洞に還流する．
クモ膜顆粒はクモ膜絨毛が房状となったものであり，上矢状静脈洞に向かって突出しており，循環している脳脊髄液を静脈系に戻す役割を果たしている．脳脊髄液は1日に約500mL 脈絡叢で産生される．

臨床：頭皮の静脈は導出静脈を介して硬膜静脈洞と連絡している．導出静脈は弁を持たないので頭皮の感染が頭蓋腔に広がることがある．それゆえ頭皮の傷は感染を防ぐため常に清潔に取り扱うべきである．板間静脈（頭蓋骨の内板と外板のあいだ（板間層）あるいは海綿骨内）も導出静脈と交通を持ち，硬膜静脈洞へ還流することがある．

涙器 眼球(水平断)

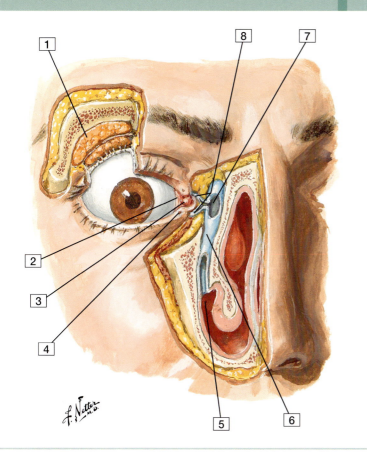
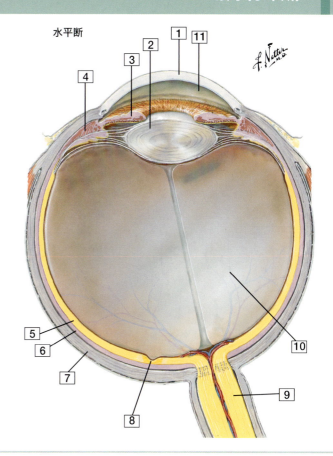

眼球(水平断)

1. 角膜 Cornea
2. 水晶体 Lens
3. 虹彩 Iris
4. 毛様体と毛様体筋 Ciliary body and ciliary muscle
5. 網膜視部 Optic (visual) part of retina
6. 脈絡膜 Choroid
7. 強膜 Sclera
8. 黄斑内の中心窩 Fovea centralis in macula
9. 視神経(脳神経II [CN II]) Optic nerve
10. 硝子体 Vitreous body
11. 前眼房 Anterior chamber

コメント：眼球は次の3層からなる：強膜と角膜からなる外層の線維層；脈絡膜，毛様体および虹彩からなる脈管と色素に富んだ中間層；そして網膜である内層の神経層．
中心窩(黄斑の中央陥凹部)は，錐体はあるが杆[状]体がなく，血管のない領域である．この領域は，視力が最もよい．
光は，角膜，眼房水，水晶体，硝子体液からなる眼の屈折系を通って網膜に達する．

臨床：水晶体の混濁は白内障とよばれる．治療は外科的に水晶体を除去し眼内レンズ(人工水晶体)を挿入することがよく行われる．眼内レンズ挿入後はメガネで視力を調節する．

涙器

1. 涙腺眼窩部 Orbital part of lacrimal gland
2. 結膜半月ヒダと涙湖 Plica semilunaris and lacrimal lake
3. 涙丘 Lacrimal caruncle
4. 下涙乳頭と涙点 Inferior lacrimal papilla and punctum
5. 下鼻道 Inferior nasal meatus
6. 鼻涙管 Nasolacrimal duct
7. 涙嚢 Lacrimal sac
8. 涙小管 Lacrimal canaliculi

コメント：涙器は涙を分泌する涙腺と涙排泄道からなる．涙腺排出管は涙を涙腺から結膜嚢まで運び，涙小管は涙を涙嚢に排出する．次に，涙は鼻涙管へと排出され，下鼻甲介の後ろにある下鼻道へと流れる．
涙の産生は副交感性の自律神経によって制御されている．この副交感性の神経線維は顔面神経(脳神経VII [CN VII])に由来し，最終的に三叉神経の眼神経(脳神経V [CN V_1])の枝である涙腺神経を通して涙腺に達する．

臨床：涙にはアルブミン，ラクトフェリン，リゾチーム，脂質，代謝産物および電解質が含まれ，角膜の湿潤環境を保つ液体の防御膜を形成し，また角膜を感染から防御している．ドライアイ(涙の産生不足)はよくある疾患で，潤いと潤滑性をもたせる点眼薬や内服薬での治療が行われる．

前眼房と後眼房

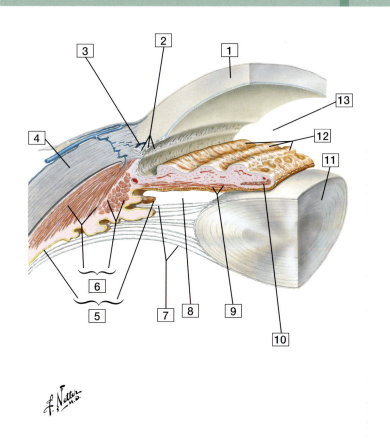

耳（前額断）

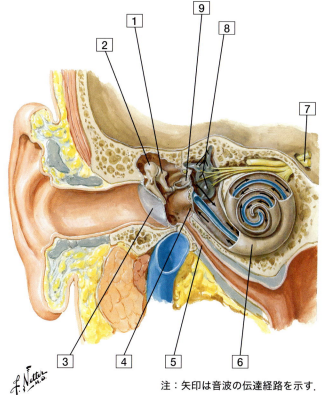

注：矢印は音波の伝達経路を示す．

耳（前額断）

1. キヌタ骨 Incus
2. ツチ骨（ツチ骨頭）Malleus (head)
3. 鼓膜 Tympanic membrane
4. 正円（蝸牛）窓 Round (cochlear) window
5. 耳管（咽頭鼓室管，ユースタキー管）Pharyngotympanic (auditory, eustachian) tube
6. 蝸牛 Cochlea
7. 内耳神経（脳神経Ⅷ [CN Ⅷ]）Vestibulocochlear nerve
8. 半規管，膨大部，卵形嚢，球形嚢 Semicircular ducts, ampullae, utricle, and saccule
9. 卵円（前庭）窓に付着するアブミ骨 Stapes in oval (vestibular) window

コメント：外耳は，耳介と外耳道からなる．中耳は，鼓室と3個の耳小骨からなる．鼓室の外側壁は，鼓膜によって形成される．鼓室の内側壁には，卵円窓（前庭窓）と正円窓（蝸牛窓）がある．3個の耳小骨は，ツチ骨，キヌタ骨およびアブミ骨である．中耳は，耳管（ユースタキー管）により咽頭鼻部と連絡する．耳管を通して，空気は中耳腔に出入りし，中耳圧を大気圧と同じにすることができる．
内耳は，聴覚器と平衡器からなる．両者とも内耳神経に支配される．
外耳は三叉神経の下顎神経（脳神経Ⅴ第3枝 [CN V$_3$]），顔面神経（脳神経Ⅶ [CN Ⅶ]）および迷走神経（脳神経Ⅹ [CN X]）の枝に支配される．中耳は舌咽神経（脳神経Ⅸ [CN Ⅸ]）に支配される．

臨床：急性の外耳道炎はスイマーの耳（swimmer's ear）として知られ，外耳道の炎症あるいは感染である．急性の中耳炎（耳痛）は中耳の炎症であり15歳以下の子どもによく見られる．

前眼房と後眼房

1. 角膜 Cornea
2. 小柱網 Trabecular meshwork
3. 強膜静脈洞（シュレム管）Scleral venous sinus (Schlemm's canal)
4. 強膜 Sclera
5. 毛様体 Ciliary body
6. 毛様体筋（経線状と輪状線維）Ciliary muscle (meridional and circular fibers)
7. 小帯線維 Zonular fibers
8. 後眼房 Posterior chamber
9. 瞳孔散大筋 Dilator muscle of pupil
10. 瞳孔括約筋 Sphincter muscle of pupil
11. 水晶体 Lens
12. 虹彩（ヒダ）Iris (folds)
13. 前眼房 Anterior chamber

コメント：小帯線維と虹彩に挟まれた眼球の領域が後眼房である．後眼房は虹彩と角膜に挟まれた前眼房とは虹彩の開口部である瞳孔を通してつながっている．眼房水は毛様体突起から常に産生され，前・後の眼房を満たしている．眼房水は小柱網および強膜静脈洞から吸収される．
虹彩の瞳孔散大筋と瞳孔括約筋は瞳孔の大きさを調節している．
毛様体筋（輪状線維）は括約筋の作用を有し，小帯線維を緩め水晶体を丸くする．これにより近い物体にピントを合わせることが可能となる．

臨床：眼圧の上昇は緑内障を惹起する．眼圧が高くなるのは通常強膜静脈洞（シュレム管）からの眼房水の排出抵抗が増大する結果である．眼圧上昇は視神経円板に障害をもたらす可能性がある．視神経円板には視神経を通り脳幹に向かう網膜神経節細胞からの軸索が走行している．

鼻腔外側壁　　　唾液腺

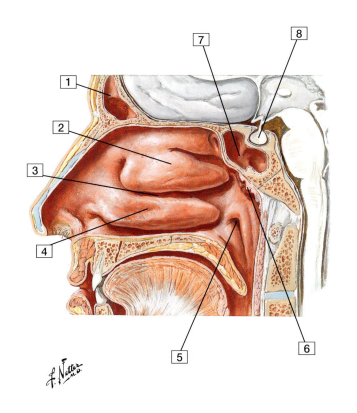
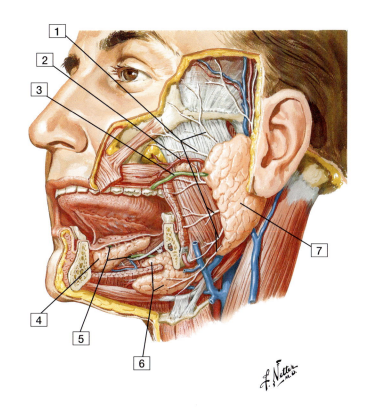

唾液腺

1. 顔面神経の枝 Branches of facial nerve
2. 顔面横動脈 Transverse facial artery
3. 耳下腺管 Parotid duct
4. 舌下腺 Sublingual gland
5. 顎下腺管 Submandibular duct
6. 顎下腺 Submandibular gland
7. 耳下腺 Parotid gland

コメント：耳下腺は，耳下腺管を通して口腔に開口する．顎下腺は顎下腺管を通して口腔底に開口する．この顎下腺管は口腔粘膜下で舌神経と隣接して走行する．舌下腺は，いくつかの小管を通して舌の下に開口する．
耳下腺はすべて漿液腺である．顎下腺も大部分は漿液腺であるが一部粘液腺である．舌下腺はほぼすべて粘液腺である．
小唾液腺は硬口蓋，頬部，舌および口唇の粘膜に存在する．

臨床：小唾石（結石）によって耳下腺管や顎下腺管が閉塞することがある．さらに両唾液線とも切除が必要な腫瘍が潜んでいる場合がある．耳下腺腫瘍の場合，術者は，茎乳突孔から出た後，耳下腺内で分枝する顔面神経終末枝を傷つけないように注意しなければならない．

鼻腔外側壁

1. 前頭洞 Frontal sinus
2. 中鼻甲介 Middle nasal concha
3. 中鼻道 Middle nasal meatus
4. 下鼻甲介 Inferior nasal concha (turbinate)
5. 耳管咽頭口（耳管，ユースタキー管の咽頭開口部）Opening of pharyngotympanic (auditory, eustachian) tube
6. 咽頭扁桃（肥大すればアデノイド）Pharyngeal tonsil (adenoid if enlarged)
7. 蝶形骨洞 Sphenoidal sinus
8. トルコ鞍内の下垂体 Hypophysis (pituitary gland) in sella turcica

コメント：鼻腔の外側壁は，3つの鼻甲介（choncha）が特徴的な構造である（英語では粘膜が覆われた状態では turbinate という用語を用いる）．各鼻甲介の下の空間が鼻道である．
鼻涙管は，下鼻道に開口している．前頭洞と上顎洞は，中鼻道に開口している．さらに篩骨洞の前部と中部は，中鼻甲介の下の篩骨胞に開口している．篩骨洞後部は上鼻道に，蝶形骨洞は蝶篩陥凹に開口している．
鼻腔外側壁は蝶口蓋動脈（顎動脈からの）の枝によって栄養されており，三叉神経第2枝である上顎神経[CN V_2]（一般感覚），嗅神経[CN I]および顔面神経[CN VII]（翼口蓋神経節を介して粘液線への分泌線維）によって支配されている．

臨床：副鼻腔炎は，特に篩骨洞と上顎洞の副鼻腔および鼻腔の炎症である．この炎症は通常呼吸系のウイルス感染や二次的な細菌感染によって起こる．鼻閉，顔面痛，顔面圧迫感，鼻汁，発熱，頭痛，上顎の歯痛および口臭が副鼻腔炎の兆候や症状である．

上皮小体（副甲状腺）と甲状腺：後面

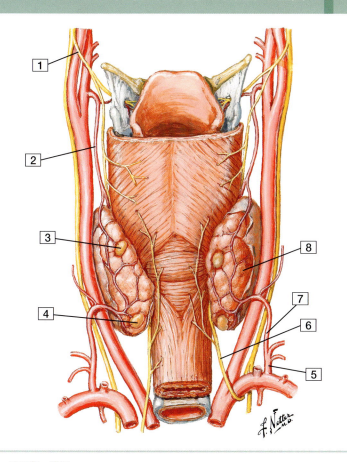

頭頸部：臓器

1-83

咽頭（後壁を開く）

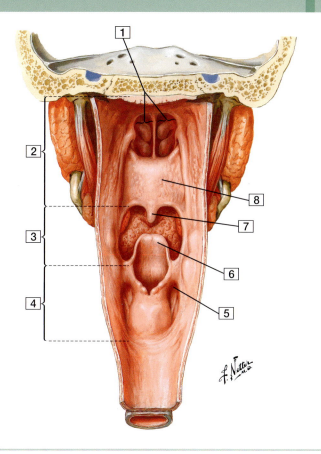

頭頸部：臓器

1-84

咽頭(後壁を開く)

1. 後鼻孔 Choanae
2. 咽頭鼻部 Nasopharynx
3. 咽頭口部 Oropharynx
4. 咽頭喉頭部 Laryngopharynx
5. 梨状陥凹 Piriform fossa
6. 喉頭蓋 Epiglottis
7. 口蓋垂 Uvula
8. 軟口蓋 Soft palate

コメント：咽頭は，鼻部，口部と喉頭部からなる．鼻部(上咽頭ともよばれる)は，鼻腔あるいは後鼻孔のすぐ後ろに位置する．口部(中咽頭ともよばれる)は，軟口蓋と喉頭蓋のあいだにあって，口腔のすぐ後ろに位置する．喉頭部(下咽頭ともよばれる)は，咽頭の最下部で，喉頭蓋と食道の起始部のあいだに位置する．
嚥下の際，食物が口腔から咽頭口部へ移動すると，軟口蓋は挙上し，咽頭鼻部への入り口を塞ぐ．嚥下が進むと喉頭が上方へ挙上し，この時，喉頭蓋は下方へ曲がり，喉頭口を塞ぐ．次に食塊は喉頭蓋周辺を下降し，梨状陥凹を通り食道に入る．

臨床：小さい骨(魚の骨)が梨状陥凹に引っかかり，強い痛みが起こったり，息苦しくなったり，のどが詰まって吐くような感じが起こることがある．上喉頭神経の内枝(咽頭喉頭部と声帯より上の喉頭の感覚を支配する)は粘膜直下を走行しているので，その骨を取る場合にはこの神経を傷つけないよう注意しなければならない．

上皮小体(副甲状腺)と甲状腺：後面

1. 上喉頭神経 Superior laryngeal nerve
2. 上甲状腺動脈 Superior thyroid artery
3. 上副甲状腺(上上皮小体) Superior parathyroid gland
4. 下副甲状腺(下上皮小体) Inferior parathyroid gland
5. 甲状頸動脈 Thyrocervical trunk
6. 反回神経 Recurrent laryngeal nerve
7. 下甲状腺動脈 Inferior thyroid artery
8. 甲状腺右葉 Right lobe of thyroid gland

コメント：発生学的理由から，副甲状腺(上皮小体)，特に下副甲状腺(下上皮小体)はその位置が様々である．多くの人では副甲状腺(上皮小体)は4つであるが，4つ以上あることも珍しくはない．
頸部の手術中，反回神経の位置に注意することは，重要なことである．両側の反回神経は通常は気管食道溝を上行し，甲状腺の右葉と左葉の近傍を走行する．右の反回神経は右鎖骨下動脈の下で反回しているが，左は大動脈弓の下で反回している．

臨床：40歳以下の若い患者の甲状腺機能亢進症で最も多いのはバセドウ病である．
甲状腺ホルモンの過剰分泌は組織の代謝を亢進させ，新陳代謝亢進症状(易興奮性，顔面紅潮，皮膚のほてり，動悸，息切れ，振戦，眼球突出，粘液水腫，甲状腺腫)が起こる．
原発性上皮小体(副甲状腺)機能亢進症では上皮小体ホルモンの過剰分泌が起こる．このホルモンは骨からカルシウムを放出させて(骨が弱くなる)血中カルシウム濃度を上昇させる．正常では身体のカルシウムの99％は骨に貯蔵されている．

第2章　背部と脊髄

目次

骨と関節
- 2-1　脊柱
- 2-2　頚椎
- 2-3　胸椎
- 2-4　腰椎の構造
- 2-5　腰椎
- 2-6　脊椎の靱帯（腰部）
- 2-7　仙骨と尾骨

筋肉
- 2-8　背部の筋肉
- 2-9　背部の内在筋（頭板状筋と頚板状筋）（浅層）
- 2-10　背部の外在筋（小菱形筋と大菱形筋）
- 2-11　背部の外在筋（上後鋸筋と下後鋸筋）（中間層）
- 2-12　背部の内在筋（頭半棘筋）
- 2-13　背部の内在筋（脊柱起立筋）
- 2-14　背部の内在筋（深層）
- 2-15　後頭下三角

神経
- 2-16　脊髄と脊髄神経前枝
- 2-17　髄膜と神経根
- 2-18　脊髄神経の起始部（横断面）
- 2-19　胸神経と交感神経幹の関係

血管
- 2-20　脊髄の動脈（脊髄内部）
- 2-21　椎骨静脈叢および脊髄の静脈

骨と関節　　2-1　～ 2-7
筋肉　　　　2-8　～ 2-15
神経　　　　2-16 ～ 2-19
血管　　　　2-20 ～ 2-21

背部と脊髄

背部と脊髄

脊柱

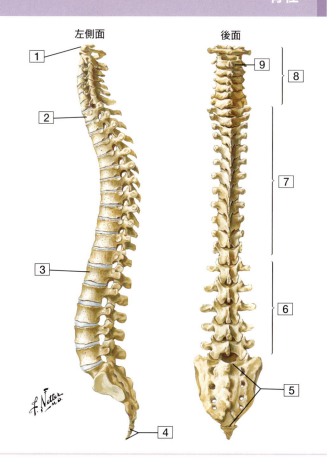

左側面 / 後面

頸椎

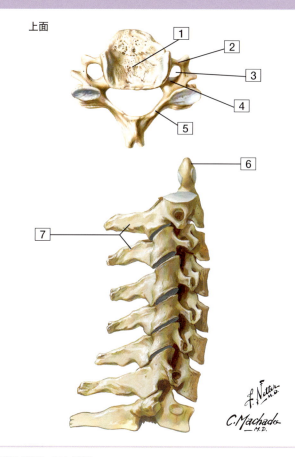

上面

頚椎

1. 椎体 Body
2. 横突起 Transverse process
3. 横突孔 Foramen transversarium
4. 椎弓根 Pedicle
5. 椎弓板 Lamina
6. 歯突起 Dens
7. 棘突起 Spinous processes

コメント：最初の2頚椎は環椎[C1]と軸椎[C2]である(第1章：頭頚部の記述(1-12)を参照)．
脊柱の頚椎部はかなり可動性に富む．
頚椎は基本的には，椎体，椎弓根，椎弓板，棘突起からなる．
頚椎の横突起には横突孔があり，椎骨動静脈が通っている．
下方の図は，第2-7頚椎[C2-7]と第1胸椎[T1]が関節でつながっている様子を示す．
第7頚椎[C7]は長い棘突起を有するため隆椎とよばれる．隣接する椎骨間の椎間円板は除去され，本図では示されていない．

臨床：頚椎の椎間板ヘルニア(髄核のヘルニア)は通常外傷が原因ではなく，髄核の脱水に関係している．ヘルニアが脊髄神経の神経根を圧迫すると運動や感覚の神経障害が起こる．第5，第6頚椎[C5，C6]間あるいは第6，第7頚椎[C6，C7]間が好発部位である．

脊柱

1. 環椎(第1頚椎[C1]) Atlas
2. 第1胸椎[T1]
3. 第1腰椎[L1]
4. 尾骨 Coccyx
5. 仙骨(第1-5仙椎[S1-5]) Sacrum
6. 腰椎 Lumbar vertebrae
7. 胸椎 Thoracic vertebrae
8. 頚椎 Cervical vertebrae
9. 軸椎(第2頚椎[C2]) Axis

コメント：基本的に脊柱は，7個の頚椎，12個の胸椎，5個の腰椎，5個の仙椎(癒合して1つの仙骨となっている)，4個の尾椎(最後の3個の尾椎は癒合している．全体を尾骨という)から構成されている．
脊柱の一次弯曲は胸椎と仙骨の弯曲を指す．二次弯曲は頚椎と腰椎の弯曲を指す．
二次弯曲は，首がすわるようになったり，お座りや立つことができるようになったり，自分の重さを支持することができるようになってくる幼児期に出現する．
脊柱の頚椎部と腰椎部の可動性はほかの部位より大きい．
隣接する椎骨の椎体間にある椎間円板に注意しなさい．ただし，環椎と軸椎とよばれる最初の2つの頚椎間，癒合した仙骨および尾骨にはない．

臨床：脊柱の胸椎部や腰椎部の明らかな側方への弯曲やねじれは脊柱側弯症とよばれる．脊柱の胸椎部の明らかな屈曲は脊柱後弯症であり，脊柱の腰椎部の明らかな伸展は脊柱前弯症(凹円背)である．

胸椎

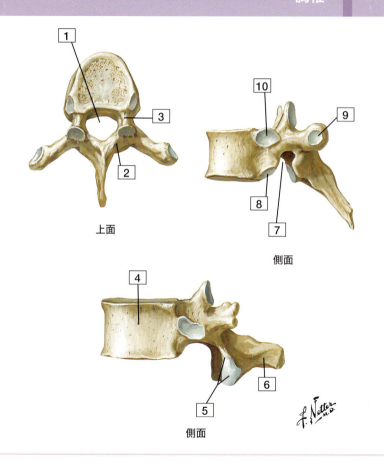

上面

側面

側面

背部と脊髄：骨と関節

2-3

腰椎の構造

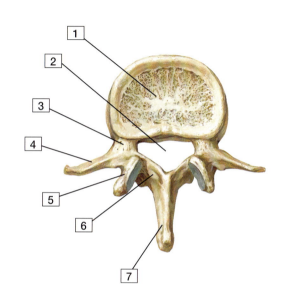

背部と脊髄：骨と関節

2-4

腰椎の構造

1. 椎体 Vertebral body
2. 椎孔 Vertebral foramen
3. 椎弓根 Pedicle
4. 横突起(肋骨突起) Transverse process (costal process)
5. 上関節突起 Superior articular process
6. 椎弓板 Lamina
7. 棘突起 Spinous process

コメント：基本的に腰椎の椎体と横突起(肋骨突起)は大きい．大きな椎体で体幹の重さを支え，大きな横突起は体幹や背部の筋肉の付着部となる．
脊柱の腰椎部はかなり可動性(屈曲，伸展，側屈および回旋)に富む．腰椎は長い横突起(肋骨突起)を有しているが，それは筋肉が付着するためであり，肋骨と関節を形成するためではない．

臨床：脊柱の腰椎部は体重の支持と可動性の両者をうまく行う構造となっている．腰痛はごくありふれた症状であり，筋肉(伸筋)，靱帯，あるいは椎間円板が原因で起こり，脊髄神経に障害を与えることもよくある．椎間板ヘルニアは腰椎でもっとも多く見られ，特に第4と第5腰椎[L4, L5]間，第5腰椎と仙骨[S1]間に好発する．第4と第5腰椎間のヘルニアは第5腰髄の脊髄神経根を圧迫し，第5腰椎と仙骨間のヘルニアは第1仙髄の脊髄神経根を圧迫する．

背部と脊髄：骨と関節

2-4
アトラス図155を参照

胸椎

1. 椎孔 Vertebral foramen
2. 椎弓板 Lamina
3. 椎弓根 Pedicle
4. 椎体 Body
5. 下関節突起と下関節面 Inferior articular process and facet
6. 棘突起 Spinous process
7. 下椎切痕 Inferior vertebral notch
8. 下肋骨窩 Inferior costal facet
9. 横突肋骨窩 Transverse costal facet
10. 上肋骨窩 Superior costal facet

コメント：胸椎には基本的に肋骨窩がある．上肋骨窩は対応する肋骨頭と，下肋骨窩はその1つ下の肋骨頭と，横突肋骨窩は対応する肋骨結節と関節を形成している．椎体，椎弓根，椎弓板は椎孔を囲んでいる．椎孔には脊髄および脊髄を被覆している髄膜が収まっている．
胸椎の棘突起は後方に長く伸びる．
脊柱の胸椎部はいくらか可動性はあるが，後方では肋骨と前方では胸骨と関節を形成する肋骨が存在することでその動きに制限が出てくる．

臨床：胸椎は肋骨と関節することで，胸郭内臓器を保護する頑丈な胸郭を形成する．胸椎は腰椎や頚椎に比較してその動きは制限される．

背部と脊髄：骨と関節

2-3
アトラス図154を参照

腰椎

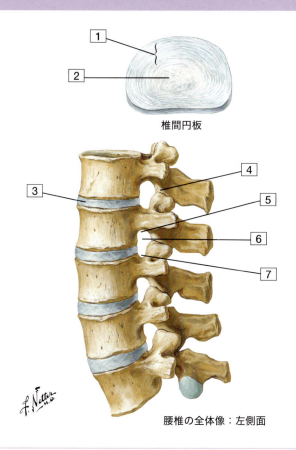

椎間円板

腰椎の全体像：左側面

脊椎の靱帯（腰部）

左側面
（正中面において一部切断）

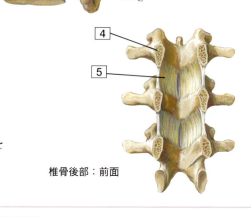

椎骨後部：前面

脊椎の靱帯（腰部）

1. 前縦靱帯 Anterior longitudinal ligament
2. 椎間円板 Intervertebral disc
3. 後縦靱帯 Posterior longitudinal ligament
4. 椎弓根（切断面）Pedicle (cut surface)
5. 黄色靱帯 Ligamentum flavum
6. 棘上靱帯 Supraspinous ligament
7. 棘間靱帯 Interspinous ligament
8. 黄色靱帯 Ligamentum flavum
9. 椎間関節の関節包（一部開放）Capsule of zygapophyseal joint (partially opened)

コメント：椎間円板は隣接した2つの椎体間の軟骨性の連結（線維軟骨性連結）となる．椎間円板は前縦靱帯と後縦靱帯にしっかりと囲まれる．環椎[C1]と軸椎[C2]のあいだには椎間円板はない．
前縦靱帯と後縦靱帯は脊柱の靱帯となっている．前縦靱帯は椎体前面に，後縦靱帯は後面に沿って走行する．黄色靱帯は隣接する椎弓板を結合し，屈曲を制限している．棘上靱帯（屈曲制限）と棘間靱帯（弱い靱帯）は隣接する棘突起間を走行する．
前縦靱帯は脊柱の伸展を制限し，後縦靱帯は屈曲を制限する．前縦靱帯は後縦靱帯より強靭である．黄色靱帯は直立姿勢の支持に役立つ．

臨床：脊柱の過度の屈曲や，特に過度の伸展においては，引っ張られた際に縦方向に走行する靱帯が断裂する危険がある．

腰椎

1. 線維輪 Anulus fibrosus
2. 髄核 Nucleus pulposus
3. 椎間円板 Intervertebral disc
4. 下関節突起 Inferior articular process
5. 下椎切痕 Inferior vertebral notch
6. 椎間孔 Intervertebral foramen
7. 上椎切痕 Superior vertebral notch

コメント：椎間円板は隣接した2つの椎体間の軟骨性の連結（線維軟骨性連結）となる．椎間円板は軸椎から仙骨まで存在するが，環椎（第1頚椎[C1]）と軸椎（第2頚椎[C2]）のあいだにはない．椎間円板は衝撃の緩衝材として働く．中心に髄核があり，それを線維軟骨性の線維輪が取り囲む．
上下に隣接する下椎切痕と上椎切痕が合わさり，椎間孔が形成される．この孔から脊髄神経が出て行く．
椎間関節は上下の関節突起（関節面）間に形成される平面関節であり，若干の滑り運動が可能である．

臨床：腰椎部の脊柱前弯症は腰部脊柱の過度の伸展による弯曲であり，胎児の体重により腰椎下部に荷重がかかる妊娠末期の女性によく見られる．
腰部の椎間板ヘルニアは特に第4と第5腰椎[L4, L5]間，第5腰椎と仙骨間に好発する．

仙骨と尾骨

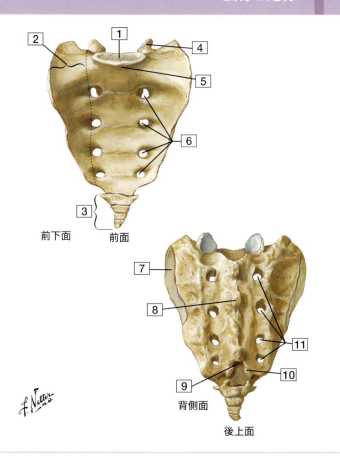

前下面　前面

背側面

後上面

背部と脊髄：骨と関節　2-7

背部の筋肉

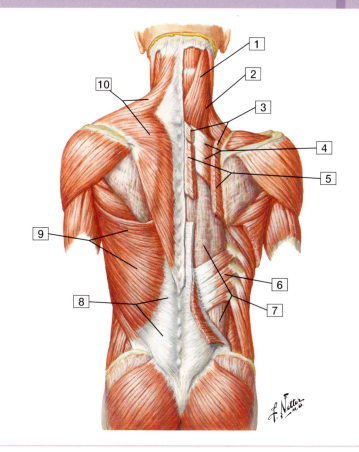

背部と脊髄：筋肉　2-8

背部の筋肉

1. 頭板状筋 Splenius capitis muscle
2. 頚板状筋 Splenius cervicis muscle
3. 小菱形筋(切断) Rhomboid minor muscle (cut)
4. 上後鋸筋 Serratus posterior superior muscle
5. 大菱形筋(切断) Rhomboid major muscle (cut)
6. 下後鋸筋 Serratus posterior inferior muscle
7. 脊柱起立筋 Erector spinae muscles (covered with investing fascia)
8. 胸腰筋膜 Thoracolumbar fascia
9. 広背筋 Latissimus dorsi muscle
10. 僧帽筋 Trapezius muscle

コメント：背部の外在筋は上肢や胸郭の運動に密接に関係しており，真の内在筋ではない．僧帽筋，広背筋，肩甲挙筋，大および小菱形筋，上および下後鋸筋は外在筋である．胸郭を動かす鋸筋を除いてこれらの筋肉はすべて上肢の運動に関与する．この詳細は第6章の『コメント』に示される．脊柱起立筋は背部の真の内在筋である．

臨床：外在筋は首や上肢，胸郭の過度の動きにより挫傷することがある．

仙骨と尾骨

1. 腰仙関節面 Lumbosacral articular surface
2. 仙骨翼(外側部) Ala (lateral part)
3. 尾骨 Coccyx
4. 上関節突起 Superior articular process
5. 岬角 Promontory
6. 前仙骨孔 Anterior (pelvic) sacral foramina
7. 耳状面 Auricular articular surface
8. 正中仙骨稜 Median sacral crest
9. 仙骨裂孔 Sacral hiatus
10. 仙骨角 Sacral cornu (horn)
11. 後仙骨孔 Posterior sacral foramina

コメント：くさび形の仙骨は5つの仙椎が癒合したものである．仙骨は骨盤の後面を形成し，骨盤の構造に安定性と強度をもたらす．
仙骨前面，後面で4対ずつある前および後仙骨孔は，脊髄神経の前枝および後枝の出口となる．
尾骨もくさび形の骨である．通常，第1尾椎は癒合していないが，残り3つの尾椎は癒合している．

臨床：尻もちをつくと尾骨を骨折することがある．尾骨は胚子の時の尾の名残である．初期の発生の期間にはその尾は存在するが，多くは皮下の小さい尾骨以外に尾を示すようなものは残らず吸収されてしまう．残存しているようであれば整容的に手術治療される．

背部の内在筋（頭板状筋と頸板状筋）（浅層）

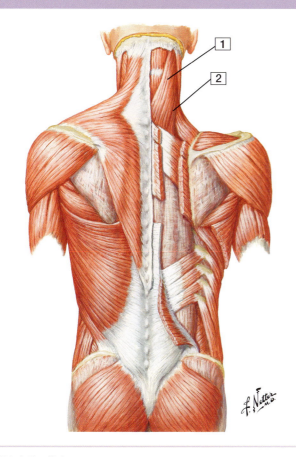

背部と脊髄：筋肉　　2-9

背部の外在筋（小菱形筋と大菱形筋）

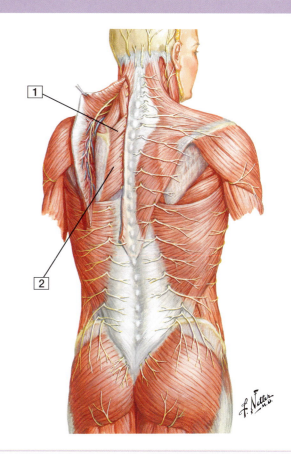

背部と脊髄：筋肉　　2-10

背部の外在筋(小菱形筋と大菱形筋)

1. 小菱形筋 Rhomboid minor muscle
2. 大菱形筋 Rhomboid major muscle

起始：小菱形筋は，項靱帯と第7頚椎[C7]および第1胸椎[T1]の棘突起から起始する．大菱形筋は第2-5胸椎[T2-5]の棘突起から起始する．

停止：大菱形筋と小菱形筋の筋線維は混合しその境界は不明瞭なことが多く，肩甲棘から下角までの肩甲骨の内側縁に停止する．

作用：大・小菱形筋は肩甲骨を内側に引き，関節窩を押し下げるように回旋させる．また，胸壁に肩甲骨を固定する．

神経支配：肩甲背神経(第4頚神経[C4]および第5頚神経[C5])．

コメント：大・小菱形筋は背部の浅層筋である．大部分の浅層筋は肩甲骨に停止し，上肢の運動に関わる．

臨床：肩甲背神経の傷害は大・小菱形筋の筋力低下を起こす．その結果，肩甲骨のほかの筋肉は肩方向に肩甲骨を牽引しているので，同側の肩甲骨の外側偏位を起こすことになる．

背部の内在筋(頭板状筋と頚板状筋)(浅層)

1. 頭板状筋 Splenius capitis muscle
2. 頚板状筋 Splenius cervicis muscle

起始：この2つの筋肉は融合し項靱帯および第7頚椎[C7]から第6胸椎[T6]の棘突起から起始する．

停止：頭板状筋の線維は側頭骨乳様突起と後頭骨上項線の外側1/3に停止する．頚板状筋の線維は第1-3頚椎[C1-3]横突起の後結節に停止する．

作用：対側と共同して収縮すると，頭板状筋と頚板状筋は頭部および頚部を伸展させる．片側だけが収縮すると収縮した側に頭頚部を傾ける．

神経支配：頭板状筋は中位の頚神経後枝，頚板状筋は下位の頚神経後枝．

コメント：頭板状筋および頚板状筋は背部内在筋の表層を形成している．一般的に背部内在筋は脊髄神経後枝によって神経支配されている．

臨床：頚部に痛みがある時は頚部を伸展させるこれら内在筋が原因となることがある．この痛みは単純な筋緊張，長時間(起きている時でも寝ている時でも)，不慣れな姿勢をとり続ける時や過度の伸展時に生じることがある．

背部の外在筋（上後鋸筋と下後鋸筋）（中間層）

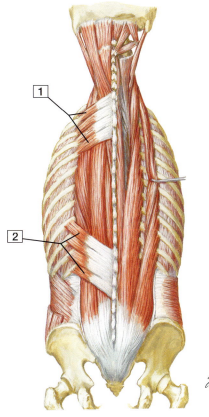

2-11　背部と脊髄：筋肉

背部の内在筋（頭半棘筋）

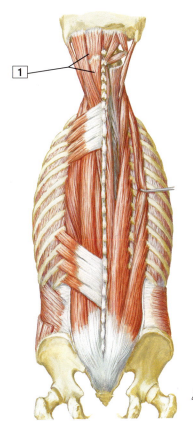

2-12　背部と脊髄：筋肉

背部の内在筋（頭半棘筋）

1. 頭半棘筋 Semispinalis capitis muscle

起始（下方の付着）：第7頸椎[C7]および最初の6あるいは7胸椎[T6，T7]の横突起からの一連の腱として起こる．

停止（上方の付着）：この幅広い筋肉は後頭骨の上および下項線のあいだに停止．

作用：頭部を伸展させ，顔を反対側に向けるように回転させる．

神経支配：頸神経後枝．

コメント：頭半棘筋は3種ある半棘筋の1つであり，ほかには頸半棘筋，胸半棘筋がある．
半棘筋は横突棘筋の1つで，脊柱起立筋の深部にあり，椎骨横突起と棘突起の陥凹を埋めている．横突棘筋は傍椎骨筋としてよばれることがある．

臨床：頸部の深部内在筋は，頸の過度の運動あるいは長期間一定の位置に固定することにより緊張した状態になることがある．

背部の外在筋（上後鋸筋と下後鋸筋）（中間層）

1. 上後鋸筋 Serratus posterior superior muscle
2. 下後鋸筋 Serratus posterior inferior muscle

起始：上後鋸筋は項靱帯と第7頸椎[C7]から第3胸椎[T3]の棘突起から起こる．下後鋸筋は第11胸椎[T11]から第2腰椎[L2]の棘突起から起こる．

停止：上後鋸筋の停止端は4つの指状突起に分かれ，比較的厚い筋肉のまま第2-5肋骨に停止する．下後鋸筋の停止端も4つの指状突起に分かれるが，筋肉は薄く，下位の4つの肋骨下縁に停止する．

作用：上後鋸筋は肋骨を挙上する．一方，下後鋸筋は肋骨を下外側に引き，横隔膜の収縮方向に対抗するように働く．

神経支配：上後鋸筋は第1-4胸神経[T1-4]の前枝の支配である．下後鋸筋は第9-12胸椎[T9-12]の前枝の支配である．

コメント：上・下後鋸筋は肋骨に停止しており，胸壁の筋肉（背部の外在筋に含められる）であると考えられ，呼吸の際肋骨に作用する．両筋は基本的には薄く直上の筋肉と癒合していることもある．

臨床：左右の上・下後鋸筋は呼吸補助筋であり，運動選手では非常に発達している．しかし，高齢者では普通薄く，見分けるのも困難である．

背部の内在筋（脊柱起立筋）

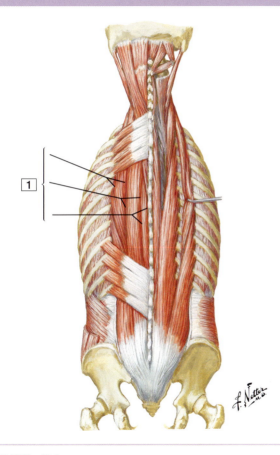

2-13 背部と脊髄：筋肉

背部の内在筋（深層）

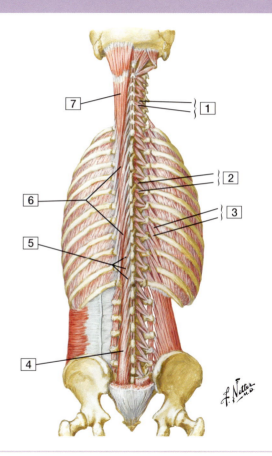

2-14 背部と脊髄：筋肉

背部の内在筋（深層）

1. 長および短頚回旋筋 Rotatores cervicis muscle（Longus, Brevis）
2. 長および短胸回旋筋 Rotatores thoracis muscle（Longus, Brevis）
3. 長および短肋骨挙筋 Levatores costarum muscle（Longus, Brevis）
4. 腰多裂筋 Multifidus lumborum muscles
5. 胸多裂筋 Multifidus thoracis muscles
6. 胸半棘筋 Semispinalis thoracis muscle
7. 頭半棘筋 Semispinalis capitis muscle

コメント：本図は背部の筋肉の最深層で，横突棘筋など傍椎骨の筋肉を示している．横突棘筋には，半棘筋，多裂筋，回旋筋がある．これらの筋肉の大部分は隣接した複数個の椎骨の横突起から起始し，上位の椎骨の棘突起もしくは横突起に向かい上行し停止する．
横突棘筋は脊柱の運動の際，椎骨の安定性にとって重要であり，椎骨の伸展運動と回旋運動を補助する．

> **臨床**：横突棘筋は横突起と棘突起間に筋肉組織のかたまりとして存在しているので，臨床医はこの横突棘筋を単に傍椎骨の筋肉とみなしていることが多い．背部の筋筋膜性疼痛はよくあるが，その原因はよくわかっていない症候群である．筋筋膜性疼痛症候群はトリガーポイントという特殊な圧痛点を有する筋骨格系の限局した痛み（深部のうずく痛み，灼熱痛）であり，通常，その痛みは姿勢を維持する脊柱起立筋上，特に頚部や腰部に存在する．

背部の内在筋（脊柱起立筋）

1. 脊柱起立筋 Erector spinae muscle

起始（下方の付着）：脊柱起立筋は腸肋筋，最長筋，棘筋から構成される．脊柱起立筋の起始は幅の広い腱（胸腰筋膜の深部にある）となっており，腸骨稜の後面，仙骨の後面，正中仙骨稜，下位腰椎の棘突起および棘上靱帯が起始となる．

停止（上方の付着）：腸肋筋は下位の肋骨の肋骨角と頚椎の横突起に停止する．
最長筋は，肋骨の肋骨結節と肋骨角のあいだの部分，胸椎と頚椎の横突起および側頭骨の乳様突起に停止する．
棘筋は，上位胸椎と中位頚椎の棘突起および頭蓋骨に停止する．

作用：脊柱起立筋の両側が収縮すると脊柱と頭部は伸展する．片側だけが収縮すると脊柱は側屈する．

神経支配：各高さの脊髄神経後枝．

コメント：その位置により，腸肋筋は腰腸肋筋，胸腸肋筋，頚腸肋筋に，最長筋は胸最長筋，頚最長筋，頭最長筋に，棘筋は胸棘筋，頚棘筋，頭棘筋に分類される．

> **臨床**：脊柱のこれらの強力な伸筋は，重いものを持ち上げる際に緊張するが，背筋を伸ばし脚力を使うのではなく，特に背中に背負って持ち上げる際に最も大きく緊張する．

後頭下三角

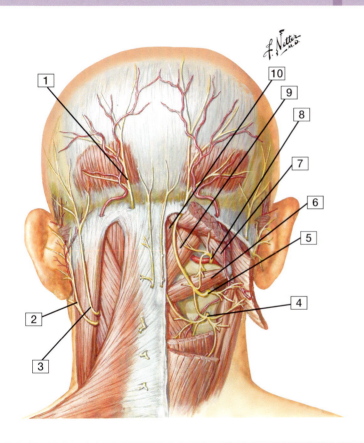

背部と脊髄：筋肉　　2-15

脊髄と脊髄神経前枝

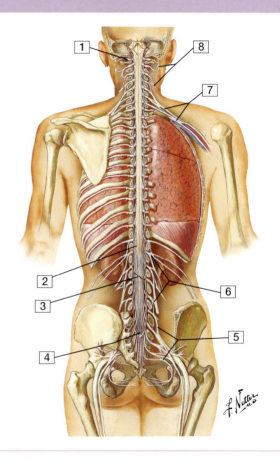

背部と脊髄：神経　　2-16

脊髄と脊髄神経前枝

1. 第1頚神経 C1 spinal nerve
2. 脊髄円錐 Conus medullaris
3. 馬尾 Cauda equina
4. 内終糸(軟膜終糸) Internal terminal filum (pial part)
5. 仙骨神経叢 Sacral plexus
6. 腰神経叢 Lumbar plexus
7. 腕神経叢 Brachial plexus
8. 頚神経叢 Cervical plexus

コメント：脊髄は脳幹の下方に続く部分であり，脊髄と脳をまとめて中枢神経系という．31対の脊髄神経(頚部8対，胸部12対，腰部5対，仙骨部5対，尾骨部1対)が脊髄から出る．
脊髄は脳と同様に，3層の髄膜で囲まれている．内層は軟膜で，脊髄に密着している．中間層はクモ膜で，外層は丈夫な線維性の硬膜である．
腰部と仙骨部の脊髄神経後根および前根は馬尾を形成する．
終糸は脊髄の終端(脊髄円錐)から伸びる軟膜の延長である．終枝は硬膜嚢の尖端で硬膜と融合し，尾骨背側に停止し，脊髄の遠位部を固定する働きをもつ．

臨床：脊椎穿刺はクモ膜下腔の脳脊髄液を採取する際に行われるが，脊髄を刺さないように腰椎の下方で行われる(脊髄は第1腰椎[L1]の高さで終わる)．ここで穿刺すると，脳脊髄液中に浸され浮いている状態にある馬尾の神経根は分かれ，神経根を傷つけず穿刺針をクモ膜下腔に進めることができる．

後頭下三角

1. 大後頭神経(第2頚神経後枝) Greater occipital nerve (dorsal ramus of C2 spinal nerve)
2. 大耳介神経(頚神経叢：第2, 3頚神経[C2, C3]) Great auricular nerve (cervical plexus)
3. 小後頭神経(頚神経叢：第2，第3頚神経[C2，C3]) Lesser occipital nerve (cervical plexus)
4. 第三(最小)後頭神経(第3頚神経[C3]後枝) 3rd (least) occipital nerve (dorsal ramus of C3 spinal nerve)
5. 大後頭神経(第2頚神経後枝) Greater occipital nerve (dorsal ramus of C2 spinal nerve)
6. 下頭斜筋 Obliquus capitis inferior
7. 上頭斜筋 Obliquus capitis superior
8. 後頭下神経(第1頚神経後枝) Suboccipital nerve (dorsal ramus of C1 spinal nerve)
9. 大後頭直筋 Rectus capitis posterior major
10. 小後頭直筋 Rectus capitis posterior minor

コメント：後頭下部は後頭部の深部にあり筋肉によって三角形が形成される．これら筋肉は環椎と軸椎(第1，第2頚椎[C1，C2])と密接な関係にある．
これらの筋肉は基本的には頭位の保持に役立っているが，頭部の運動の手助けもしている．後頭下部の筋肉は第1頚神経後枝の後頭下神経によって支配されている．最初の3対の頚神経(後枝)はこの後頭下部に見られる．基本的に，後頭下神経(第1頚神経後枝)は感覚神経線維を含まない．従って後頭部の皮膚デルマトームは第1ではなく第2頚神経によるデルマトームから始まる．後頭下神経はさらに体性神経の遠心性線維や交感神経節後線維の他に固有感覚の神経線維も含んでいる．大後頭孔(大孔)に入り通過する(鎖骨下動脈の枝の)椎骨動脈の存在に注意せよ．

臨床：椎骨動脈は内頚動脈とともに脳への血液供給を行っているが，動脈硬化によりその供給が障害されることがある．

髄膜と神経根

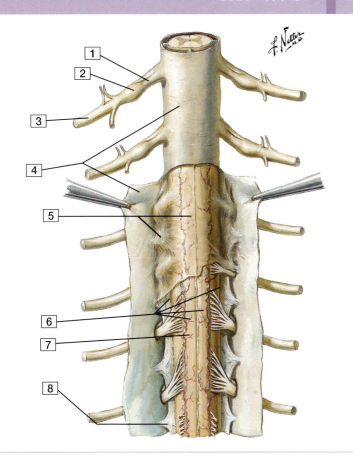

脊髄神経の起始部(横断面)

胸椎を通る断面

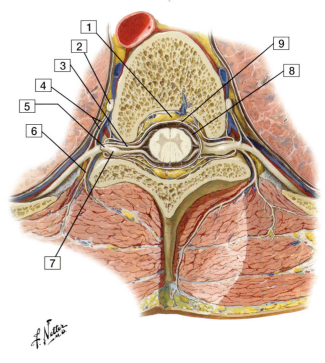

脊髄神経の起始部(横断面)

1. 硬膜上腔内の脂肪 Fat in epidural space
2. 交感神経節 Sympathetic ganglion
3. 前根 Ventral root
4. 白および灰白交通枝 White and gray rami communicantes
5. 脊髄神経 Spinal nerve
6. 後枝 Dorsal ramus
7. 感覚性脊髄(後根)神経節 Spinal sensory(dorsal root)ganglion
8. クモ膜下腔 Subarachnoid space
9. 脊髄硬膜 Dura mater

コメント：脊髄は交通枝で交感神経幹神経節に連絡している．白および灰白交通枝はともに第1胸髄から第2腰髄の高さまで見られるが，灰白交通枝だけはほかの高さでも見られる．
前根および後根は合して，椎間孔で脊髄神経を形成する．脊髄神経はすぐに，小さな後枝(皮膚と背部の内在筋を支配する)とはるかに大きい前枝に分岐する．
硬膜上腔(脊髄硬膜と骨の脊柱管のあいだ)は，脂肪と密な椎骨静脈叢の血管で満たされている．クモ膜下腔(クモ膜と軟膜のあいだ)は脳脊髄液(CSF)で満たされている．

臨床：椎間孔を狭小化する病的な変化(隣接する骨の過度の成長，腫瘍，膿瘍)はいずれも，前根，後根あるいは脊髄神経を傷害することがあり，根や脊髄神経内の神経線維に関連する症状が出現することがある．

髄膜と神経根

1. 脊髄神経後根 Dorsal root of spinal nerve
2. 感覚性脊髄(後根)神経節 Spinal sensory(dorsal root)ganglion
3. 脊髄神経前枝 Ventral ramus of spinal nerve
4. 脊髄硬膜 Dura mater
5. 脊髄クモ膜 Arachnoid mater
6. クモ膜下腔 Subarachnoid space
7. 脊髄軟膜 Pia mater overlying spinal cord
8. 歯状靱帯 Denticulate ligament

コメント：背側(後側)および腹側(前側)の神経線維はそれぞれ後根および前根を形成し，椎間孔中で一緒になる．その一緒になる直前の後根にあるのが感覚(後根)神経節である．後根神経節には感覚神経の細胞体が集合している．椎間孔を出た脊髄神経は非常に大きな前枝とはるかに小さい後枝に分かれるが，前枝，後枝おのおのには前根成分と後根成分が含まれる．
約20対の歯状靱帯は脊髄を硬膜に固定している．歯状靱帯は軟膜が外側に広がる延長部分であり，これは脊髄神経の後根と前根のあいだを通過して硬膜に付着する．
脊髄は，3層の髄膜に囲まれている；外層の線維状で丈夫な硬膜，中間層のクモ膜，内層の直接被覆する軟膜である．クモ膜と軟膜のあいだ(クモ膜下腔)に脳脊髄液(CSF)がある．

臨床：クモ膜下腔(脳と脊髄)は約150mLの脳脊髄液で満たされている．中枢神経系のどこかに感染が疑われた場合には，脳脊髄液の圧を測定したり，また臨床検査のために液の採取を行ったりすることがある．

胸神経と交感神経幹の関係

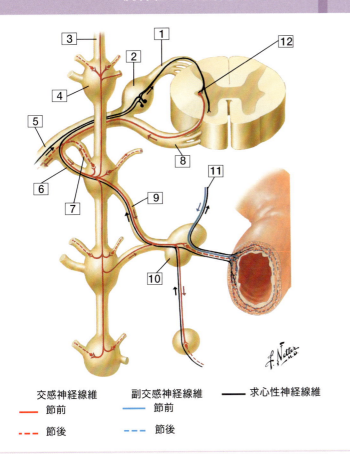

交感神経線維
　── 節前
　--- 節後

副交感神経線維
　── 節前
　--- 節後

── 求心性神経線維

背部と脊髄：神経

脊髄の動脈（脊髄内部）

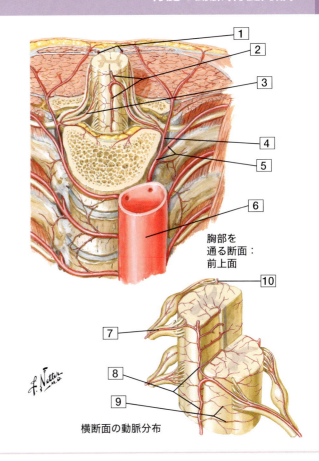

胸部を通る断面：前上面

横断面の動脈分布

背部と脊髄：血管

脊髄の動脈（脊髄内部）

1. 後脊髄動脈 Posterior spinal arteries
2. 前脊髄動脈 Anterior spinal artery
3. 前根動脈 Anterior radicular artery
4. 肋間動脈背枝 Dorsal branch of posterior intercostal artery
5. 肋間動脈 Posterior intercostal artery
6. 胸（下行）大動脈 Thoracic (descending) aorta
7. 前髄節動脈 Anterior segmental medullary artery
8. 前脊髄動脈 Anterior spinal artery
9. 脊髄軟膜動脈叢 Pial arterial plexus
10. 右後脊髄動脈 Right posterior spinal artery

コメント：脊髄を栄養する動脈は，椎骨動脈，上行頸動脈，肋間動脈，外側仙骨動脈および腰動脈の枝に由来する．通常，その栄養動脈は1本の前脊髄動脈と2本の後脊髄動脈であり，脊髄に沿って縦走している．
分節状に分布する根動脈は脊髄神経の後根と前根に伴行する．前および後脊髄動脈間の吻合血管と髄節動脈の枝は脊髄軟膜動脈叢を形成する．

臨床：前脊髄動脈と後脊髄動脈は脊髄への主要な血液供給路であるが，大動脈由来の根動脈からも補われている．手術中などで，この根動脈からの供給が障害された場合には脊髄の梗塞が起こりうる．

胸神経と交感神経幹の関係

1. 後根 Dorsal root
2. 後根神経節 Dorsal root ganglion
3. 交感神経幹 Sympathetic trunk
4. 交感神経幹神経節 Sympathetic chain ganglion
5. 脊髄神経 Spinal nerve
6. 白交通枝 White ramus communicans
7. 灰白交通枝 Gray ramus communicans
8. 前根 Ventral root
9. 内臓神経 Splanchnic nerve
10. 腹腔神経節 Celiac ganglion
11. 迷走神経（脳神経 X [CN X]）Vagus nerve
12. 灰白質角（中間質外側核）Intermediolateral cell column

コメント：求心性（感覚）神経線維（黒色）は内臓神経（内臓からの痛覚）および脊髄神経を通って脊髄に戻ってくる．これら感覚神経線維の細胞体は後根神経節に存在する．
交感神経の遠心性（運動）節前線維（赤色）は胸髄の灰白質角側角（中間質外側核）から起こり前根を経て脊髄を出，白交通枝を介して交感神経幹に入る．ここでこの神経は内臓神経としてシナプスを形成するため腹腔神経節に向かったり，より高位あるいは下位の交感神経節でシナプスを作るために交感神経幹を上行あるいは下行したり，脊髄を出てきた同じ高さの交感神経節でシナプスを形成したりする．
節前神経線維が交感神経幹神経節や腹腔神経節で節後神経とシナプスを形成すると節後神経線維は内臓，平滑筋，腺組織や皮膚の（毛包に付着している）立毛筋に向かい神経支配する．
本図の遠心性の副交感神経線維は迷走神経を通り内臓に向かう．内臓からの反射性の求心線維は迷走神経を通り脳幹に戻る．

椎骨静脈叢および脊髄の静脈

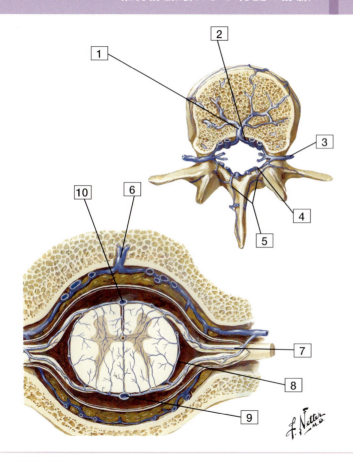

背部と脊髄：血管

椎骨静脈叢および脊髄の静脈

1. 椎体静脈 Basivertebral vein
2. 前内椎骨(硬膜外)静脈叢 Anterior internal vertebral (epidural) venous plexus
3. 椎間静脈 Intervertebral vein
4. 後内椎骨(硬膜外)静脈叢 Posterior internal vertebral (epidural) venous plexus
5. 後外椎骨静脈叢 Posterior external vertebral venous plexus
6. 椎体静脈 Basivertebral vein
7. 前髄節静脈／根静脈 Anterior segmental medullary/radicular vein
8. 軟膜静脈叢 Pial venous plexus
9. 後脊髄静脈 Posterior spinal vein
10. 前脊髄静脈 Anterior spinal vein

コメント：通常，3本の前脊髄静脈と3本の後脊髄静脈があり，相互に自由に交通して分節状に分布する根静脈へ流れる．

脊髄と椎骨の静脈は内椎骨静脈叢を形成し，これらの静脈は骨を囲む外椎骨静脈叢と交通する．この椎骨静脈叢は最終的に椎間静脈へ流れ，さらに椎体静脈，上行腰静脈，奇静脈系と経由し下大静脈へ流れる．

椎骨静脈叢を構成する静脈の大部分には弁が無いとされていたが，近年は弁を持っている静脈の存在が示唆されている．椎骨静脈叢の還流領域は非常に大きい(脊柱全体)ため，この静脈叢はある領域(例えば骨盤)から遠隔の様々な部位へ癌細胞が拡散(転移)する経路となる．

臨床：椎骨静脈叢(バトソン(Batson)静脈叢)は脊柱に沿って広がる静脈のネットワークであり，末梢の部位(例えば骨盤)から脊柱やより中枢のほかの臓器(例えば肺，脳)に癌細胞が血行転移する経路となる．

背部と脊髄：血管

第3章　胸部

骨と関節
- 3-1　胸郭の骨格
- 3-2　肋椎関節

筋肉
- 3-3　前胸壁(外肋間筋)
- 3-4　前胸壁(内肋間筋)：内面
- 3-5　前胸壁(最内肋間筋と胸横筋)：内面
- 3-6　胸壁(前鋸筋)：側面と後面
- 3-7　食道の筋構造

神経
- 3-8　典型的な胸神経
- 3-9　心臓の神経
- 3-10　食道と後胸壁の神経

血管
- 3-11　肋間動脈
- 3-12　心臓：前面(心膜切除)
- 3-13　心臓の動脈と静脈
- 3-14　胸大動脈の枝
- 3-15　奇静脈系

臓器
- 3-16　乳腺
- 3-17　胸郭内の肺：前面
- 3-18　肺：縦隔面
- 3-19　胸郭内の心臓
- 3-20　心膜嚢
- 3-21　右心房
- 3-22　右心室
- 3-23　左心房と左心室(左心室後外側壁の弁状の開窓)
- 3-24　左心房と左心室(僧帽弁切除)
- 3-25　心臓の弁と線維骨格
- 3-26　縦隔：第8胸椎の高さでの横断図

骨と関節　　3-1　〜 3-2

筋肉　　　　3-3　〜 3-7

神経　　　　3-8　〜 3-10

血管　　　　3-11 〜 3-15

臓器　　　　3-16 〜 3-26

胸部

胸郭の骨格

前面

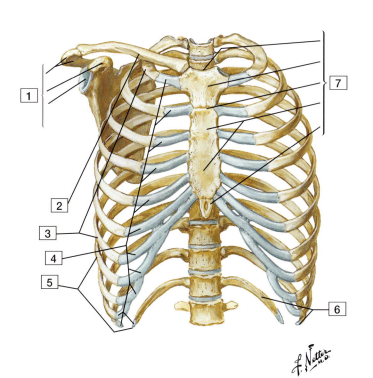

肋椎関節

左側面

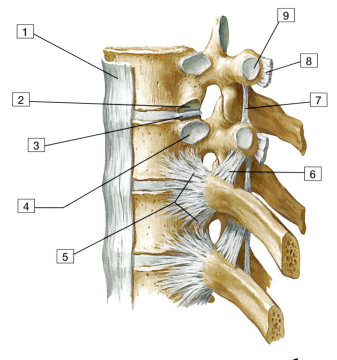

肋椎関節

1. 前縦靱帯 Anterior longitudinal ligament
2. 下肋骨窩(1つ下位の肋骨頭に対する) Inferior costal facet (for head of rib one number greater)
3. 肋骨頭の関節内靱帯 Interarticular ligament of head of rib
4. 上肋骨窩(同位の肋骨頭に対する) Superior costal facet (for head of rib of same number)
5. 放線状肋骨頭靱帯 Radiate ligament of head of rib
6. 上肋横突靱帯 Superior costotransverse ligament
7. 横突間靱帯 Intertransverse ligament
8. 外側肋横突靱帯 Lateral costotransverse ligament
9. 横突肋骨窩(椎骨と同位の肋骨の肋骨結節と関節を形成する) Transverse costal facet of vertebra (articulates with the tubercle of the rib that is the same number as the vertebra)

コメント：上および下関節突起(関節面)は，連結して滑膜性の平面関節(椎間関節)を形成する．各連結は薄い関節包によって囲まれている．副靱帯はさらに，椎弓板，横突起，棘突起を連結させる．これらの連結は，屈曲，伸展およびわずかな側屈において，隣接した椎骨間の軽度の滑り運動を可能にする．

肋椎関節は，肋骨頭と椎骨の肋骨窩のあいだの滑膜性の平面関節である．肋横突関節(第1-10肋骨)は肋骨結節と横突起のあいだにある滑膜性の平面関節である．これらの関節では滑り運動が生ずる．

臨床：変形性関節症は関節炎の典型であり，通常，椎間関節など体重荷重部の関節軟骨の破壊や減少が起こる．

胸部：骨と関節　　3-2
アトラス図184を参照
アトラス図154も参照

胸郭の骨格

1. 肩甲骨(肩峰，烏口突起，関節窩) Scapula (Acromion; Coracoid process; Glenoid cavity)
2. 鎖骨 Clavicle
3. 真肋(第1-7肋骨) True ribs (1-7)
4. 肋軟骨 Costal cartilages
5. 仮肋(第8-12肋骨) False ribs (8-12)
6. 浮遊肋(第11-12肋骨) Floating ribs (11-12)
7. 胸骨(頚切痕，胸骨柄，胸骨角，胸骨体，剣状突起) Sternum (Jugular notch; Manubrium; Angle; Body; Xiphoid process)

コメント：胸郭は軸骨格の一部であり，軸骨格はそのほかに，頭蓋，脊柱を含む．胸郭は胸骨，12対の肋骨に加え，胸骨と肋骨の関節で構成されている．鎖骨と肩甲骨は，胸郭と上肢を結びつけ上肢帯とよばれる．

胸郭の関節には，胸鎖関節(関節円板を持つ鞍状の滑膜性関節)，胸肋関節(軟骨結合)および肋骨肋軟骨連結(基本的に軟骨性の連結)がある．

胸郭の頂上の開口部は胸郭上口とよばれ，底面の開口部は横隔膜によって閉じられているが胸郭下口とよばれる．

臨床：胸郭の損傷は外傷で起こり，しばしば肋骨骨折を伴う．第1，第11，第12肋骨の骨折は最も少ない．肋骨骨折には骨折線が水平に入るものや斜めに入るもの，また同一肋骨に複数箇所入るものがある．同一箇所に複数骨折線が入ると浮同性の骨片が生じる(動揺胸郭)．呼吸のため胸郭は拡張と収縮を繰り返すので肋骨骨折の痛みは強く持続する．

前胸壁（外肋間筋）

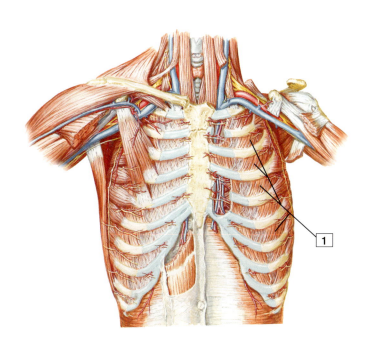

前胸壁（内肋間筋）：内面

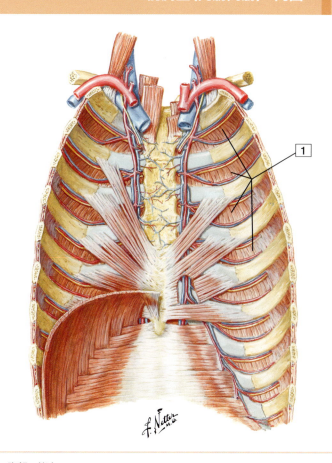

胸部：筋肉 　　　3-3　　　胸部：筋肉 　　　3-4

前胸壁（内肋間筋）：内面

1. 内肋間筋 Internal intercostal muscles

起始（上方の付着）：内肋間筋は各肋骨の肋骨溝上縁および肋軟骨から起始する．

停止（下方の付着）：直下の肋骨上縁に停止する．

作用：上位4個ないし5個の内肋間筋は，内側の肋軟骨を連結している部分では肋骨を挙上するように働く．肋軟骨より側方および後方の内肋間筋は筋線維がもっと斜めに走り，肋骨を引き下げる役割を担い，呼気の際に働く．

神経支配：肋間神経．

コメント：基本的には，内肋間筋の筋線維は，外肋間筋よりも縦方向であり，ほぼ垂直に走行する．
肋間筋すべてで肋間隙は強固となり，呼気の時には外に膨らまないように，吸気の時には陥凹しないようになっている．

> **臨床**：内肋間筋は呼吸の補助筋として働き，呼吸器系の病的変化（例えば喘息や肺気腫のような慢性閉塞性肺疾患において）が進行すると肥大化が起こりうる．

胸部：筋肉　　3-4
アトラス図187を参照

前胸壁（外肋間筋）

1. 外肋間筋 External intercostal muscles

起始（上方の付着）：肋骨下縁から起始する．

停止（下方の付着）：その下の肋骨上縁に停止する．

作用：基本的には，外肋間筋は吸気の際に収縮して肋骨を挙上させるとされている．

神経支配：外肋間筋は肋間神経によって支配され，肋間神経は肋間隙によって順番に番号がつけられている．例えば第4肋間神経は，第4と第5肋骨のあいだにある4番目の肋間隙を占める筋肉を支配する．

コメント：外肋間筋は肋間隙を満たしているため，11個の外肋間筋が胸郭の両側にある．
肋間筋すべてで肋間隙は強固となり，呼気の時には外に膨らまないように，吸気の時には陥凹しないようになっている．

> **臨床**：横隔膜は呼吸の際の主要な筋肉である（新生児の期間や安静時においてはほとんど横隔膜のみが使われている）．一方，肋間筋はほかの呼吸補助筋（例えば斜角筋）と一緒に横隔膜の働きを補っており，呼吸器系に病的変化（例えば肺気腫のような慢性閉塞性肺疾患）が起これば肥大化が起こりうる．

胸部：筋肉　　3-3
アトラス図186を参照

前胸壁（最内肋間筋と胸横筋）：内面

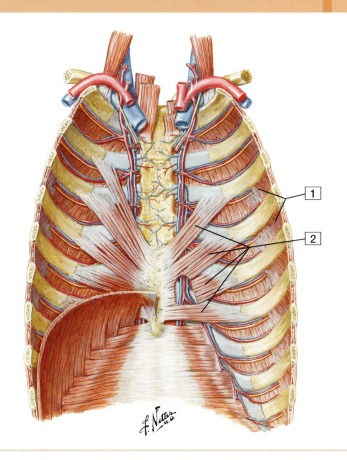

胸部：筋肉　　3-5

胸壁（前鋸筋）：側面と後面

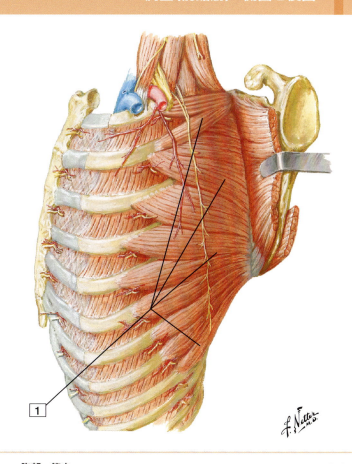

胸部：筋肉　　3-6

胸壁（前鋸筋）：側面と後面

1. 前鋸筋 Serratus anterior muscle

起始：第1-8あるいは第9肋骨の上縁と外側面から厚い指状の突起として起始する．

停止：前鋸筋の筋線維は胸壁に密着しながら後方に向かい，肩甲骨の椎骨縁（内側縁）の腹側に停止する．

作用：前鋸筋は肩甲骨の内側縁を胸壁の前方に向かって引いており，これにより肩甲骨が翼のように外側に突出するのを防いでいる．また，肩甲骨下角を外側に回転させる筋線維が収縮することによって，肩甲骨を上方に回転させる．この作用は肩で上腕を外転するのを補助する．この肩甲骨下角の運動により，上腕の90°以上（水平より上）の外転が可能となる．

神経支配：長胸神経（第5-7頸神経[C5-7]）．

コメント：前鋸筋は上腕の90°以上の外転作用において特に重要である．

臨床：長胸神経の損傷は翼状肩甲（肩甲骨が翼のようになる）を引き起こし，この症状は上肢で壁を前方に押した時に顕著となる．特に肩甲骨下角が胸壁から離れるように挙上される．この種の神経障害は，側胸壁の外傷や神経の伸展による傷害を引き起こす首の過度の側屈で引き起こされることがある．

胸部：筋肉　　3-6　アトラス図413を参照

前胸壁（最内肋間筋と胸横筋）：内面

1. 最内肋間筋 Innermost intercostal muscles
2. 胸横筋 Transversus thoracis muscle

起始：最内肋間筋は肋骨の下縁から起始する．胸横筋は胸骨体下部後面と剣状突起から起始する．

停止：最内肋間筋は直下の肋骨の上縁に停止する．胸横筋は第2-6肋軟骨の内側面に停止する．

作用：最内肋間筋の作用については議論があるが，肋骨を挙上すると考えられている．胸横筋は肋骨を引き下げる．

神経支配：肋間神経．

コメント：最内肋間筋はしばしば未発達であり，その上を覆っている内肋間筋と区別しがたいことがある．
胸横筋の停止は個体差がある．
肋間筋すべてで肋骨隙は強固となり，呼気の時には外に膨らまないように，吸気の時には陥凹しないようになっている．

臨床：胸部外傷で非常に強い痛みのため，呼吸が困難になることがある．肋間隙への局所麻酔薬の注射（肋間神経ブロック）によりこの痛みを取ることができる．

胸部：筋肉　　3-5　アトラス図187を参照

食道の筋構造

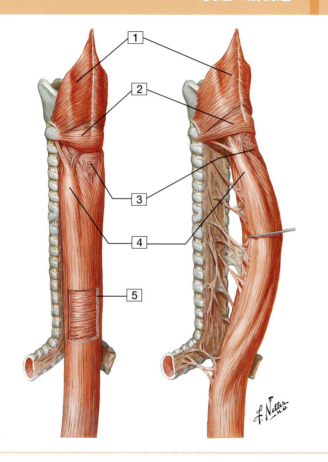

胸部：筋肉

3-7

典型的な胸神経

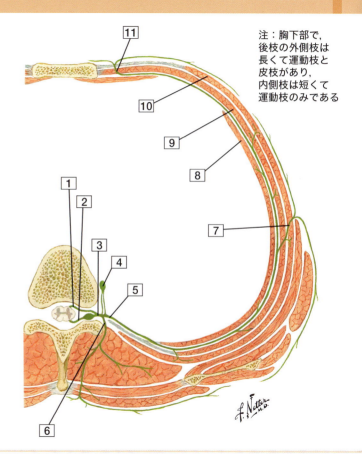

注：胸下部で，後枝の外側枝は長くて運動枝と皮枝があり，内側枝は短くて運動枝のみである

胸部：神経

3-8

典型的な胸神経

1. 前根 Ventral root
2. 後根 Dorsal root
3. 脊髄神経(胸神経) Spinal nerve
4. 交感神経節 Sympathetic ganglion
5. 前枝(肋間神経) Ventral ramus (Intercostal nerve)
6. 後枝 Dorsal ramus
7. 外側皮枝 Lateral cutaneous branch
8. 最内肋間筋 Innermost intercostal muscle
9. 内肋間筋 Internal intercostal muscle
10. 外肋間筋 External intercostal muscle
11. 前皮枝 Anterior cutaneous branch

コメント：胸神経は脊髄神経の典型的な例である．後根および前根が合流して脊髄神経を形成し，背部の内在筋を支配する小さな後枝と，体幹を裏打ちするようなすべての筋肉を支配する大きな前枝(肋間神経)に分かれる．前枝は中腋窩線で外側皮枝を分枝したのち，前方に向かい，胸骨外側で前皮枝を分岐する．肋間神経は内肋間筋と最内肋間筋のあいだを走行する．
第1-11胸神経[T1-11]は前枝を持ち，これが肋間神経となる(第12胸神経[T12]は肋下神経とよばれ第12肋骨の下縁に存在する)．肋間動静脈は肋間神経と伴行する(本図には描かれていない)．

臨床：胸神経前枝(肋間神経)は各肋骨の下縁にある肋骨溝を走行する．医師は肋間隙から操作(胸腔穿刺や胸腔ドレーンの留置)を行うにあたっては，この解剖学的位置関係を知っていなければならない．

胸部：神経   3-8
アトラス図177を参照

食道の筋構造

1. 下咽頭収縮筋 Inferior pharyngeal constrictor muscle
2. 下咽頭収縮筋の輪状咽頭部 Cricopharyngeus (muscle) part of inferior pharyngeal constrictor muscle
3. 縦走筋線維が疎な輪筋層 Circular muscle layer with sparse longitudinal fibers
4. 縦走筋の外側塊 Lateral mass of longitudinal muscle
5. 縦筋層での開窓(輪筋層が見える) Window cut in longitudinal muscle layer (revealing circular muscle layer)

コメント：食道は咽頭部から胃まで続く筋性の管である．その筋肉は，縦走筋線維からなる外層と輪状筋線維からなる内層の2層からなる．食道の筋肉は，咽頭から胃に下降するにつれ，骨格筋から平滑筋に変化していく．

臨床：食道には，以下のような狭窄部が4箇所に存在する．ここでは，飲み込んだものが停滞したり，またそれにより粘膜が傷ついたりすることがある．

・咽頭と食道の移行部
・大動脈弓と交差する部位
・左気管支によって圧迫されている部位
・横隔膜を通過する部位(食道裂孔)

胸部：筋肉   3-7
アトラス図231を参照

心臓の神経

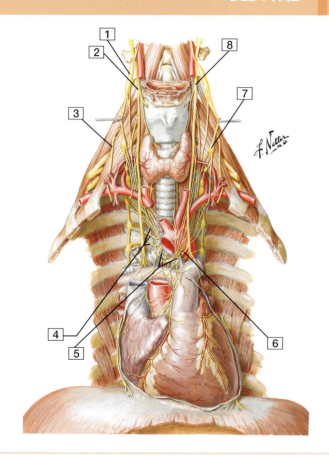

食道と後胸壁の神経

前面

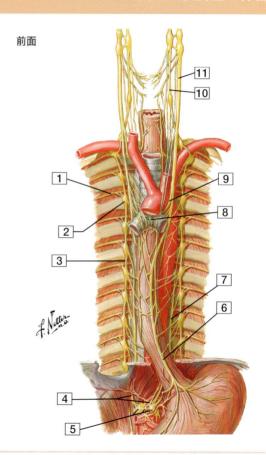

胸部：神経　3-9　　胸部：神経　3-10

食道と後胸壁の神経

1. 第3肋間神経 3rd intercostal nerve
2. 第3胸神経節 3rd thoracic ganglion
3. 交感神経幹 Sympathetic trunk
4. 大内臓神経 Greater splanchnic nerve
5. 腹腔神経叢および神経節 Celiac plexus and ganglia
6. 前迷走神経幹 Anterior vagal trunk
7. 左大内臓神経 Left greater splanchnic nerve
8. 心臓神経叢 Cardiac plexus
9. 左反回神経 Left recurrent laryngeal nerve
10. 頚部交感神経幹 Cervical sympathetic trunk
11. 迷走神経(脳神経X [CN X]) Vagus nerve

コメント：食道と後胸壁の神経は，体性神経(胸部肋間神経)と自律神経で構成されている．胸髄から分節的に肋間神経が起こるが，肋間神経は交通枝によって交感神経幹と連絡している．交感神経幹からは枝が分岐し大内臓神経，小内臓神経，最下内臓神経をつくる．これらは横隔膜を通過して腹部へと向かう．副交感神経系は迷走神経由来である．この神経も横隔膜を通過するが，食道周囲で左右の迷走神経が神経叢を形成する．交感神経と副交感神経の神経線維は密な心臓神経叢を形成する．

臨床：後縦隔の腫瘍が疼痛や神経症状，嚥下困難を引き起こすことがある．多い疾患として末梢神経や髄鞘由来の腫瘍(シュワン(Schwann)細胞腫)や食道の腫瘍や憩室がある．

心臓の神経

1. 上頚神経節 Superior cervical sympathetic ganglion
2. 迷走神経(脳神経X [CN X]) Vagus nerve
3. 横隔神経 Phrenic nerve
4. 胸心臓神経 Thoracic (sympathetic) cardiac nerves
5. 心臓神経叢 Cardiac plexus
6. 反回神経 Recurrent laryngeal nerve
7. 中頚神経節 Middle cervical sympathetic ganglion
8. 迷走神経(脳神経X [CN X]) Vagus nerve

コメント：心筋は自律神経系によって支配される．交感神経は，心臓神経叢の中で主に頚部の交感神経幹からの心臓神経(心臓神経の節前神経線維は第1-4胸髄[T1-4]の高さから起始しているが)からなるが，第1-4胸髄の高さから直接心臓に向かう胸心臓神経も関与する．
心臓神経叢の中で副交感神経系は迷走神経に由来する．副交感神経と交感神経は，心臓から起こる大血管と気管分岐部の周囲で密な心臓神経叢を形成する．
心臓に対して交感神経は心拍数と収縮力を増加させるが，副交感神経は心拍数を減少させる．

臨床：狭心症とよばれる心筋の虚血による疼痛は交感神経を通して第1-4胸髄に伝わるため，主に左側の第1-4胸神経のデルマトーム上の関連痛として感じる．患者は，はじめこの疼痛は，心筋の虚血からくる痛みとしてではなく，むしろ筋骨格系の体性痛と思っていることがある．

肋間動脈　　　　　　　　　　　　　　　心臓：前面（心膜切除）

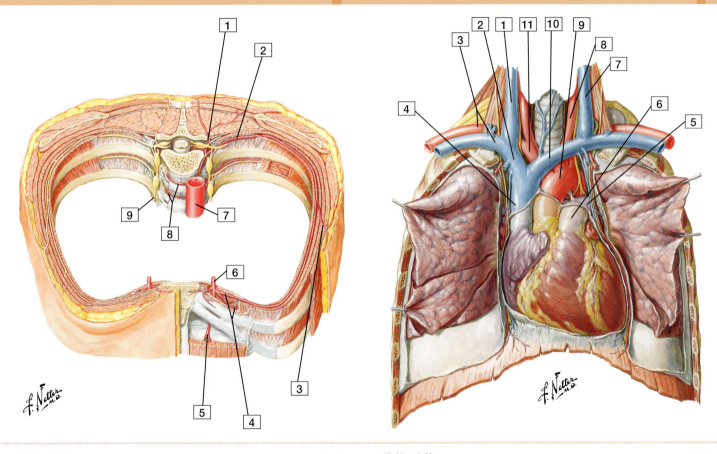

胸部：血管　　　3-11　　　胸部：血管　　　3-12

心臓：前面（心膜切除）

1. 右内頚静脈 Right internal jugular vein
2. 右腕頭静脈 Right brachiocephalic vein
3. 鎖骨下動静脈 Subclavian artery and vein
4. 上大静脈 Superior vena cava
5. 左肺動脈 Left pulmonary artery
6. 肺動脈幹 Pulmonary trunk
7. 左内頚静脈 Left internal jugular vein
8. 左総頚動脈 Left common carotid artery
9. 大動脈弓 Arch of aorta
10. 左腕頭静脈 Left brachiocephalic vein
11. 腕頭動脈 Brachiocephalic trunk

コメント：頭頚部からの内頚静脈と上肢からの鎖骨下静脈が合して，左右それぞれで腕頭静脈を形成する．さらにこれらの2つの腕頭静脈が合わさって，上大静脈が形成される．
肺動脈幹は右心室から血液を受け，左右の肺動脈に分岐する．大動脈は左心室から血液を受け，肺動脈幹の上を弓状に乗り越え，胸大動脈として下方に続く．
本図では前方の心膜は切除され，横隔膜上の心臓が示されている．また胸膜も切除され両側の肺が見えている．

臨床：心タンポナーデは心膜腔に浸出液や血液が貯留することによって起こる．貯留した液体により，心臓の収縮拡張が効果的に行えず，静脈環流量および心拍出量が低下することになる．

肋間動脈

1. 肋間動脈背枝 Dorsal branch of posterior intercostal artery
2. 肋間動脈 Posterior intercostal artery
3. 肋間動脈外側皮枝 Lateral cutaneous branch of posterior intercostal artery
4. 前肋間動脈 Anterior intercostal arteries
5. 上腹壁動脈 Superior epigastric artery
6. 内胸動脈 Internal thoracic artery
7. 胸大動脈 Thoracic aorta
8. 右肋間動脈（切断）Right posterior intercostal arteries（cut）
9. 交感神経幹 Sympathetic trunk

コメント：肋間動脈は胸大動脈から両側に起始し，それぞれの肋骨の下縁に沿って最内肋間筋と内肋間筋のあいだを走行する．肋間動脈は中腋窩線で外側皮枝を分岐し，前方で，内胸動脈の前肋間枝と吻合する．
肋間静脈と肋間神経も肋間動脈と同様の走行を示す（本図においては動脈が左側に描かれ，神経は右側に描かれている．静脈は描かれていない）．

臨床：肋間の血管神経束（肋間動静脈，神経）の大部分は各肋骨の下方（肋骨溝）を走行するので，基本的には胸腔穿刺や胸腔ドレーンはこの血管神経束を傷つけないように肋骨上縁近くで行う必要がある．

心臓の動脈と静脈

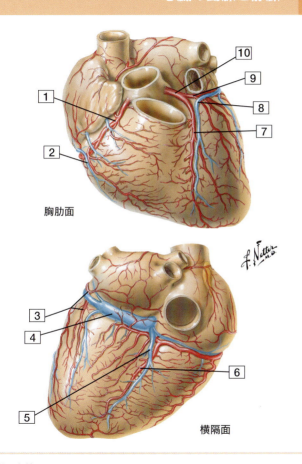

胸肋面

横隔面

胸大動脈の枝

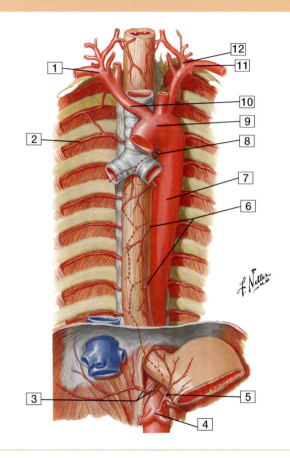

胸大動脈の枝

1. 鎖骨下動脈 Subclavian artery
2. 肋間動脈 Intercostal artery
3. 下横隔動脈 Inferior phrenic arteries
4. 腹腔動脈 Celiac trunk
5. 左胃動脈食道枝 Esophageal branch of left gastric artery
6. 食道動脈 Esophageal branches of thoracic aorta
7. 胸(下行)大動脈 Thoracic (descending) aorta
8. 右気管支動脈 Right bronchial artery
9. 大動脈弓 Arch of aorta
10. 腕頭動脈 Brachiocephalic trunk
11. 鎖骨下動脈 Subclavian artery
12. 甲状頚動脈 Thyrocervical trunk

コメント：胸大動脈は大動脈弓の続きであり，気管支動脈，食道動脈，心膜枝，縦隔枝，肋間動脈，肋下動脈，上横隔動脈を分岐する．心臓は中縦隔にあるが，食道と下行大動脈はそれよりも深い後縦隔にある．

臨床：小さい枝である気管支動脈（通常右は1本，左は2本）は栄養動脈であり，肺の臓側胸膜，気管支や気管支腺および肺内の大きな血管の壁に栄養や酸素を供給している．

胸部：血管　　3-14
アトラス図233を参照
アトラス図283も参照

心臓の動脈と静脈

1. 右冠状動脈 Right coronary artery
2. 小心[臓]静脈 Small cardiac vein
3. 左冠状動脈回旋枝 Circumflex branch of left coronary artery
4. 冠状静脈洞 Coronary sinus
5. 中心[臓](後室間)静脈 Middle cardiac (posterior interventricular) vein
6. 右冠状動脈後室間(後下行)枝 Posterior interventricular branch (posterior descending branch) of right coronary artery
7. 左冠状動脈前室間(前下行)枝 Anterior interventricular branch (left anterior descending branch) of left coronary artery
8. 大心[臓](前室間)静脈 Great cardiac (anterior interventricular) vein
9. 左冠状動脈回旋枝 Circumflex branch of left coronary artery
10. 左冠状動脈 Left coronary artery

コメント：右冠状動脈は上行大動脈から起始し，通常，右心房，右心室の大部分，左心室の横隔面，房室中隔の一部，洞房結節(60％)，房室結節(80％)を栄養する．左冠状動脈もまた上行大動脈から起始し，その枝は通常，左心房，左心室の大部分，右心室の一部，心室中隔の大部分，洞房結節(40％)，房室結節(20％)を栄養する．冠状静脈洞は心臓を還流する最大の静脈で，大心[臓]静脈，中心[臓]静脈，小心[臓]静脈から血液を受け，右心房に流入する．

臨床：狭心症や心筋梗塞を引き起こす冠状動脈の閉塞は，その40-50％が左冠状動脈の前下行枝の近位部に起こる．

胸部：血管　　3-13
アトラス図215を参照

奇静脈系

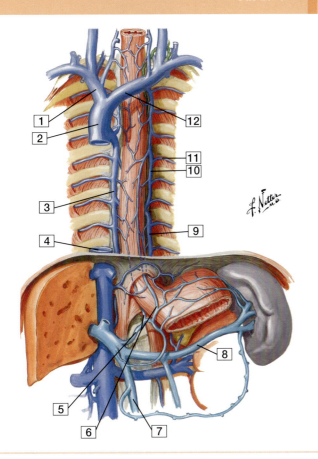

胸部：血管　　3-15

乳腺

前側方切開

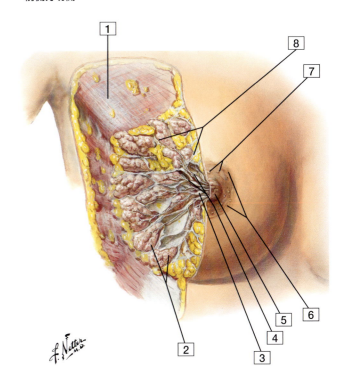

胸部：臓器　　3-16

乳腺

1. 大胸筋 Pectoralis major muscle
2. 乳腺小葉 Gland lobules
3. 乳管洞 Lactiferous sinus
4. 乳管 Lactiferous ducts
5. 乳頭 Nipple
6. 乳輪 Areola
7. 乳輪腺 Areolar glands
8. 乳房提靱帯（クーパー靱帯）Suspensory ligaments (Cooper's ligaments)

コメント：乳腺は発生学的には浅筋膜中で汗腺が変化したものである．乳腺小葉は線維性の隔壁によって分かれている．各小葉は乳管に開口し，乳管は乳頭直下で膨らみ乳管洞を形成しており，授乳時の乳汁の貯蔵庫として働いている．乳房提靱帯（クーパー(Cooper)靱帯）は強い線維性結合組織の束で，乳腺中を通り皮膚から浅筋膜にわたって存在する．
乳房のリンパ液の約75％は腋窩リンパ節に排出される．残りは鎖骨下リンパ節や，内側では胸骨傍リンパ節，下方では腹部のリンパ管に排出される．

臨床：乳房は内上部，外上部，内下部および外下部の4つの領域に分けられる．全乳癌の約50％は外上部の領域に発生する．乳癌は女性で最も多く見られる悪性腫瘍である．その発生率は次に頻度が高い肺癌と大腸癌の両者の発生率を足したものより高い．これらの悪性新生物の多くは腺管癌である．

奇静脈系

1. 右腕頭静脈 Right brachiocephalic vein
2. 上大静脈 Superior vena cava
3. 奇静脈 Azygos vein
4. 下大静脈（切断）Inferior vena cava (cut)
5. 左胃静脈 Left gastric vein
6. 左胃静脈の食道枝 Esophageal branches of left gastric vein
7. 上腸間膜静脈 Superior mesenteric vein
8. 脾静脈 Splenic vein
9. 半奇静脈 Hemi-azygos vein
10. 副半奇静脈 Accessory hemi-azygos vein
11. 肋間静脈 Intercostal vein
12. 左腕頭静脈 Left brachiocephalic vein

コメント：奇静脈系は脊柱の両側にあり，背部，胸壁および腹壁の深部構造の静脈還流を行う．解剖学的に個体差が多いが，奇静脈は下大静脈あるいは右上行腰静脈から起始し，半奇静脈（奇静脈の主要な分岐）は左上行腰静脈あるいは左腎静脈から起始する．最終的に，奇静脈系からの血液の大部分は上大静脈に流入する．

臨床：奇静脈系は下大静脈と上大静脈をつなぐ重要な静脈路となっている．奇静脈は弁を持たず，そのため血液は圧力に従って様々な方向に流れる．門脈圧亢進症のような場合，左胃静脈との吻合を経由する奇静脈系は門脈体循環吻合の重要な経路の1つとなっている．

胸郭内の肺：前面

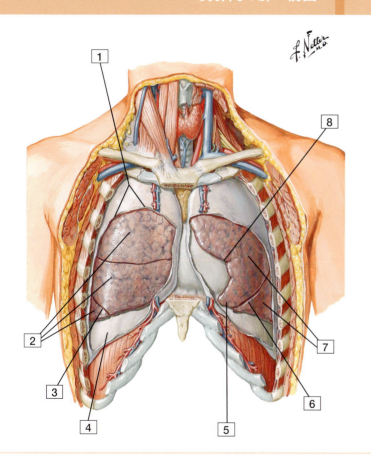

胸部：臓器　3-17

肺：縦隔面

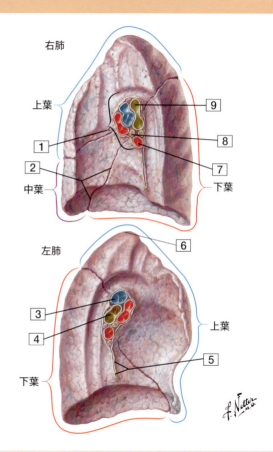

胸部：臓器　3-18

肺：縦隔面

1. 肺門 Hilum
2. 斜裂 Oblique fissure
3. 左肺動脈 Left pulmonary artery
4. 左主気管支 Left main bronchus
5. 肺間膜 Pulmonary ligament
6. 肺尖 Apex
7. 右下肺静脈 Right inferior pulmonary vein
8. 気管支(肺門)リンパ節 Bronchopulmonary (hilar) lymph nodes
9. 右上葉気管支(動脈上) Right superior lobar (eparterial) bronchus

コメント：肺門は，肺動静脈，気管支，リンパ管および神経が肺に出入りする場所である．肺門と肺間膜において，臓側胸膜は折り返し，肺表面から縦隔，胸壁内面に移行し壁側胸膜となる．
左右の肺門を見ると，通常，気管支は後方，肺動脈は上方，肺静脈は前方と下方に位置する．
右肺は，水平裂と斜裂によって上葉，中葉，下葉に分けられる．左肺は上葉と下葉に分けられる．
各肺は10の肺区域で構成され，各肺区域は1本の区気管支と1本の動脈を有する．

臨床：肺癌は癌の死因で第1位であり，20-30年の喫煙歴とよく相関する．肺癌は浸潤度が強く早期に遠隔転移を起こす腫瘍である．腺癌と扁平上皮癌が肺癌の最も多い組織型である．

胸郭内の肺：前面

1. 肋骨胸膜(切除) Costal part of parietal pleura (cut away)
2. 右肺上葉，中葉，下葉 Superior, middle, and inferior lobes of right lung
3. 斜裂 Oblique fissure
4. 横隔胸膜 Diaphragmatic part of parietal pleura
5. 左肺上葉の小舌 Lingula of superior lobe of left lung
6. 斜裂 Oblique fissure
7. 左肺上葉，下葉 Superior and inferior lobes of left lung
8. 左肺の心切痕 Cardiac notch of left lung

コメント：肺は，壁側胸膜と臓側胸膜からなる胸膜腔の内部にある．壁側胸膜は，胸壁の内側面，横隔膜の上面および縦隔を裏打ちし，臓側胸膜は肺の表面に密着している．臓側胸膜は肺実質に血管や気管などが出入りする肺門で折り返して壁側胸膜となる．
斜裂と水平裂は右肺を上葉，中葉，下葉に分割する．斜裂は左肺を上葉と下葉に分割する．左肺の上葉には舌の形をした小舌がある．小舌はおおむね右肺の中葉に相当する．
各肺は10の肺区域で構成され，各肺区域は1本の区気管支と1本の動脈を有する．

臨床：壁側胸膜と臓側胸膜間の胸膜腔は潜在的な空間であり，少量の漿液だけで満たされている．この漿液は呼吸の際胸膜表面に潤滑性を与え，摩擦を減少させている．この潜在的な空間に液体や空気が溜まると，潜在的な空間は真の空間となり，その圧で肺が部分的に圧縮されたり完全に虚脱したりする．

胸郭内の心臓

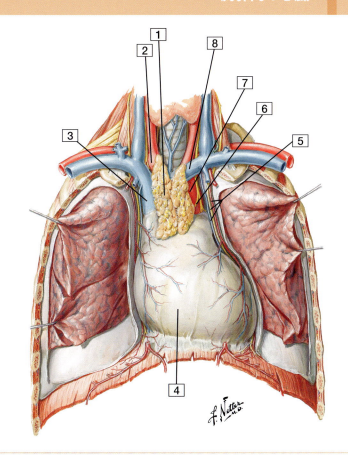

心膜嚢

心臓除去後の心膜嚢：前面

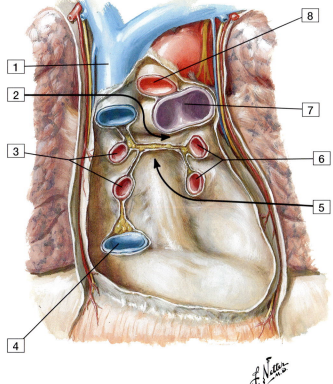

心膜嚢

1. 上大静脈 Superior vena cava
2. 心膜横洞 Transverse pericardial sinus
3. 右肺静脈 Right pulmonary veins
4. 下大静脈 Inferior vena cava
5. 心膜斜洞 Oblique pericardial sinus
6. 左肺静脈 Left pulmonary veins
7. 肺動脈幹（分岐部）Pulmonary trunk (bifurcation)
8. 上行大動脈 Ascending aorta

コメント：心膜腔は，漿膜性心膜臓側板（心外膜）と線維性心膜を裏打ちする漿膜性心膜壁側板とのあいだにある潜在的な空間である．漿膜性心膜臓側板は大血管の周囲で折り返し漿膜性心膜壁側板に移行する．心臓（本図では取り除かれている）はこの心膜嚢に包まれている．
心膜斜洞は左心房の後方にある盲嚢であり，ここは漿膜性心膜のもう1つの折り返し部位であり，肺静脈が取り囲んでいる．

臨床：心膜横洞は大血管基部の漿膜性心膜の折り返しのあいだにできた空間であり，上行大動脈と肺動脈幹の後方で上大静脈の前方に存在する．上行大動脈と肺動脈幹をクランプすると心室からの拍出を完全に止めることができるので，心膜横洞は臨床上重要な部位となる．

胸郭内の心臓

1. 胸腺 Thymus gland
2. 腕頭動脈 Brachiocephalic trunk
3. 上大静脈 Superior vena cava
4. 心膜 Pericardium
5. 横隔神経と心膜横隔動静脈 Phrenic nerve and pericardiacophrenic artery and vein
6. 反回神経 Recurrent laryngeal nerve
7. 大動脈弓 Arch of aorta
8. 左腕頭静脈 Left brachiocephalic vein

コメント：心臓は，心膜とよばれる線維漿膜性の囊に包まれて，中縦隔にある．心膜の外層は丈夫な線維性心膜となっており，大血管の起始部で血管の外膜に移行する．内層は漿膜性心膜となっており，これは線維性心膜の内面を裏打ちする壁側板と，大血管の起始部で折り返し心臓を直接覆う心外膜とよばれる臓側板からなる．
胸腺は成人では通常退縮して脂肪組織となっていることが多い．胸腺は通常大血管と心臓上部に横たわるように胸骨柄のすぐ後面にある．
本図は，壁側胸膜の縦隔部，横隔膜部および肋骨部も示している．

臨床：心膜腔は2枚の漿膜性心膜間の潜在的な空間であり，心臓が拍動する際の摩擦を減少させるため，潤滑性のある漿液が薄いフィルム状に存在する．心臓への外傷や血管の破裂は心膜腔への出血を起こし，心臓を圧迫しその収縮を障害する．このような状態を心タンポナーデとよぶ．
心膜炎は心膜の炎症であり，通常ウイルス感染によって引き起こされるが，細菌や真菌もその原因となる．

右心房

開放した右心房：右側面

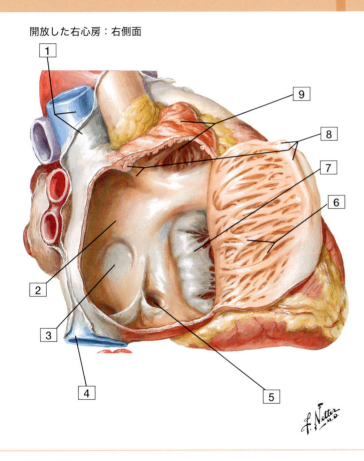

胸部：臓器　3-21

右心室

開放した右心房：前面

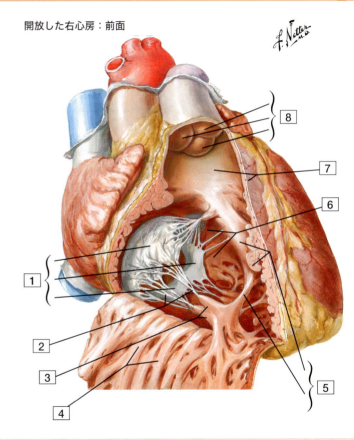

胸部：臓器　3-22

右心室

1. 三尖弁(右房室弁(前尖，中隔尖，後尖))Tricuspid valve(Anterior, Septal, and Posterior cusps)
2. 腱索 Chordae tendineae
3. 前乳頭筋 Anterior papillary muscle
4. 肉柱 Trabeculae carneae
5. 中隔縁柱(中隔帯，調節帯)Septomarginal trabecula(Septal band and Moderator band)
6. 心室中隔(筋性部)Interventricular septum (muscular part)
7. 動脈円錐 Conus arteriosus
8. 肺動脈弁(前半月弁，右半月弁，左半月弁)Pulmonary valve(Anterior, Right, and Left semilunar cusps)

コメント：腱索は，乳頭筋を三尖弁(右房室(AV)弁)の尖端につないでいる．右心室の収縮時，弁尖が右心房内に翻転するのを防いでいる．
肉柱の中隔縁柱(調節帯)は，心室中隔を前乳頭筋の基部につなげている．この筋性の調節帯の収縮が右心室の過膨張を防いでいる．
心室中隔の大部分は筋性であるが，上部は小さい膜性となっており，ここは心室中隔欠損症で最もよく起こる欠損部位である．

臨床：心室中隔欠損は最も多く見られる先天性心疾患である．欠損が最もよく起こる部位は中隔の膜性部周囲であり，三尖弁と僧帽弁の直下にあたる．この欠損により血液は左心室から右心室に流れ，うっ血性心不全を誘起することがある．

右心房

1. 上大静脈 Superior vena cava
2. 心房中隔 Interatrial septum
3. 卵円窩 Fossa ovalis
4. 下大静脈 Inferior vena cava
5. 冠状静脈洞開口部 Opening of coronary sinus
6. 櫛状筋 Pectinate muscles
7. 三尖弁(右房室弁)の中隔尖 Septal cusp of tricuspid valve
8. 分界稜 Crista terminalis
9. 右心耳 Right auricle

コメント：右心房の平滑な部分は，胎児期の静脈洞から発生し，大静脈洞として知られており，上大静脈，下大静脈および冠状静脈洞から血液を受ける．大静脈洞は分界稜という境界線によって，胎児期の原始心房由来の筋肉に富む固有の心房と区分される．
成人の卵円窩は胎児期の卵円孔の跡である．
右心房は左心房よりわずかに大きいが，その圧力は正常では左側より低いので，右心房のほうが壁は薄い．
心耳は心房の嚢状の突出部であるが，機能的には心房としての役割は果たしていない．

臨床：心房中隔欠損は先天性心疾患の10-15%を占める．この疾患において血液は圧の高い左心房から圧の低い右心房に流れる．

左心房と左心室（左心室後外側壁の弁状の開窓）

左心室後外側壁の弁状の開窓

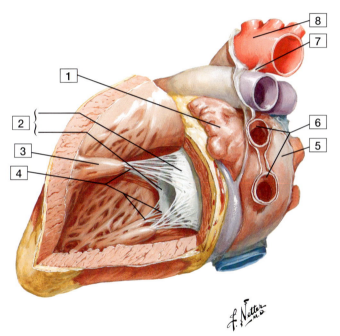

3-23 胸部：臓器

左心房と左心室（僧帽弁切除）

僧帽弁は切除されている

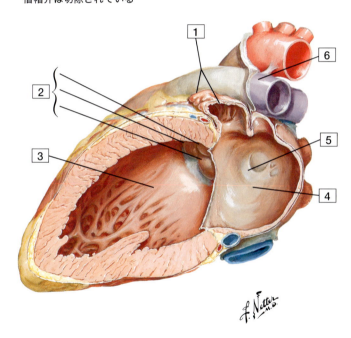

3-24 胸部：臓器

左心房と左心室（僧帽弁切除）

1. 左心耳 Left auricle
2. 大動脈弁（左半月弁，右半月弁，後半月弁）Aortic valve (Left, Right, and Posterior semilunar cusps)
3. 心室中隔筋性部 Muscular part of interventricular septum
4. 左心房 Left atrium
5. 卵円孔弁（中隔鎌）Valve of foramen ovale
6. 左肺動脈 Left pulmonary artery

コメント：通常，左心房は右心房より小さいが，その壁はより厚い．酸素化された肺からの血液は4本の肺静脈を通して左心房に入る．
心室中隔の大部分は筋性であるが，最上部は膜性で，心室中隔欠損の好発部位である．
左心室上部は大動脈前庭として知られており，上行大動脈への流出路となっている．
大動脈弁は半月状の3つの弁尖を持つ弁である．

臨床：心臓の弁疾患には様々な病態（狭窄，乳頭筋や腱索の断裂，弁膜の変形）があり，僧帽弁（左房室弁）あるいは大動脈弁が傷害されることが多い．
心室中隔の血行の大部分は左冠状動脈前室間枝によって行われている．心室中隔の虚血は中隔および心室壁のプルキンエ(Purkinje)線維の伝導系の傷害をもたらすことがある．

左心房と左心室（左心室後外側壁の弁状の開窓）

1. 左心耳 Left auricle
2. 僧帽弁（左房室弁（後尖，前尖））Mitral valve (Posterior and Anterior cusps)
3. 前乳頭筋 Anterior papillary muscle
4. 腱索 Chordae tendineae
5. 左心房 Left atrium
6. 左肺静脈 Left pulmonary veins
7. 動脈管索 Ligamentum arteriosum
8. 大動脈弓 Arch of aorta

コメント：左心室は右心室よりかなり厚く，2つの乳頭筋がある．その腱索は僧帽弁（左房室弁，二尖弁）の尖端に付着している．僧帽弁はその形が司教帽に似ている．心音(lub-dub, どくんどくんという音)は弁の閉鎖音である．Ⅰ音(lubに相当する音)は僧帽弁と三尖弁が閉鎖する音で，Ⅱ音(dubに相当する音)は大動脈弁と肺動脈弁が閉鎖する音である．

臨床：僧帽弁は高圧にさらされているので，弁疾患が最も起こりやすい．僧帽弁狭窄症では左心房から左心室への血流が阻害され，その結果左心房の拡張が起こる．僧帽弁閉鎖不全症は弁膜の異常，乳頭筋の断裂や線維化あるいは腱索の断裂によってしばしば引き起こされる．

心臓の弁と線維骨格

拡張期の心臓：心房除去後の心底面

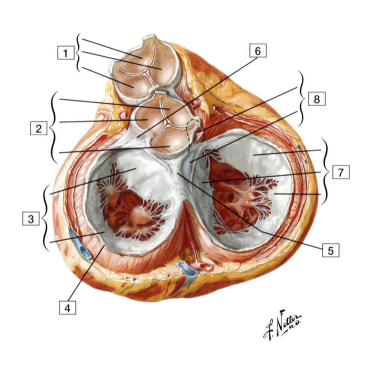

縦隔：第8胸椎の高さでの横断図

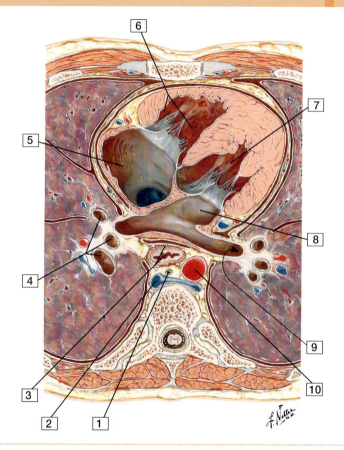

縦隔：第8胸椎の高さでの横断図

1. 胸管 Thoracic duct
2. 奇静脈 Azygos vein
3. 食道と食道神経叢 Esophagus and esophageal plexus
4. 右主気管支の枝 Branches of right main bronchus
5. 右心房 Right atrium
6. 右心室 Right ventricle
7. 左心室 Left ventricle
8. 左心房 Left atrium
9. 左下肺静脈 Left inferior pulmonary vein
10. 胸(下行)大動脈 Thoracic (descending) aorta

コメント：縦隔は左右の胸膜腔に挟まれた空間である．胸骨角の高さで上縦隔と下縦隔に分けられる．下縦隔はさらに前，中，後の縦隔に分けられる．前縦隔は胸骨体のすぐ後方で胸腺の遺残，リンパ節，脂肪および若干の結合組織を容れている．中縦隔は心膜，心臓，神経，大血管の起始部を容れている．後縦隔は心臓と心膜の後方の空間であり，食道，胸大動脈，奇静脈系，胸管および神経を容れている．

臨床：食道と左心房の密接な位置関係に注意すること．左心房が肥大すると心房は後方に拡大し，食道を部分的に圧迫することがある．

心臓の弁と線維骨格

1. 肺動脈弁（前半月弁，右半月弁，左半月弁）Pulmonary valve (Anterior, Right, and Left semilunar cusps)
2. 大動脈弁（右半月弁，左半月弁，後半月弁）Aortic valve (Right, Left, and Posterior semilunar cusps)
3. 僧帽弁（左房室弁）（前尖，後尖）Mitral valve (Anterior and Posterior cusps)
4. 左線維輪（僧帽弁の）Left fibrous ring (of mitral valve)
5. 右線維三角 Right fibrous trigone
6. 左線維三角 Left fibrous trigone
7. 三尖弁（右房室弁）（前尖，中隔尖，後尖）Tricuspid valve (Anterior, Septal, and Posterior cusps)
8. 心室中隔膜性部（室間部，房室部）Membranous septum (Interventricular and Atrioventricular parts)

コメント：Ⅰ音（lub に相当する音）は心室の収縮開始時，僧帽弁（二尖弁，左房室弁）と三尖弁（右房室弁）が閉鎖する音である．Ⅱ音（dub に相当する音）は心室の拡張開始時，大動脈弁と肺動脈弁が閉鎖する音である．
肺動脈弁は半月状の3つの弁尖を持つ弁である．聴診上，肺動脈弁の音は，第2肋間の胸骨の左縁で最もよく聴こえる．大動脈弁もまた半月状の3つの弁尖を持つ弁である．大動脈弁の音は第2肋間の胸骨の右縁で最もよく聴こえる．
僧帽弁は2つの弁尖を持つ弁である．心室収縮開始時の僧房弁の閉鎖音は，左第5肋間，鎖骨中線上で最もよく聴こえる．三尖弁は3つの弁尖を持つ弁である．三尖弁の音は胸骨体下部で最もよく聴こえる．
心臓壁は主に，心筋と線維組織から構成されている．線維組織は線維骨格を形成し，心筋線維の起始や停止，また各弁の付着点となっている

臨床：心臓の弁には血管がなく，ブタの弁はヒトの弁と大体同じ大きさであるため，僧房弁置換術で使用される場合がある．

第4章 腹部

目次

骨と関節	4-1
筋肉	4-2 〜 4-8
神経	4-9 〜 4-12
血管	4-13 〜 4-20
臓器	4-21 〜 4-31

骨と関節
- 4-1　腹部の骨格

筋肉
- 4-2　前腹壁(外腹斜筋)(浅部)
- 4-3　前腹壁(内腹斜筋)
- 4-4　前腹壁(腹直筋)
- 4-5　前腹壁(精巣挙筋(挙睾筋))
- 4-6　前腹壁：深部
- 4-7　後腹壁(腰方形筋)：内面
- 4-8　後腹壁(横隔膜)：内面

神経
- 4-9　腹部の自律神経と神経節
- 4-10　自律神経反射路(概略図)
- 4-11　腎臓，尿管および膀胱の神経
- 4-12　内臓の関連痛

血管
- 4-13　前腹壁の静脈
- 4-14　鼠径管と精索
- 4-15　胃，肝臓および脾臓の動脈
- 4-16　大腸の動脈
- 4-17　後腹壁の動脈
- 4-18　腎動静脈
- 4-19　後腹壁の静脈
- 4-20　門脈系(門脈大静脈吻合)

臓器
- 4-21　大網と腹部臓器
- 4-22　網嚢(翻転)
- 4-23　網嚢：横断面
- 4-24　胆嚢と肝外胆管
- 4-25　肝臓の表面
- 4-26　小腸の粘膜と筋層
- 4-27　大腸の粘膜と筋層
- 4-28　腎臓の肉眼的構造
- 4-29　腹壁と内臓：正中(矢状)断
- 4-30　第12胸椎での腹部横断図
- 4-31　第2，第3腰椎間での腹部横断図

腹部

腹部の骨格

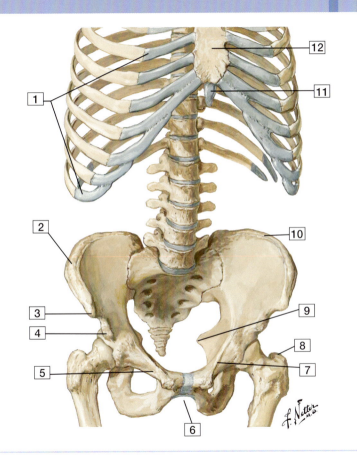

腹部：骨と関節　4-1

前腹壁（外腹斜筋）（浅部）

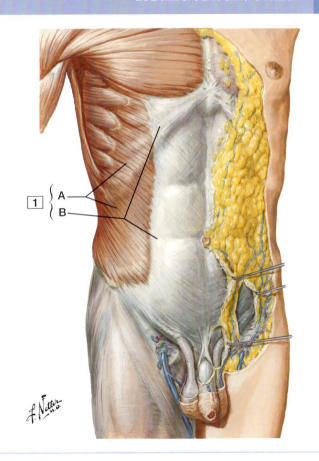

腹部：筋肉　4-2

前腹壁（外腹斜筋）（浅部）

1. 外腹斜筋（A：筋性部，B：腱膜部）External oblique muscle: muscular part(A) and aponeurotic part(B)

起始：下位8肋骨の下縁と外側面から筋性の指状の突起として起始する．

停止：腸骨稜の前半分，上前腸骨棘および第9肋軟骨から上前腸骨棘に至る幅広の腱膜に停止する．腱膜は正中の白線に停止する．

作用：腹腔内臓器を圧排している．両側性に収縮すると脊柱もしくは体幹が屈曲する．左右単独に収縮すると，脊柱が側方に屈曲し，同側の肩を前方にもってくるように回転する．

神経支配：第7-11胸髄[T7-11]の肋間神経と第12胸髄[T12]の肋下神経によって支配される．

コメント：外腹斜筋は腹壁の3層の筋肉の中で，最表層で最大である．

臨床：左側（患者の左側）では，腹壁にある脂肪に富んだキャンパー（Camper）筋膜とその下層の膜性のスカルパ（Scarpa）筋膜が見られる．これらの筋膜は感染の拡大を考える上で重要である．会陰部の液体（例えば尿道が断裂した場合）はスカルパ筋膜とその下層にある外腹斜筋および腱膜を包む深筋膜とのあいだを通って拡散する．

腹部：筋肉　　4-2　アトラス図245を参照

腹部の骨格

1. 肋軟骨 Costal cartilages
2. 腸骨稜 Iliac crest
3. 上前腸骨棘 Anterior superior iliac spine
4. 下前腸骨棘 Anterior inferior iliac spine
5. 恥骨上枝 Superior pubic ramus
6. 恥骨弓 Pubic arch
7. 恥骨櫛 Pecten pubis
8. 大腿骨大転子 Greater trochanter of femur
9. 坐骨棘 Ischial spine
10. 腸骨稜 Iliac crest
11. 剣状突起 Xiphoid process
12. 胸骨体 Body of sternum

臨床：腹壁表面には痛みの部位や関連する解剖学的構造物の部位を判断するための様々な線が想定されている．肋下線は左右の肋軟骨の下縁を結んだ線で，十二指腸下行部を横切る．臍平面は臍および第3-4腰椎[L3-4]間の椎間板を通過する線での断面である．結節間平面は左右の腸骨稜の腸骨結節を結んだ線での断面で，第5腰椎[L5]の椎体の高さに相当する．疼痛のある内臓の部位を判断するため，臨床的に有用な別の方法として，腹部を4つの領域に分ける方法がある．剣状突起から恥骨結合に至る正中線と臍平面によって4つに分ける．この4領域は右上腹部，左上腹部，右下腹部および左下腹部である．

前腹壁（内腹斜筋）

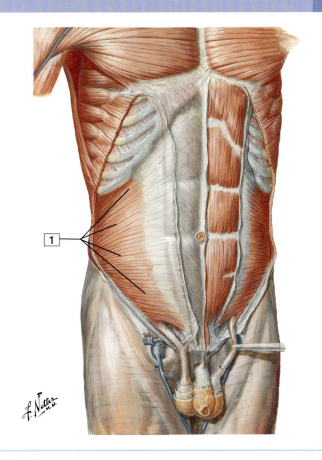

腹部：筋肉

前腹壁（腹直筋）

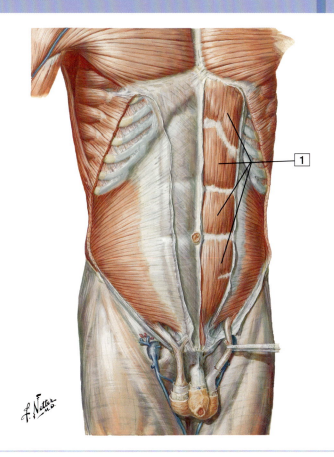

腹部：筋肉

前腹壁（腹直筋）

1. 腹直筋 Rectus abdominis muscle

起始：2つの腱によって下方から起始する．外側の腱は恥骨稜から起始し，内側の腱は対側の腱と混ざりながら，恥骨結合から起始する．

停止：第5-7肋硬骨および剣状突起に停止する．

作用：脊柱もしくは体幹を屈曲させ，前腹壁を緊張させ，肋骨を引き下げる．

神経支配：第7-11肋間神経[T7-11]および肋下神経（第12胸神経[T12]）．

コメント：腹直筋は腹直筋鞘に包まれており，対側の腹直筋とは白線によって分けられている．各腹直筋は3本の腱画とよばれる線維性の帯によって横断され，割れた腹筋（シックスパック（6-pack））を呈する．

臨床：腹痛，特に傷害された臓器（例えば腸，虫垂）が腹壁の内側面の腹膜と接触する場合，患者はある防御的反射を示すことがある．この反射は筋性防御とよばれるが，患部を圧迫している手を離した時反跳圧痛のため腹壁の筋肉が収縮し，腹壁が硬くなることを指す．

腹部：筋肉
4-4
アトラス図246を参照

前腹壁（内腹斜筋）

1. 内腹斜筋 Internal oblique muscle

起始：鼡径靱帯の外側半分，腸骨稜および胸腰筋膜から起始する．

停止：最下位の3，4肋軟骨の下縁，白線，恥骨稜および恥骨櫛に停止する．

作用：腹腔内臓器を圧排している．両側の内腹斜筋が収縮すると脊柱が屈曲する．片側だけ収縮すると，脊柱は側方に屈曲し，対側の肩を前方に動かすように回転する．

神経支配：第7-11胸髄[T7-11]の肋間神経，第12胸髄[T12]の肋下神経および第1腰髄[L1]の腸骨下腹と腸骨鼡径神経によって支配される．

コメント：鼡径部では，内腹斜筋と腹横筋の腱膜は癒合して鼡径鎌（結合腱）を形成する．

臨床：前腹壁の脆弱性によりヘルニアが起きる可能性があり，腹腔内の臓器や脂肪がその脆弱部に飛び出し，腹壁の筋層を膨隆させたり，筋層を破り皮下に飛び出すことがある．よくある腹壁ヘルニアには鼡径ヘルニア，臍ヘルニア，白線ヘルニア（通常上腹部に起こる）および瘢痕ヘルニア（以前に受けた手術痕に起こる）がある．

腹部：筋肉
4-3
アトラス図246を参照

前腹壁(精巣挙筋(挙睾筋)) 前腹壁：深部

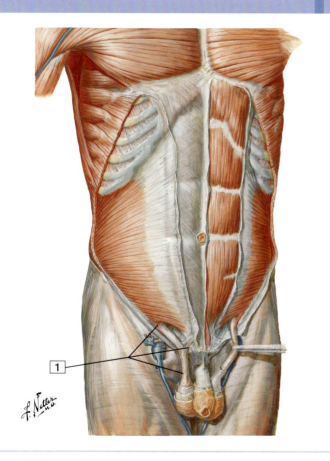
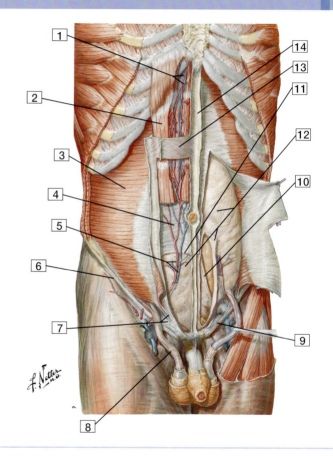

前腹壁：深部

1. 上腹壁動静脈 Superior epigastric vessels
2. 腹直筋 Rectus abdominis muscle
3. 腹横筋 Transversus abdominis muscle
4. 腹直筋鞘後葉 Posterior layer of rectus sheath
5. 下腹壁動静脈 Inferior epigastric vessels
6. 鼡径靭帯(プーパル靭帯) Inguinal ligament (Poupart's ligament)
7. 鼡径鎌(結合腱) Inguinal falx (conjoint tendon)
8. 精巣挙筋(中精巣膜) Cremasteric muscle (middle spermatic fascia)
9. 裂孔靭帯(ギンベルナート靭帯) Lacunar ligament (Gimbernat's ligament)
10. 臍動脈(臍動脈の閉塞部) Medial umbilical ligament (occluded part of umbilical artery)
11. 弓状線 Arcuate line
12. 横筋筋膜 Transversalis fascia
13. 腹直筋鞘前葉 Anterior layer of rectus sheath
14. 白線 Linea alba

コメント：弓状線より上方では腹直筋鞘前葉は外腹斜筋と内腹斜筋の腱膜が癒合することにより形成される．一方，後葉は内腹斜筋と腹横筋の腱膜が癒合することにより形成される．弓状線より下方ではこの3つの筋肉が癒合して1つとなり腹直筋鞘前葉を形成するが，腹直筋の後方は薄い横筋筋膜のみで形成される．

臨床：下腹壁動静脈は外側臍ヒダを形成し上腹壁動静脈と吻合する．上腹壁動静脈は上方に行くと内胸動静脈となる．この長く連結した動脈系は全長にわたり，胸部では肋間動脈，腹部では腰動脈と分節的に吻合しているため，腹壁への血液供給という点で重要である．

4-6
アトラス図247を参照

腹部：筋肉

前腹壁(精巣挙筋(挙睾筋))

1. 精巣挙筋(挙睾筋) Cremaster muscle

起始：この薄い筋肉は鼡径靭帯中央から起始するが，内腹斜筋の続きである．

停止：小さな腱によって恥骨結節と恥骨稜に停止する．

作用：精巣(睾丸)を引き上げる．

神経支配：陰部大腿神経(第1および第2腰神経[L1，L2]由来)陰部枝．

コメント：精巣挙筋の筋線維は，鼡径輪を通過後，精巣挙筋膜(男性の精索を囲む)内に埋め込まれ，精巣をループ状に取り囲んでいる．精索は腹壁に連続する3層の筋膜で被われている．外精筋膜は外腹斜筋腱膜由来，精巣挙筋膜は内腹斜筋由来，内精筋膜は横筋筋膜由来である．

臨床：精巣は通常出生前に陰嚢内に下降する．この下降は健常な生殖細胞の分裂や将来の精子産生にとって必要なことである．人の精巣は体温(37℃(98.6°F))より数度低い状態にないと精子の産生に影響が及ぶことがある．

4-5
アトラス図246を参照

腹部：筋肉

後腹壁（腰方形筋）：内面

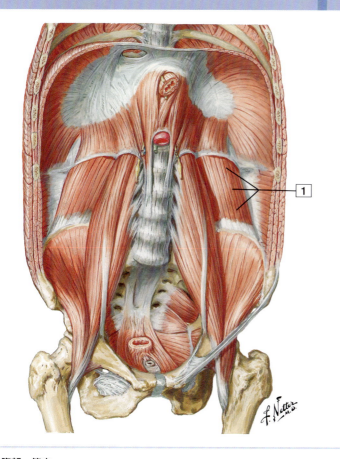

腹部：筋肉　　4-7

後腹壁（横隔膜）：内面

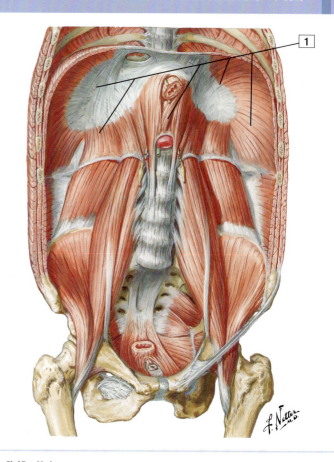

腹部：筋肉　　4-8

後腹壁（横隔膜）：内面

1. 横隔膜 Diaphragm

起始：このドーム型の筋線維性隔壁は胸郭の出口周囲から起始し，胸骨部（剣状突起），肋骨部（下位の6本の肋軟骨および腰椎部（第1-3腰椎[L1-3]）の3つの筋線維部からなる．

停止：筋線維は収束して腱中心に停止する．

作用：肋骨部や腰椎部の横隔膜は，吸気のあいだ，腱中心を前下方に引き下げる．これにより，胸腔の容積は増加し，腹腔の容積は減少する．

神経支配：横隔神経（第3-5頚神経[C3-5]）．

コメント：横隔膜には，下大静脈のための大静脈孔（第8胸椎[T8]の高さ），食道裂孔（第10胸椎[T10]の高さ）および大動脈裂孔（第12胸椎[T12]正面）の3つの大きな孔がある．
横隔膜を大動脈が貫くところには正中弓状靱帯が形成される．横隔膜を大腰筋が貫くところには内側弓状靱帯が形成され，腰方形筋が貫くところには外側弓状靱帯が形成される．

臨床：炎症が起こった腹腔内臓器（例えば胆嚢）が横隔膜下面に接触していると，横隔膜の壁側腹膜に炎症を引き起こすことがある．その痛みは右側の横隔神経（第3-5頚神経[C3-5]）の感覚神経軸索を伝わるので，第3-5頚神経のデルマトームである頚部卜部および肩の領域の痛みとして感じる．このことは腹部の痛みを体表面の痛みとして感じる関連痛の一例である．

後腹壁（腰方形筋）：内面

1. 腰方形筋 Quadratus lumborum muscle

起始：第3-5腰椎[L3-5]の横突起，腸腰靱帯および腸骨稜から起始する．

停止：第12肋骨の下縁および第1-3腰椎[L1-3]の肋骨突起（横突起）に停止する．

作用：骨盤が固定された場合，腰方形筋は腰部の脊柱（体幹）を側方に屈曲させる．また，吸気のあいだ，第12肋骨を固定する役割ももつ．左右の腰方形筋が同時に作用すると，腰部の脊柱の伸展を助ける．

神経支配：肋下神経（第12胸神経[T12]および第1-4腰神経[L1-4]）．

コメント：上方では横隔膜が外側弓状靱帯（腰肋弓）を形成し，腰方形筋の上に位置する．

臨床：腰肋三角（外側弓状靱帯のすぐ上外側に存在する）は横隔膜の肋骨部と腰椎部のあいだで，筋肉がない領域である．外傷や腹腔内圧の上昇でこの三角部が脆弱となり上方の胸腔に向けて腹腔内臓器のヘルニアが起こることがある．

腹部の自律神経と神経節

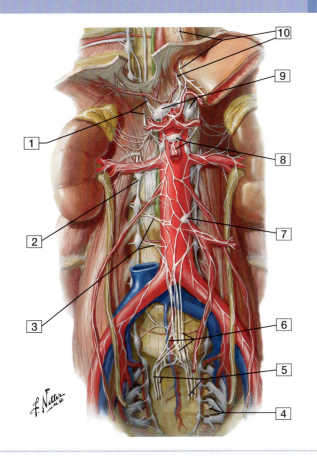

腹部：神経　4-9

自律神経反射路（概略図）

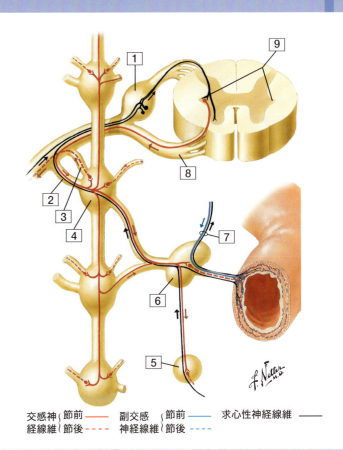

交感神経線維 ｛節前 ——　節後 ----　副交感神経線維 ｛節前 ——　節後 ----　求心性神経線維 ——

腹部：神経　4-10

自律神経反射路(概略図)

1. 後根(脊髄)神経節 Dorsal root (spinal) ganglion
2. 白交通枝 White ramus communicans
3. 灰白交通枝 Gray ramus communicans
4. [交感神経]幹神経節 Ganglion of sympathetic trunk
5. 上腸間膜動脈神経節 Superior mesenteric ganglion
6. 腹腔神経節 Celiac ganglion
7. 迷走神経(脳神経Ⅹ[CN Ⅹ])Vagus nerve
8. 前根 Ventral (anterior) root
9. 灰白質側角 Intermediolateral cell column

コメント：本図は腹部内臓に対する交感神経と副交感神経の原則的な神経支配を示す．
交感神経節前線維は，交感神経幹の神経節でシナプスを形成したり，内臓神経を経由して(本図のように)腹腔神経節や上腸間膜動脈神経節といった動脈近傍の神経節でシナプスを形成したり，神経節を経ず，直接副腎髄質へ至る(本図では示されていない)．
上2/3の腹部内臓への副交感神経線維は迷走神経由来である．この節前線維は支配する臓器の壁に直接到達し，臓器の壁の神経節に終わる．ここから短い節後線維が起こる．

臨床：腸からの痛覚(多くは腸の拡張や炎症に由来)は第5胸神経[T5]から第2腰神経[L2]の高さの後根神経節にある神経細胞体からの求心性神経によって伝えられる．それゆえ，内臓の痛みは，しばしば内臓からの求心性(感覚)の入力を受ける脊髄部分が支配するデルマトームと関連する．これを関連痛とよぶ．

腹部：神経　4-10　アトラス図304を参照

腹部の自律神経と神経節

1. 右大および小内臓神経 Right greater and lesser splanchnic nerves
2. 右交感神経幹 Right sympathetic trunk
3. 第2および第3腰内臓神経 2nd and 3rd lumbar splanchnic nerves
4. 骨盤内臓神経 Pelvic splanchnic nerves
5. 下下腹(骨盤)神経叢に行く右および左下腹神経 Right and left hypogastric nerves to inferior hypogastric (pelvic) plexus
6. 上下腹神経叢 Superior hypogastric plexus
7. 下腸間膜動脈神経節 Inferior mesenteric ganglion
8. 上腸間膜動脈神経節および神経叢 Superior mesenteric ganglion and plexus
9. 腹腔神経節 Celiac ganglia
10. 前, 後迷走神経幹 Vagal trunks: Anterior and Posterior

コメント：交感神経と副交感神経の両方が腹腔の臓器を支配する．胸内臓神経(第5-12胸髄[T5-12]レベル)と腰内臓神経(上部腰髄レベル)を走行する交感神経は，主として3つの主要な神経節，すなわち腹腔神経節，上腸間膜動脈神経節，下腸間膜動脈神経節でシナプスを形成する．この中の下腸間膜動脈神経節から続く神経叢は上下腹神経叢となり，骨盤臓器の交感神経支配を行う．
上2/3の腹部内臓(胎生期の前腸および中腸に由来する)に対する副交感神経支配は迷走神経に由来する．残りの腹部臓器と骨盤臓器(胎生期の後腸)の副交感神経支配は，骨盤内臓神経を通して第2-4仙骨神経[S2-4]に由来する．
自律神経線維の大部分は腹腔動脈，上腸間膜動脈および下腸間膜動脈から分岐する血管に沿って臓器に到達する．

臨床：腸への自律神経線維は腸管神経系の神経節細胞でシナプスを形成し，筋層間や粘膜下の神経節を含む神経叢は腸管機能の微妙な制御を行う．

腹部：神経　4-9　アトラス図297を参照

腎臓，尿管および膀胱の神経

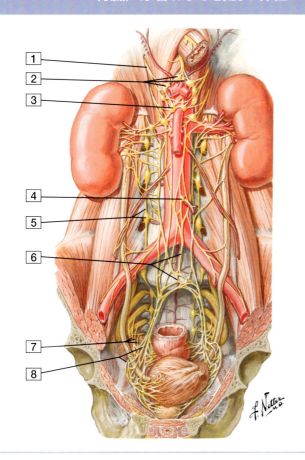

腹部：神経

内臓の関連痛

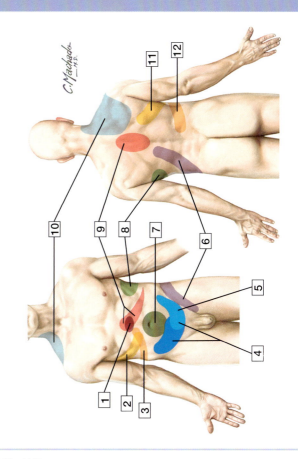

腹部：神経

内臓の関連痛

1. 十二指腸と膵頭部 Duodenum and head of the pancreas
2. 胆嚢 Gallbladder
3. 肝臓 Liver
4. 盲腸と大腸 Cecum and colon
5. S状結腸 Sigmoid colon
6. 腎臓 Kidney
7. 小腸 Small intestine
8. 脾臓 Spleen
9. 胃 Stomach
10. 肝臓, 胆嚢, 十二指腸(横隔膜の炎症)Liver, gallbladder, and duodenum (irritation of diaphragm)
11. 胆嚢 Gallbladder
12. 肝臓 Liver

コメント:腹部内臓の痛覚はおおよそ胸および腰内臓神経(第5胸神経[T5]から第2腰神経[L2])が起こる脊髄に入力してくる. 内臓痛は個々のデルマトーム上の体性痛(皮膚や筋骨格)として感じ, これを関連痛とよぶ.
内臓からの入力線維の神経細胞体は個々の脊髄レベルの後根神経節にある.

臨床:大部分の内臓痛は炎症, 虚血, 拡張や圧排による刺激に関連している. 体表上での内臓痛の位置を知っていることは臨床診断上重要である. ある内臓痛(例えば胃, 胆嚢および脾臓からの)は本図に示すように体幹の前壁と後壁の両方に関与する.

腎臓, 尿管および膀胱の神経

1. 大内臓神経 Greater splanchnic nerve
2. 腹腔神経節および神経叢 Celiac ganglia and plexus
3. 上腸間膜動脈神経節 Superior mesenteric ganglion
4. 下腸間膜動脈神経節 Inferior mesenteric ganglion
5. 交感神経幹および神経節 Sympathetic trunk and ganglion
6. 上下腹神経叢 Superior hypogastric plexus
7. 骨盤内臓神経 Pelvic splanchnic nerves
8. 尿管周囲ループを伴う下下腹(骨盤)神経叢と尿管下部に行く枝 Inferior hypogastric (pelvic) plexus with peri-ureteric loops and branches to lower ureter

コメント:上腸間膜動脈神経節から起こる密な交感神経叢は, 腎臓へ向かう. 骨盤臓器への交感神経は, 下腸間膜動脈神経節の下方で形成された上下腹神経叢から起こる. この神経は骨盤臓器の左右で下下腹神経叢へ向かう.
腎臓への副交感神経線維は迷走神経から起こる. 骨盤臓器と下腹部内臓は第2-4仙骨神経[S2-4]レベルから起こる骨盤内臓神経からの副交感神経線維を受ける.

臨床:腎臓から尿管を通過する腎結石の痛み(腎仙痛)は, 通常, 結石が骨盤内の膀胱に向けて移動していくので腰から鼠径にかけて感じる. その痛みは内臓の求心性神経を介して伝わるので, その高さ(第11胸神経[T11]から第2腰神経[L2])の脊髄の後根神経節のデルマトーム領域に痛みを感じる.

前腹壁の静脈

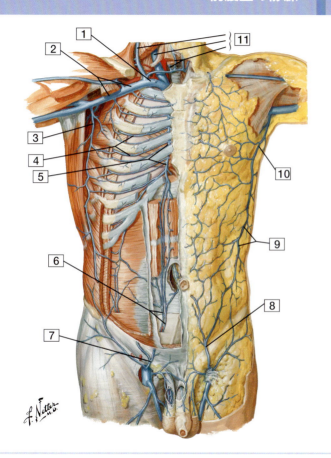

腹部：血管　　4-13

鼡径管と精索

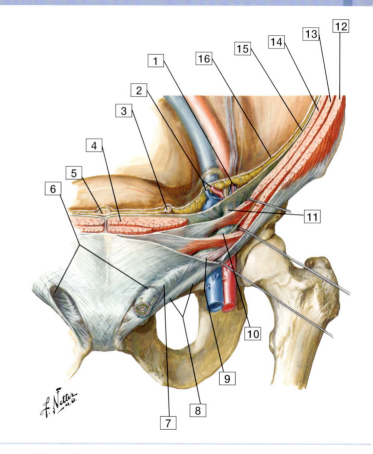

腹部：血管　　4-14

鼡径管と精索

1. 精巣動静脈と陰部大腿神経陰部枝 Testicular vessels and genital branch of the genitofemoral nerve
2. 下腹壁動静脈 Inferior epigastric vessels
3. 臍動脈索(臍動脈の閉塞部) Medial umbilical ligament (occluded part of umbilical artery)
4. 腹直筋 Rectus abdominis muscle
5. 正中臍索(尿膜) Median umbilical ligament (urachus)
6. 浅鼡径輪 Superficial inguinal rings
7. 脚間線維 Intercrural fibers
8. 鼡径靱帯(プパール靱帯) Inguinal ligament (Poupart's ligament)
9. 精巣挙筋 Cremasteric muscle
10. 精索 Spermatic cord
11. 内精筋膜(深鼡径輪での横筋筋膜からの) Internal spermatic fascia (from transversalis fascia at deep inguinal ring)
12. 外腹斜筋 External abdominal oblique muscle
13. 内腹斜筋 Internal abdominal oblique muscle
14. 腹横筋 Transversus abdominis muscle
15. 横筋筋膜 Transversalis fascia
16. 腹膜 Peritoneum

コメント：鼡径管は深鼡径輪から浅鼡径輪に至る管状構造である．男性では精索がこの管の中を通っている．

臨床：間接鼡径ヘルニア(鼡径ヘルニアの75%)は下腹壁動静脈の外側に起こり深鼡径輪と鼡径管の中に脱出する．ヘルニア内容は精索の内精筋膜に包まれている．
直接鼡径ヘルニアは下腹壁動静脈の内側(ヘッセルバッハ(Hesselbach)の三角)に起こり，鼡径管後壁そのものが弱くなったために起こり，精索とは離れており無関係である．

腹部：血管　4-14
アトラス図256を参照

前腹壁の静脈

1. 鎖骨下静脈 Subclavian vein
2. 腋窩静脈 Axillary vein
3. 外側胸静脈 Lateral thoracic vein
4. 前肋間静脈 Anterior intercostal veins
5. 内胸静脈 Internal thoracic vein
6. 下腹壁静脈 Inferior epigastric veins
7. 浅腹壁静脈 Superficial epigastric vein
8. 浅腹壁静脈 Superficial epigastric vein
9. 胸腹壁静脈 Thoraco-epigastric vein
10. 外側胸静脈 Lateral thoracic vein
11. 外頚静脈，内頚静脈，前頚静脈 Jugular veins (External; Internal; Anterior)

コメント：前腹壁の静脈は血液を心臓に返すため，浅層で血管網を形成しており，重要な血管吻合である．鼡径部へ流れる浅腹壁静脈と腋窩静脈へ流れる外側胸静脈のあいだの吻合もその1つである．さらに深部においては，下腹壁静脈と浅腹壁静脈および内胸静脈の吻合が見られる．
本図において，左側は皮下脂肪組織内の浅い静脈を示し，右側では前腹壁の筋肉内での深い静脈を示す．

臨床：四肢や頭頚部において見られるように，胸部や腹部骨盤部の静脈も，浅層と深層間には多数の吻合を有する構造となっている．これらの静脈の吻合があることによって，静脈血は必要なら異なる経路で心臓に戻ることができる．この吻合はある静脈経路が閉塞した場合に重要である．

腹部：血管　4-13
アトラス図252を参照

胃，肝臓および脾臓の動脈

大腸の動脈

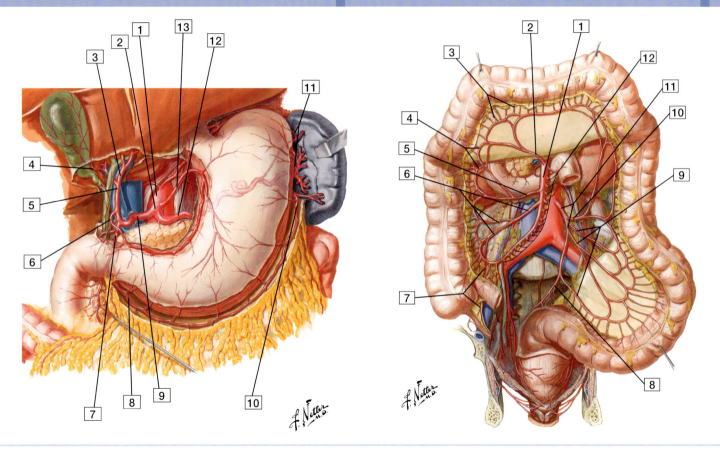

腹部：血管

4-15

腹部：血管

4-16

大腸の動脈

1. 上腸間膜動脈 Superior mesenteric artery
2. 中結腸動脈 Middle colic artery
3. 直動脈 Straight arteries (arteriae rectae)
4. 辺縁動脈 Marginal artery
5. 右結腸動脈 Right colic artery
6. 回結腸動脈（結腸枝，回腸枝）Ileocolic artery (Colic branch; Ileal branch)
7. 虫垂動脈 Appendicular artery
8. 上直腸動脈 Superior rectal artery
9. S状結腸動脈 Sigmoid arteries
10. 左結腸動脈 Left colic artery
11. 下腸間膜動脈 Inferior mesenteric artery
12. 空腸および回腸（小腸）動脈 Jejunal and ileal (intestinal) arteries

コメント：上腸間膜動脈は，胎生期の中腸に由来する消化管を栄養する．上腸間膜動脈から，膵臓の一部，十二指腸遠位部，小腸のすべて，虫垂，上行結腸，横行結腸の大部分を栄養する血管が出る．
下腸間膜動脈は胎生期の後腸に由来する横行結腸遠位部，下行結腸ならびにS状結腸，直腸の上部を栄養する．

臨床：上腸間膜動脈の枝と下腸間膜動脈の枝のあいだには血管吻合がある．腸のある領域の血流が障害されると，通常，その吻合血管を介する側副血行により，障害領域への血液供給が可能となる．

胃，肝臓および脾臓の動脈

1. 腹大動脈 Abdominal aorta
2. 腹腔動脈 Celiac trunk
3. 固有肝動脈左枝 Left hepatic artery
4. 胆嚢動脈 Cystic artery
5. 固有肝動脈 Hepatic artery proper
6. 右胃動脈 Right gastric artery
7. 胃十二指腸動脈 Gastroduodenal artery
8. 右胃大網動脈 Right gastro-omental (gastro-epiploic) artery
9. 総肝動脈 Common hepatic artery
10. 左胃大網動脈 Left gastro-omental (gastro-epiploic) artery
11. 短胃動脈 Short gastric arteries
12. 脾動脈 Splenic artery
13. 左胃動脈 Left gastric artery

コメント：腹腔動脈は，胎生期の前腸由来の臓器と中胚葉由来である脾臓を栄養する．腹腔動脈は，左胃動脈，総肝動脈および脾動脈に分岐する．これらの主要な3本の動脈は，肝臓と胆嚢，膵臓の一部，脾臓，胃および近位十二指腸を栄養する．

臨床：腹腔内の上腹部は，病態生理学的な過程に引き続き，疼痛がよく起こる部位なので臨床的に重要な領域となる．この領域には胃や十二指腸，脾臓，膵臓，肝臓および胆嚢のような重要な構造物がすべてあり，その痛みは上腹部および第5-9あるいは第10胸髄[T5-9，T10]レベルのデルマトーム上に生じる．上腹部には多くの臓器や血管が存在するので，医師は上腹部痛の局在部位を明らかにするため，よく問診を行い，身体所見をとらなければならない．

後腹壁の動脈

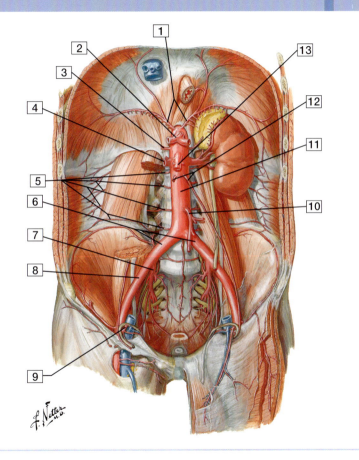

腎動静脈

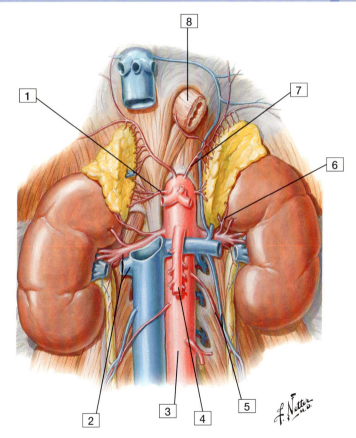

腹部：血管   4-17   腹部：血管   4-18

腎動静脈

1. 右中副腎（腎上体）動脈 Right middle suprarenal artery
2. 右腎動静脈 Right renal artery and vein
3. 腹大動脈 Abdominal aorta
4. 上腸間膜動脈（切断）Superior mesenteric artery (cut)
5. 左精巣（卵巣）動脈 Left testicular (ovarian) artery and vein
6. 左下副腎（腎上体）動脈 Left inferior suprarenal artery
7. 左下横隔動脈 Left inferior phrenic artery
8. 食道 Esophagus

コメント：腹大動脈は，腹部骨盤腔の腺構造を持つ器官に対して3対の動脈を分岐する．この動脈は，中副腎動脈，左右の腎動脈，および左右の性腺（卵巣もしくは精巣）動脈である．
内分泌腺の副腎は，下横隔動脈からの上副腎動脈，大動脈から直接分岐する中副腎動脈および腎動脈から分岐する下副腎動脈から豊富な血液供給を受ける．
副腎と腎臓は後腹膜臓器である．右の腎臓は右側に肝臓があるため左より低い位置にある．右の副腎は通常錐体状であり，左は半月状である．

臨床：腎臓はその発生の過程で分節的に血液供給を受け，また分葉構造を呈しているため，腎動静脈が複数存在することは珍しいことではない．そのため，外科医は腹部のこの領域を手術する際には腎動静脈の破格に注意しなければならない．

後腹壁の動脈

1. 下横隔動脈 Inferior phrenic arteries
2. 総肝，左胃および脾動脈が分岐する腹腔動脈 Celiac trunk with common hepatic, left gastric, and splenic arteries
3. 中副腎（腎上体）動脈 Middle suprarenal artery
4. 右腎動脈 Right renal artery
5. 第1～4右腰動脈 1st to 4th right lumbar arteries
6. 総腸骨動脈 Common iliac arteries
7. 内腸骨動脈 Internal iliac artery
8. 外腸骨動脈 External iliac artery
9. 下腹壁動脈 Inferior epigastric artery
10. 下腸間膜動脈 Inferior mesenteric artery
11. 腹大動脈 Abdominal aorta
12. 精巣（卵巣）動脈 Testicular (ovarian) arteries
13. 上腸間膜動脈 Superior mesenteric artery

コメント：腹大動脈は横隔膜の大動脈裂孔（第12胸椎[T12]の高さ）を通り，腹部に入り，第4腰椎[L4]の前方で総腸骨動脈に分岐する．
腹大動脈は腹部骨盤部の臓器および後腹壁を栄養する．胃と腸管を栄養する3本の不対の血管が，腹腔動脈，上腸間膜動脈および下腸間膜動脈である．腺構造を持つ器官を栄養する動脈は対をなし，中副腎動脈，腎動脈および性腺動脈がある．腹大動脈の壁側枝は後腹壁を栄養し，下横隔動脈，4対の腰動脈および正中仙骨動脈がある．

臨床：太い血管の動脈瘤（動脈壁の膨隆）は様々な原因で起こる．腎動脈起始部より下方で総腸骨動脈分岐部より上方の腹大動脈は大動脈瘤の好発部位である．しばしば腸骨動脈も巻き込まれる．通常外科的治療の対象となり，破裂の危険がある場合は緊急手術の対象となる．

後腹壁の静脈

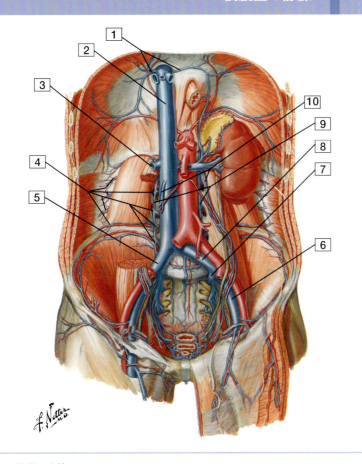

腹部：血管　4-19

門脈系（門脈大静脈吻合）

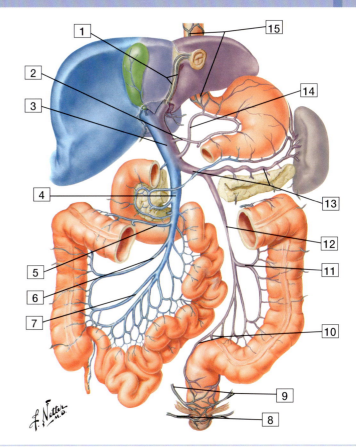

腹部：血管　4-20

門脈系（門脈大静脈吻合）

1. 臍傍静脈 Para-umbilical veins
2. 右胃静脈 Right gastric vein
3. 肝門脈 Hepatic portal vein
4. 上腸間膜静脈 Superior mesenteric vein
5. 中結腸静脈 Middle colic vein
6. 右結腸静脈 Right colic vein
7. 回結腸静脈 Ileocolic vein
8. 下直腸静脈 Inferior rectal veins
9. 中直腸静脈 Middle rectal veins
10. 左および右上直腸静脈 Left and right superior rectal veins
11. 左結腸静脈 Left colic vein
12. 下腸間膜静脈 Inferior mesenteric vein
13. 脾静脈 Splenic vein
14. 左胃静脈 Left gastric vein
15. 食道静脈 Esophageal veins

コメント：肝門脈は脾静脈と上腸間膜静脈が合流して形成される．

臨床：門脈大静脈吻合で重要な場所は，食道周囲，臍周囲，直腸周囲と消化管が後腹膜臓器として存在する場所である．
門脈の血流が減少し肝臓を灌流しなくなると，静脈血は上記の門脈大静脈吻合を介して心臓に戻ることになる．また同様に，下大静脈が部分的に圧排されたり，閉塞したりすると，静脈血は門脈大静脈系を介して門脈系に流れ込む．

腹部：血管

4-20
アトラス図292を参照

後腹壁の静脈

1. 下横隔静脈 Inferior phrenic veins
2. 下大静脈 Inferior vena cava
3. 右腎静脈 Right renal vein
4. 第1-4右腰静脈 1st to 4th right lumbar veins
5. 総腸骨静脈 Common iliac vein
6. 外腸骨静脈 External iliac vein
7. 内腸骨静脈 Internal iliac vein
8. 総腸骨静脈 Common iliac vein
9. 上行腰静脈 Ascending lumbar veins
10. 卵巣（精巣）静脈 Ovarian (testicular) veins

コメント：下大静脈は第8胸椎[T8]の高さで横隔膜を貫き，右心房に流入する．横隔膜の直下で，肝臓からの2ないし3本の肝静脈が下大静脈に流入する．
下大静脈の主要な枝は，腹大動脈から起こる動脈の枝の多くに対応している．通常，この静脈の枝には，総腸骨静脈，数対の腰静脈，性腺（精巣もしくは卵巣）静脈，腎静脈，奇静脈，副腎静脈，下横隔静脈および肝静脈がある．胃と腸管および脾臓から還流する静脈は門脈系を形成する．

臨床：静脈の数および位置は変化に富む．また，消化管の門脈系のような特殊な静脈系には多くの吻合があるように，浅層と深層の静脈のあいだにも多数の吻合がある．これらの静脈系には弁がなく，血液は圧勾配に従ってどちらの方向にも流れる．

腹部：血管

4-19
アトラス図260を参照

大網と腹部臓器

網嚢（翻転）

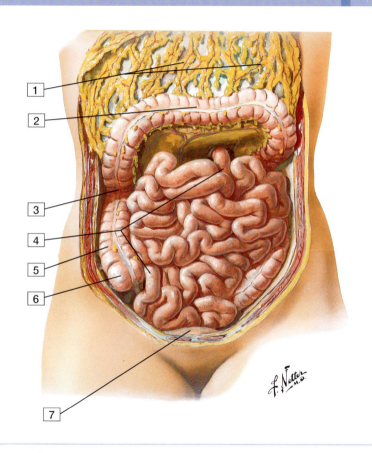

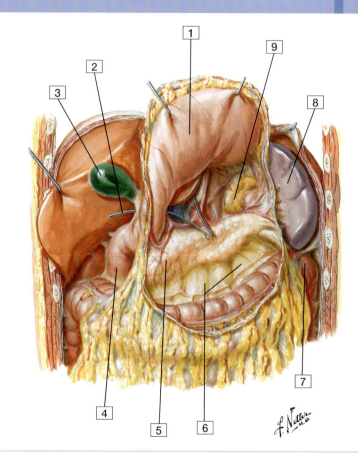

腹部：臓器　　4-21　　腹部：臓器　　4-22

網嚢（翻転）

1. 胃（後面）（胃は上方へ翻転）Stomach (posterior surface)
2. 網嚢孔より網嚢内に挿入したプローブ Probe in omental (epiploic) foramen
3. 胆嚢 Gallbladder
4. 十二指腸下行部（第2部）Descending (2nd) part of duodenum
5. 膵頭（腹膜後）Head of pancreas (retroperitoneal)
6. 横行結腸間膜 Transverse mesocolon
7. 左結腸（脾）曲 Left colic (splenic) flexure
8. 脾臓 Spleen
9. 左副腎（腎上体）（腹膜後）Left suprarenal (adrenal) gland (retroperitoneal)

コメント：本図では大網は切開され、胃が挙上されている。そのため、胃の後方で、腹膜後の膵臓の前方にある網嚢（小腹膜嚢（残る腹骨盤腔を大腹膜嚢とよぶ））を見ることができる。
プローブが網嚢孔（ウィンスロー（Winslow）孔）を通して網嚢に挿入されている。網嚢孔の前面には肝十二指腸間膜があり、これは小網の一部（残りの部分は肝胃間膜である）を形成している。肝十二指腸間膜の中には固有肝動脈、総胆管および門脈が走行する。
本図では、十二指腸は第2部の一部のみが見えている。十二指腸は膵臓と同様、発生過程で腹腔の後方に位置するようになった（二次的な）腹膜後臓器である。

臨床：胃潰瘍の後壁穿孔では、胃内容物が網嚢に漏れ、酸性の胃液が膵臓を溶かすことがある。また、膵臓癌は、十二指腸、胃、もしくは脾臓が近接した位置にあるので、これらの臓器に浸潤することがある。

大網と腹部臓器

1. 大網（上方に翻転）Greater omentum (turned up)
2. 横行結腸（上方に翻転）Transverse colon (turned up)
3. 右結腸（肝）曲 Right colic (hepatic) flexure
4. 小腸（空腸および回腸）Small intestine (jejunum and ileum)
5. 上行結腸 Ascending colon
6. 盲腸 Cecum
7. 膀胱 Urinary bladder

コメント：腹骨盤腔は潜在的な空間である。壁側腹膜は腹壁内面を裏打ちし、内臓に向かって折り返して臓側腹膜となる。
本図では、上行結腸、横行結腸および下行結腸の一部が空腸と回腸からなる小腸を縁取っているのがわかる。脂肪組織が付着した大網は上方に翻転しているが、その基部で横行結腸の縁に付着しているのがわかる。

臨床：腹膜腔や腹腔臓器に炎症が起こると、大網は炎症部位に移動し、癒着することにより炎症部位を隔離する。これによりほかの腹膜腔への感染を防御することになる。この働きのため、大網はしばしば腹部の警察官とよばれる。また、大網は腹部の様々な臓器から発生する原発癌の転移場所となる。

網嚢：横断面

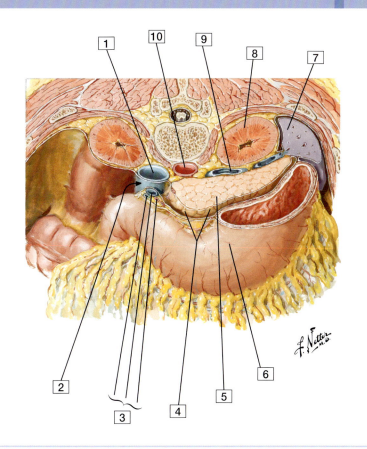

胆嚢と肝外胆管

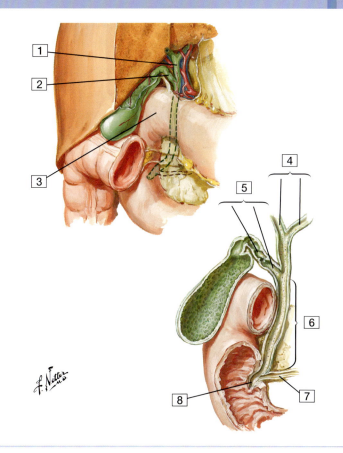

4-23　腹部：臓器

4-24　腹部：臓器

胆嚢と肝外胆管

1. 総肝管 Common hepatic duct
2. 胆嚢管 Cystic duct
3. 十二指腸上部(第1部) Superior (1st) part of duodenum
4. 肝管(右，左) Hepatic ducts (Right; Left)
5. 胆嚢管(ラセンヒダ，平滑部) Cystic duct (Spiral fold; Smooth part)
6. 総胆管 Common bile duct
7. 膵管 Pancreatic duct
8. 胆膵管膨大部(ファーター膨大部) Hepatopancreatic ampulla (of Vater)

コメント：胆汁は肝臓から，左右の肝管を経て総胆管に流れ込む．総肝管からは，胆嚢管経由で胆嚢へ流れ込み，そこで濃縮，貯蔵される．自律神経やコレシストキニンによって刺激されると，胆嚢は収縮して胆汁を胆嚢管に送り出す．次に胆汁は総胆管を通って，大十二指腸乳頭から十二指腸下行部へ分泌される．大十二指腸乳頭では，総胆管が主膵管と合流し，胆膵管膨大部(ファーター(Vater)膨大部)を形成する．

臨床：胆石は成人の10-20％に起こり，危険因子は加齢，肥満および女性であることである．胆石の約80％はコレステロール結石であり残り約20％が色素(ビリルビンカルシウム系)結石である．胆石は胆嚢から十二指腸への胆汁の排泄を妨げ炎症(胆嚢炎)を起こしたり，また胆膵管膨大部を閉塞し，膵臓の外分泌を障害したりすることがある．急性胆嚢炎では右乳房直下から右肩甲骨下角直下の背中まで外側に広がる放散痛を伴い，その痛みは右上の上腹部に感じる．

網嚢：横断面

1. 下大静脈 Inferior vena cava
2. 網嚢孔(Winslow孔) Omental (epiploic) foramen (of Winslow)
3. 門脈(肝)三つ組(総胆管，門脈，固有肝動脈) Portal (hepatic) triad (common) bile duct, portal vein, proper Hepatic artery
4. 網嚢(小腹膜嚢) Omental bursa (lesser sac)
5. 膵臓 Pancreas
6. 胃 Stomach
7. 脾臓 Spleen
8. 左腎臓 Left kidney
9. 脾静脈 Splenic vein
10. 腹大動脈 Abdominal aorta

コメント：網嚢(小腹膜嚢)は胃の後方で，腹膜後の膵臓の前方に位置する．網嚢へは網嚢孔(ウィンスロー(Winslow)孔)とよばれる小さい孔を通じて到達できる．網嚢以外の腹骨盤腔は大腹膜嚢とよばれる．
門脈(肝)三つ組は小網の一部(残りの部分は肝胃間膜である)である肝十二指腸間膜の中を走行する．この三つ組のすぐ後方には下大静脈が走行する(下大静脈と腹大動脈は腹膜後に存在する)．

臨床：膵臓とその近接する多くの重要な上腹部の器官：十二指腸，胃，脾臓，左の腎臓と副腎，大動脈および下大静脈に注意しなさい．腹膜後臓器の膵臓の癌や外傷は，これら近接するあらゆる器官に障害を及ぼす可能性がある．

肝臓の表面

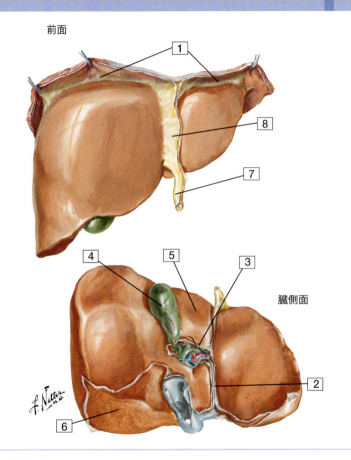

前面

臓側面

腹部：臓器　4-25

小腸の粘膜と筋層

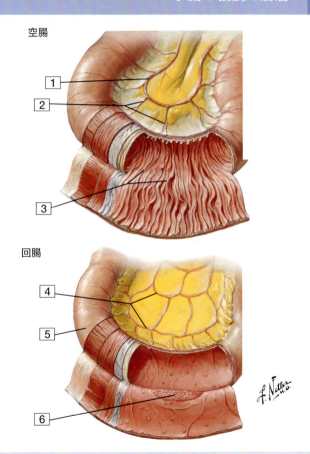

空腸

回腸

腹部：臓器　4-26

小腸の粘膜と筋層

1. 空腸動脈の吻合ループ（アーケイド）Anastomotic loop (arcade) of jejunal arteries
2. 直動脈 Straight arteries (arteriae rectae)
3. 輪状ヒダ（ケルクリング弁）Circular folds (valves of Kerckring)
4. 回腸動脈の吻合ループ（アーケイド）Anastomotic loops (arcades) of ileal arteries
5. 漿膜（臓側腹膜）Serosa (visceral peritoneum)
6. 集合リンパ小節（パイエル板）Aggregate lymphoid nodules (Peyer's patches)

コメント：小腸は十二指腸（二次的に腹膜後臓器となる），空腸（腸間膜を有する）および回腸（腸間膜を有する）からなる．空腸は腸間膜を有する小腸の中枢側2/5であり，回腸は末梢側3/5である．
空腸と回腸を区別する肉眼的特徴がいくつかある．空腸のほうが，直径が大きく，動脈アーケイドからの直動脈が長い．また空腸のほうが腸間膜に脂肪が少なく，その内壁の粘膜の輪状ヒダが顕著である．小腸の末梢に行くと集合リンパ小節（パイエル板）が多くなる．

臨床：クローン(Crohn)病は特発性の炎症性腸疾患であり，消化管のどの領域にでも起こる可能性があるが，通常小腸と結腸に見られる．この疾患では腹痛（臍周囲もしくは右下1/4領域），下痢，発熱およびそのほかいくつかの症状が見られ，15-30才までに好発する．

肝臓の表面

1. 肝冠状間膜 Coronary ligament
2. 静脈管索裂 Fissure for ligamentum venosum
3. 肝門脈 Porta hepatis
4. 胆嚢 Gallbladder
5. 方形葉 Quadrate lobe
6. 無漿膜野 Bare area
7. 肝鎌状間膜の遊離縁を形成している肝円索（遺残し閉塞した臍静脈）Round ligament (ligamentum teres) of liver (obliterated umbilical vein) forming free border of falciform ligament
8. 肝鎌状間膜 Falciform ligament

コメント：臓側腹膜は肝鎌状間膜と肝冠状間膜のところで折り返して肝臓の左葉右葉の表面から離れ，横隔膜の表面に移行する．肝臓の無漿膜野は，肝臓が直接横隔膜に接しているため臓側腹膜に覆われていない領域を指す．
肝円索は閉塞した臍静脈で，肝鎌状間膜の自由縁に見ることができる．肝円索は，胎児に見られた静脈管が癒合閉塞した静脈管索と連続している．出生前はこの経路を通って，胎盤からの臍帯血が肝臓を迂回し，直接下大静脈に流れ込み，心臓に向かうことができる．
肝臓は人体の中で最大の実質臓器（皮膚は実質臓器以外を含めて最大の器官）であり，胆汁の産生と分泌，栄養の貯蔵庫そして細胞のエネルギー源や血漿タンパクおよび血液凝固因子の産生そして解毒作用や貪食作用の機能を有している．

臨床：肝硬変は多くは肝臓の不可逆的な疾患である．原因としてはアルコール性肝障害(60-70%)，ウイルス性肝炎，胆道疾患，先天性ヘモクロマトーシスおよび突発性肝硬変がある．

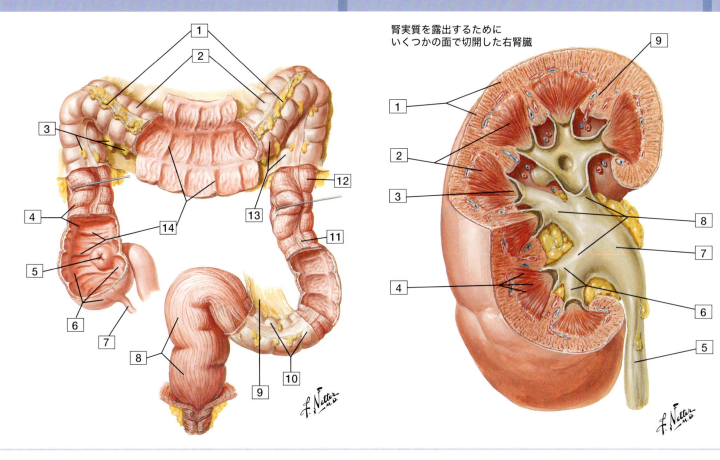

腎臓の肉眼的構造

1. 腎皮質 Cortex
2. 腎髄質(腎錐体) Medulla (pyramids)
3. 腎乳頭 Renal papilla
4. 髄放線 Medullary rays
5. 尿管 Ureter
6. 小腎杯 Minor calyces
7. 腎盤(腎盂) Renal pelvis
8. 大腎杯 Major calyces
9. 腎柱 Renal column

コメント：肉眼レベルで腎臓内部は，外側の腎皮質と内側の腎髄質に分けられる．各腎錐体の先端には腎乳頭があり，ここにネフロンからの集合管が開口し，尿が小および大腎杯に流れる．いくつかの大腎杯は合して腎盤(腎盂)を形成し，腎盤は腎門で腎臓を出て尿管となる．尿管は尿を膀胱まで運ぶ．

> 臨床：腎結石は腎臓の中で形成され，集尿系に入り腎仙痛(腰から鼠径部にかけての痛み)を引き起こし，腎臓から膀胱までの尿の排泄路を閉塞することがある．閉塞がよく起こる場所は3箇所あり，腎門の腎盂尿管移行部，骨盤上口部で尿管が総腸骨動脈と交叉するところ，そして尿管膀胱移行部で尿管が膀胱壁の排尿筋を通過するところである．

腹部：臓器　4-28
アトラス図311を参照

大腸の粘膜と筋層

1. 大網(切除) Greater omentum (cut away)
2. 横行結腸 Transverse colon
3. 大網(腹膜)垂(脂肪垂) Omental (epiploic) appendices (fat)
4. 上行結腸 Ascending colon
5. 回腸口 Ileal orifice
6. 盲腸 Cecum
7. 虫垂 Appendix
8. 直腸 Rectum
9. S状結腸間膜 Sigmoid mesocolon
10. S状結腸 Sigmoid colon
11. 結腸ヒモ Taeniae coli
12. 下行結腸 Descending colon
13. 結腸膨起 Haustra
14. 半月ヒダ Semilunar folds

コメント：大腸は盲腸(虫垂を含む)，上行結腸，横行結腸，下行結腸，S状結腸，直腸と肛門管から構成される．
脂肪垂(腹膜垂)，結腸ヒモとよばれる3本の縦走平滑筋束，結腸膨起は結腸の特徴である．機能的には結腸は便として排泄のために，消化されなかった腸管内容物の脱水と圧縮を行う．水分と電解質の再吸収および生体防御も結腸の重要な役割である．
横行結腸とS状結腸は腹腔内臓器であり腸間膜により吊り下げられている．

> 臨床：米国において結腸直腸の癌は部位別死亡率において肺癌に次いで2位であり，癌による死亡の15%ほどを示す*．

*訳注：日本でも部位別死亡率は第2位で，癌による死亡の13.6%(『2015年のがん罹患数，死亡数予測』国立がん研究センター，2015．より)

腹部：臓器　4-27
アトラス図276を参照
アトラス図369-374も参照

腹壁と内臓：正中（矢状）断

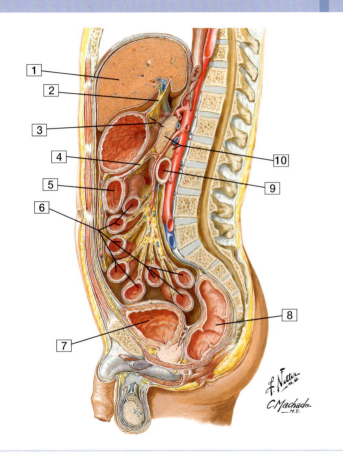

腹部：臓器　　4-29

第12胸椎での腹部横断図

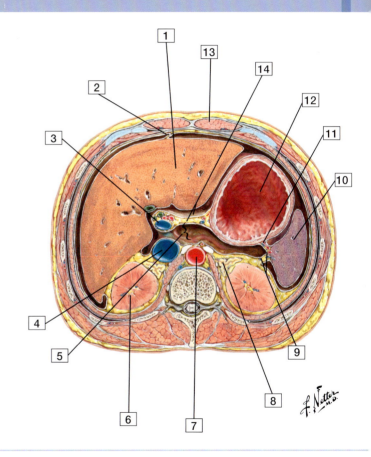

腹部：臓器　　4-30

第12胸椎での腹部横断図

1. 肝臓 Liver
2. 肝鎌状間膜 Falciform ligament
3. 門脈 Portal vein
4. 下大静脈 Inferior vena cava
5. 網嚢(小腹膜嚢)Omental bursa (lesser sac)
6. 右腎臓 Right kidney
7. 腹大動脈 Abdominal aorta
8. 左副腎(腎上体)Left suprarenal (adrenal) gland
9. 脾動静脈を容れた脾腎ヒダ Splenorenal ligament with splenic vessels
10. 脾臓 Spleen
11. 短胃動静脈を容れた胃脾間膜 Gastrosplenic ligament with short gastric vessels
12. 胃 Stomach
13. 腹直筋(腹直筋鞘内)Rectus abdominis muscle (in rectus sheath)
14. 小網 Lesser omentum

コメント：この腹部横断図では，腹腔内臓器として，肝臓，胃，脾臓が示されている．後腹壁の壁側腹膜後方に位置する腹膜後臓器として，左右の腎臓，副腎(腎上体)，大動脈および下大静脈が示されている．
小網の肝十二指腸間膜内には，門脈，総胆管および固有肝動脈が見える．

臨床：腎臓および副腎(腎上体)は腹膜後臓器となっていることに注意しなさい．これら臓器は後腹壁を覆う壁側腹膜の後方に存在している．そのため，場合によりこれら臓器への手術は腹腔内を経由せずに行われ，腹腔内感染のリスクが減少する．

腹部：臓器　4-30

腹壁と内臓：正中(矢状)断

1. 肝臓 Liver
2. 小網 Lesser omentum
3. 網嚢(小腹膜嚢)Omental bursa (lesser sac)
4. 横行結腸間膜 Transverse mesocolon
5. 横行結腸 Transverse colon
6. 小腸 Small intestine
7. 膀胱 Urinary bladder
8. 直腸 Rectum
9. 十二指腸下部(水平部もしくは第3部)Inferior (horizontal, or 3rd) part of duodenum
10. 膵臓 Pancreas

コメント：この矢状断面において，壁側腹膜と臓側腹膜の折り返し，およびそのあいだに介在する腸間膜が見られる．
胃，小腸(空腸と回腸)，横行結腸およびS状結腸は腸間膜によって腹腔内に吊り下げられている．そのほかの消化管は二次的に腹膜後臓器となっている．

臨床：腹骨盤腔は潜在的な空間であり，通常消化管の蠕動運動の際，腸管が互いに容易に滑走するように少量の潤滑性の漿液が存在する．この空間への漿液の異常な蓄積は腹水とよばれる．腹水は様々な理由で起こる．肝硬変においては門脈圧が亢進し，一日に10-20Lに及ぶリンパ液が腹腔内に漏出，蓄積し，腹部を異常なまでに膨隆させる．

腹部：臓器　4-29
アトラス図321を参照

第2，第3腰椎間での腹部横断図

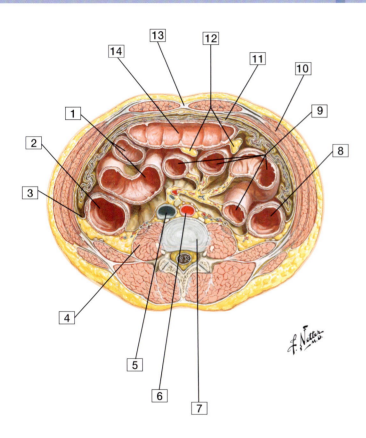

腹部：臓器

4-31

第2，第3腰椎間での腹部横断図

1. 回腸 Ileum
2. 上行結腸 Ascending colon
3. 右結腸傍溝 Right paracolic gutter
4. 大腰筋 Psoas major muscle
5. 下大静脈 Inferior vena cava
6. 腹大動脈 Abdominal aorta
7. 椎間円板（第2，第3腰椎の椎体間）Intervertebral disc (between L2 and L3 vertebral bodies)
8. 下行結腸 Descending colon
9. 空腸ループ Loops of jejunum
10. 内腹斜筋 Internal oblique muscle
11. 大網 Greater omentum
12. 腹膜垂（脂肪）Omental appendices (fat)
13. 白線 Linea alba
14. 横行結腸 Transverse colon

コメント：本横断図は腹骨盤腔の下位の断面であり，腸間膜によって吊り下げられたループ状の小腸が示されている．また，上行結腸，横行結腸，下行結腸の一部も見える．上行結腸と下行結腸は，胎生期の発生過程で消化管が後腹壁に押しつけられることにより，二次的に腹膜後臓器となっている．

臨床：腹部の臓器と腹壁の後方，側方および前方にある筋肉との関係に注意しなさい．大網は脂肪でできたエプロンのように腸の上を覆っており，腹腔内の感染の際には，他臓器へ感染を波及させないために，炎症部位に癒着し，隔離する．その癒着が臓側腹膜の炎症性瘢痕に進展し，近傍の腹膜表面に結合組織を形成するようになる．こうなるとその癒着は臨床的に問題となり，腸の運動性を制限し，その結果，その腸管部の通過障害や閉塞を引き起こすことがある．

第5章　骨盤と会陰

目次

骨と関節　5-1

筋肉　5-2 〜 5-9

神経　5-10 〜 5-12

血管　5-13 〜 5-17

臓器　5-18 〜 5-24

骨と関節
5-1　骨盤の骨と靱帯

筋肉
5-2　骨盤隔膜(肛門挙筋)(男性)
5-3　骨盤隔膜(尾骨筋(坐骨尾骨筋))(男性)
5-4　会陰の浅部(女性)
5-5　会陰(尿道圧迫筋と尿道腟括約筋)(女性)
5-6　会陰(尿道括約筋)(女性)
5-7　会陰(男性)
5-8　会陰隙(尿道括約筋)(男性)
5-9　肛門直腸(外肛門括約筋)

神経
5-10　骨盤内臓器の神経(女性)
5-11　会陰と外生殖器の神経(女性)
5-12　会陰の神経(男性)

血管
5-13　骨盤の動脈(女性)
5-14　会陰の動静脈(女性)
5-15　直腸および肛門管の静脈
5-16　骨盤の動静脈(男性)
5-17　会陰の動静脈(男性)

臓器
5-18　骨盤内臓器(女性):上面
5-19　尾骨尖の横断図(男性)
5-20　骨盤内臓器の支持構造(女性)
5-21　会陰(前庭弓とバルトリン腺)(女性)
5-22　骨盤内臓器(男性):上面
5-23　会陰と陰茎(男性)
5-24　精巣,精巣上体,および精管

骨盤と会陰

骨盤と会陰

骨盤の骨と靭帯

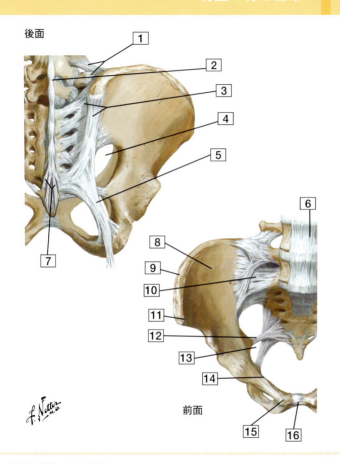

後面
前面

骨盤隔膜(肛門挙筋)(男性)

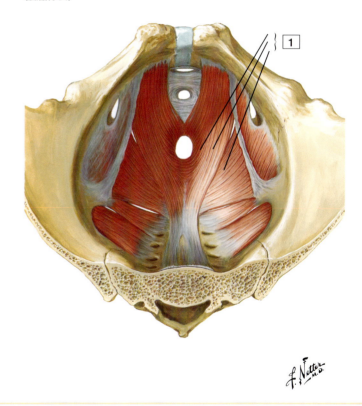

上面
(臓器除去)

骨盤と会陰:骨と関節

骨盤と会陰:筋肉

骨盤隔膜(肛門挙筋)(男性)

1. 肛門挙筋(恥骨直腸筋,恥骨尾骨筋,腸骨尾骨筋)Levator ani muscle (Puborectalis, Pubococcygeus, Iliococcygeus)

起始：恥骨体，肛門挙筋腱弓(実際には閉鎖筋膜の厚くなった部分)，および坐骨棘から起こる．

停止：尾骨，肛門尾骨縫線，外肛門括約筋，前立腺壁，直腸壁，肛門管壁，および会陰腱中心に付着する．

作用：骨盤底を支え，またわずかに持ち上げる．

神経支配：第3および第4仙骨神経[S3, S4]の前枝，ならびに陰部神経の会陰枝．

コメント：肛門挙筋は3つの部位からなる．すなわち，恥骨直腸筋，恥骨尾骨筋，および腸骨尾骨筋である．肛門挙筋は尾骨筋とともに骨盤隔膜を構成する．大坐骨孔は骨盤隔膜より上方に位置し，骨盤腔から外に出る，あるいは殿部へ進入する構造物の通路となっている．一方，小坐骨孔は骨盤隔膜の下方に位置し，殿部から会陰へ走行する神経・動静脈などの構造物(重要なものとしては，陰部神経・動静脈の神経血管束)の通路である．

> **臨床**：
> 骨盤隔膜を構成する肛門挙筋は骨盤内臓器，特に女性生殖器を下支えする重要な構造物である．肛門挙筋は，子宮と腟を正常な位置に保持し，直腸を支え，また男女両性において直腸肛門移行部の屈曲をまっすぐにすることによって排便を助ける．

骨盤と会陰：筋肉　　5-2
アトラス図338を参照
アトラス図258，図261も参照

骨盤の骨と靱帯

1. 腸腰靱帯 Iliolumbar ligament
2. 棘上靱帯 Supraspinous ligament
3. 後仙腸靱帯 Posterior sacro-iliac ligaments
4. 大坐骨孔 Greater sciatic foramen
5. 仙結節靱帯 Sacrotuberous ligament
6. 前縦靱帯 Anterior longitudinal ligament
7. 後仙尾靱帯 Posterior sacrococcygeal ligaments
8. 腸骨窩 Iliac fossa
9. 腸骨稜 Iliac crest
10. 前仙腸靱帯 Anterior sacro-iliac ligament
11. 上前腸骨棘 Anterior superior iliac spine
12. 仙棘靱帯 Sacrospinous ligament
13. 小坐骨孔 Lesser sciatic foramen
14. 恥骨櫛 Pecten pubis
15. 恥骨結節 Pubic tubercle
16. 恥骨結合 Pubic symphysis

コメント：仙腸関節は仙骨-腸骨間に位置する滑膜性の平面関節であり，可動性はほとんどない．起立時には，この仙腸関節を通じて体重が寛骨にかかる．仙腸関節は，前および後仙腸靱帯，ならびに骨間仙腸靱帯によって補強されている．
仙尾関節は仙骨と尾骨のあいだの軟骨性関節である．この関節は可動性が多少あり，第5仙椎[S5]と第1尾椎[Co1]とのあいだには椎間円板が存在する．
恥骨結合は左右の恥骨をつなぐ軟骨性(線維軟骨性)の関節である．
大坐骨孔と小坐骨孔を区分するのが仙棘靱帯である．

> **臨床**：女性骨盤と男性骨盤の違いは，女性のほうが出産に適するように恥骨弓の角度がより広くなっていることである．

骨盤と会陰：骨と関節　　5-1
アトラス図333を参照
アトラス図157も参照

骨盤隔膜(尾骨筋(坐骨尾骨筋))(男性)

上面
(臓器除去)

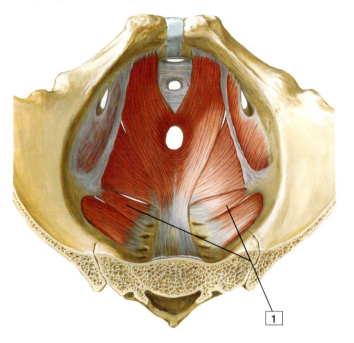

1

骨盤と会陰：筋肉

会陰の浅部(女性)

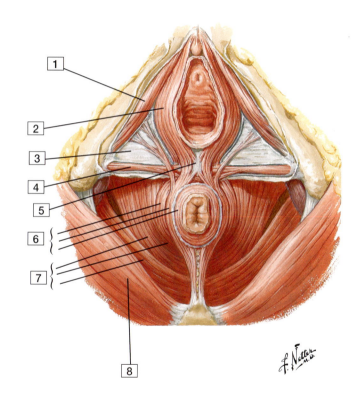

1
2
3
4
5
6
7
8

骨盤と会陰：筋肉

会陰の浅部（女性）

1. 深会陰（被覆またはガロード）筋膜除去後の坐骨海綿体筋 Ischiocavernosus muscle with deep perineal (investing, or Gallaudet's) fascia removed
2. 深会陰（被覆またはガロード）筋膜除去後の球海綿体筋 Bulbospongiosus muscle with deep perineal (investing, or Gallaudet's) fascia removed
3. 会陰膜 Perineal membrane
4. 深会陰（被覆またはガロード）筋膜除去後の浅会陰横筋 Superficial transverse perineal muscle with deep perineal (investing, or Gallaudet's) fascia removed
5. 会陰体 Perineal body
6. 外肛門括約筋の各部（深部，浅部，皮下部）Parts of external anal sphincter muscle (Deep, Superficial, Subcutaneous)
7. 肛門挙筋（恥骨尾骨筋，恥骨直腸筋，腸骨尾骨筋）Levator ani muscle (Pubococcygeus, Puborectalis, Iliococcygeus)
8. 大殿筋 Gluteus maximus muscle

コメント：会陰筋は骨格筋であり，陰部神経とその枝（第2-4仙骨神経〔S2-4〕の前枝）による神経支配を受ける．
会陰腱中心（会陰体）は，肛門と腟とのあいだの正中線上に存在する線維筋性の組織塊である．会陰の筋肉のうち多くのものが会陰腱中心に付着する．会陰腱中心は会陰部の機能を正常に維持するために重要である．

臨床：会陰切開は出産の際に腟口拡大を目的として行われる外科的切開であり，通常，腟の下部後壁を後方に（正中切開）あるいは後外側方に切開する．正常分娩によって会陰および会陰体に裂傷が起こる危険性がある場合にのみ，会陰切開が行われる．このような裂傷は会陰の正常構造を障害することがあり，会陰体のひどい裂傷を修復しようとするよりは分娩後に会陰切開部を縫合するほうが容易である．

骨盤隔膜（尾骨筋（坐骨尾骨筋））（男性）

1. 尾骨筋（坐骨尾骨筋）Coccygeus (ischiococcygeus) muscle

起始：坐骨棘および仙棘靱帯から起こる．

停止：尾骨と仙骨下部に付着する．

作用：尾骨筋は肛門挙筋とともに骨盤底を支える．また，分娩時（女性の場合）あるいは排便時に尾骨が後方に押された時に，尾骨を前方へ引き戻すのが尾骨筋である．

神経支配：第4および第5仙骨神経〔S4，S5〕の前枝．

コメント：骨盤隔膜を構成しているのは尾骨筋と肛門挙筋である．これらの筋は共同して骨盤底を支持し，また持ち上げる．
犬の尾骨筋は尻尾を巻く（両後脚のあいだに尾をしまい込む）時に働く筋肉である．人間の尾骨筋は，おおむね骨格筋線維と線維性結合組織とが入り混じった構造となっている．
大坐骨孔は骨盤隔膜より上方に位置し，骨盤腔から外に出る，あるいは殿部へ進入する構造物の通路となっている．一方，小坐骨孔は骨盤隔膜の下方に位置し，殿部から会陰へ走行する神経・動静脈などの構造物（重要なものとしては，陰部神経・動静脈の神経血管束）の通路である．

臨床：尾骨筋は肛門挙筋を補助し，排便後に尾骨を前方に引っ張る．また，尾骨筋は骨盤隔膜の後部を構成している．

会陰（尿道圧迫筋と尿道膣括約筋）（女性）

女性

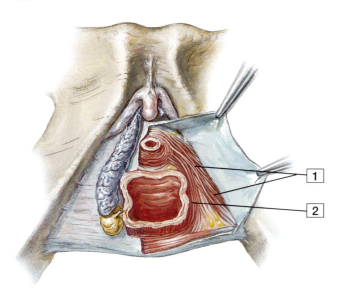

会陰（尿道括約筋）（女性）

女性

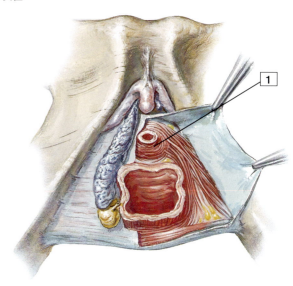

会陰（尿道括約筋）（女性）

1. 尿道括約筋（女性）Sphincter urethrae muscle（female）

起始：恥骨下枝から起こる．

停止：正中縫線と会陰体に付着する．

作用：両側の筋肉が同時に作用して尿道を締めつける．

神経支配：陰部神経（第2-4仙骨神経[S2-4]）の会陰枝．

コメント：女性の場合，尿道括約筋は尿道圧迫筋および尿道腟括約筋と一体となっている．
教科書によっては，この筋肉を「外」尿道括約筋とよんでいるものもあるが，そもそも女性には内尿道括約筋というものがない．内尿道括約筋（膀胱頸にある平滑筋性括約筋）は男性に特有の括約筋である．

臨床：分娩時の拡張伸長によって泌尿生殖器括約筋（尿道括約筋および尿道圧迫筋）や生殖器の支持構造物（骨盤隔膜，子宮頸横靱帯，および恥骨膀胱靱帯）が障害されることがあり，緊張性尿失禁を引き起こす．この場合，腹腔内圧が高まると失禁する．

骨盤と会陰：筋肉

5-6
アトラス図356を参照

会陰（尿道圧迫筋と尿道腟括約筋）（女性）

1. 尿道圧迫筋 Compressor urethrae muscle
2. 尿道腟括約筋 Sphincter urethrovaginalis muscle

コメント：これらの筋肉に関して解剖学的に異なる見解がある．尿道括約筋はむしろ尿道圧迫筋および尿道腟括約筋からなる「泌尿生殖器括約筋」であるといってもいいかもしれない．これらの筋肉の括約筋作用については議論の余地がある．
尿道圧迫筋と尿道腟括約筋を支配する神経は主に陰部神経（第2-4仙骨神経[S2-4]）の会陰枝である．
本図の片側では，坐骨海綿体筋と球海綿体筋が切除されていて，その下の勃起組織，すなわち前庭球および（筋膜層に包まれたままの）陰核脚が見える．前庭球の後方には大前庭腺（バルトリン（Bartholin）腺）があり，性的興奮の際に粘液を分泌して腟口を潤滑化する．

臨床：出産時に泌尿生殖器括約筋（すなわち尿道圧迫筋と尿道腟括約筋）が強く引き伸ばされ，括約筋作用や会陰下部の支持構造物としての作用が低下することがある．
尿路感染は女性に多い．その理由の1つは，尿道が比較的短いので腟前庭（小陰唇に囲まれる領域）に病原体が存在すればそれが侵入しやすいということである．

骨盤と会陰：筋肉

5-5
アトラス図356を参照

会陰(男性)

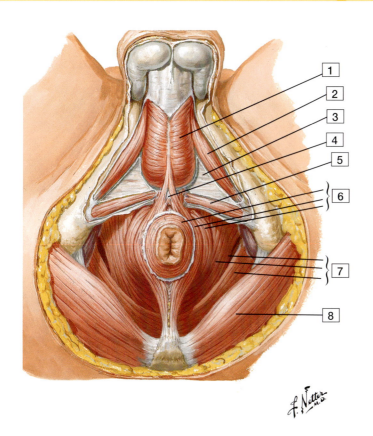

会陰隙(尿道括約筋)(男性)

男性:下面

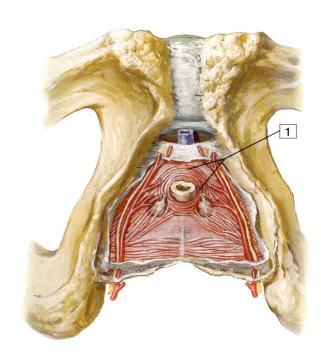

骨盤と会陰:筋肉

会陰隙（尿道括約筋）（男性）

1. 尿道括約筋（男性）Sphincter urethrae muscle（male）

起始：坐骨恥骨枝から起こる．

停止：正中縫線と会陰体に停止する．また，前部は前立腺に沿って上方へ伸展し膀胱に達する．

作用：この括約筋は両側の筋線維が同時に働くことによって男性尿道の膜質部を圧迫する．

神経支配：陰部神経（第2-4仙骨神経[S2-4]）の会陰枝．

コメント：男性の場合には，尿道括約筋はその一部のみが尿道を括約する真の括約筋（外尿道括約筋）として働く．この筋肉の残りの部分は膀胱に向かって垂直に伸展して尿道前立腺部の前および外側を囲んでいると考えられる．この尿道括約筋が尿道前立腺部で実際に働いているのか，あるいは働いているとしたらどのように作用するのかということに関してはわかっていない．
男性の場合，膀胱頚のところに内尿道括約筋（平滑筋，第1および第2腰髄[L1, L2]由来の交感神経による支配）が存在する．内尿道括約筋は射精に関連して重要である．この括約筋は射精中に精液が膀胱に流れ込んだり，あるいは尿が尿道前立腺部に流れ込んだりすることを防いでいるのである．

臨床：勃起機能不全は，陰茎勃起不能および／あるいは性交可能な陰茎勃起を維持できないことを意味する．正常な場合には，性的刺激によって神経終末および血管内皮細胞が一酸化窒素を放出すると平滑筋の緊張がゆるみ，血流が増加する．これによって，血液を排出する静脈が圧迫されるので勃起組織が怒張するのである．勃起不全治療薬は平滑筋の弛緩を助けるのである．

骨盤と会陰：筋肉　5-8
アトラス図361を参照

会陰（男性）

1. 深会陰（被覆またはガロード）筋膜除去後の球海綿体筋 Bulbospongiosus muscle with deep perineal（investing, or Gallaudet's）fascia removed
2. 深会陰（被覆またはガロード）筋膜除去後の坐骨海綿体筋 Ischiocavernosus muscle with deep perineal（investing, or Gallaudet's）fascia removed
3. 会陰膜 Perineal membrane
4. 会陰体 Perineal body
5. 深会陰（被覆またはガロード）筋膜除去後の浅会陰横筋 Superficial transverse perineal muscle with deep perineal（investing, or Gallaudet's）fascia removed
6. 外肛門括約筋の各部（皮下部，浅部，深部）Parts of external anal sphincter muscle（Subcutaneous; Superficial; Deep）
7. 肛門挙筋（恥骨尾骨筋，恥骨直腸筋，腸骨尾骨筋）Levator ani muscle（Pubococcygeus, Puborectalis, Iliococcygeus）
8. 大殿筋 Gluteus maximus muscle

コメント：男性の会陰筋は骨格筋であり，陰部神経およびその枝による神経支配を受ける．会陰体（会陰腱中心）には多くの会陰筋が付着する．会陰体は肛門管のすぐ前，かつ尿道球のすぐ後ろの正中線上に位置する構造物である．
本図からわかるように，菱形の会陰はさらに前側の尿生殖三角と後側の肛門三角に区分される．両側の坐骨結節を結ぶ仮想水平線によって，便宜的に会陰を上記の2つの三角領域に区分する．
坐骨海綿体筋および球海綿体筋は，陰茎の勃起組織，すなわち陰茎脚（陰茎海綿体）と尿道球（尿道海綿体）を覆っている．

臨床：球海綿体筋の収縮によって尿道海綿体部に残存する尿を排出する．

骨盤と会陰：筋肉　5-7
アトラス図373を参照

肛門直腸（外肛門括約筋）

前面

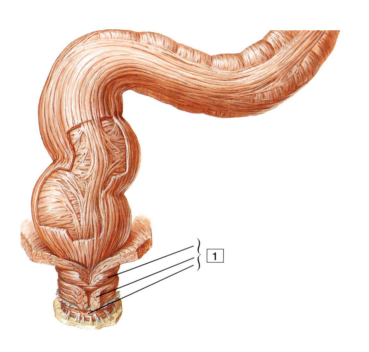

骨盤と会陰：筋肉

骨盤内臓器の神経（女性）

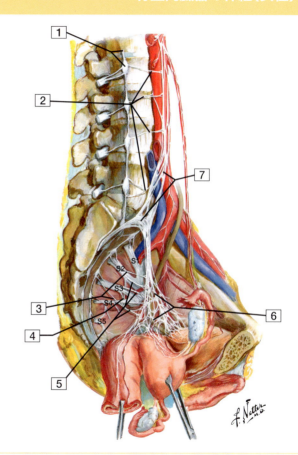

骨盤と会陰：神経

骨盤内臓器の神経（女性）

1. 交感神経幹と第2腰神経節 Sympathetic trunk and L2 ganglion
2. 腰内臓神経 Lumbar splanchnic nerves
3. 仙骨内臓神経（交感神経）Sacral splanchnic nerves (sympathetic)
4. 陰部神経 Pudendal nerve
5. 骨盤内臓神経（副交感神経）Pelvic splanchnic nerves (parasympathetic)
6. 下下腹（骨盤）神経叢 Inferior hypogastric (pelvic) plexus
7. 上下腹神経叢 Superior hypogastric plexus

コメント：女性の骨盤内臓器は主に，自律神経系のうち仙髄部の副交感神経による支配を受ける．この副交感神経を骨盤内臓神経とよび，その節前線維は第2-4仙髄[S2-4]の神経根から起こる．この副交感神経の節前線維のうち多くのものが，直腸，子宮，卵巣，卵管の近傍に位置する下下腹神経叢（骨盤神経叢）でシナプスを形成する．下下腹神経叢由来の副交感神経節後線維は各骨盤内臓器へ走行する．

臨床：卵巣，卵管，および子宮底・子宮体からの痛覚求心性神経線維は交感神経線維に伴行して脊髄に至る（第11もしくは第12胸髄[T11あるいはT12]から第1もしくは第2腰髄[L1，L2]のレベル）．子宮頚部および腟（腹膜下構造物）からの痛覚神経線維は骨盤内臓神経（第2-4仙髄[S2-4]）を経由して脊髄に至る．これら痛覚求心性神経線維の細胞体は各脊髄節レベルの後根神経節に存在する．したがって，疼痛が会陰・骨盤内臓器に由来する場合には，皮膚分節の第11胸髄から第2腰髄[T11からL2]域および第2-4仙髄[S2-4]域にわたって痛みが感じられるのである．疼痛は主に下腹部，骨盤，および会陰に限定されるが，下肢上部へと放散することもある．

肛門直腸（外肛門括約筋）

1. 外肛門括約筋（深部，浅部，皮下部）External anal sphincter (Deep, Superficial, Subcutaneous)

起始と停止：外肛門括約筋は肛門管の下端2 cmの部位を取り囲み，皮下部，浅部，および深部からなる．筋線維のうち一部は前方で会陰体に，また後方では肛門尾骨靭帯に付着する．外肛門括約筋の線維が浅会陰横筋，肛門挙筋，および球海綿体筋に合流することもある．深部の線維は恥骨直腸筋と混じり合う．

作用：外肛門括約筋は持続緊張状態にある．拮抗筋は存在しない．外肛門括約筋は肛門管が閉じた状態を維持するのである．

神経支配：陰部神経（第2-4仙骨神経[S2-4]）の枝である下直腸神経（主に，第4仙骨神経[S4]）によって支配される．

コメント：外肛門括約筋の深部には内肛門括約筋が存在する．内肛門括約筋は平滑筋性括約筋なので不随意的な制御を受ける．交感神経線維はこの筋の緊張を維持するが，一方，副交感神経線維は排便時あるいは鼓腸時に肛門管が拡張できるように筋緊張をゆるめる．このような作用には，同時に外肛門括約筋の弛緩が必要である．

臨床：肛門粘膜に傷ができると（例えば，硬い糞塊によってできる），肛門感染を起こすことがある．感染は近くの肛門括約筋に広がり，さらに脂肪が多く含まれる肛門三角のところの坐骨肛門窩にまで広がることもある．

会陰と外生殖器の神経（女性）

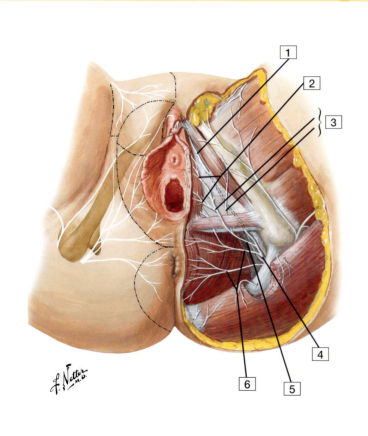

骨盤と会陰：神経　5-11

会陰の神経（男性）

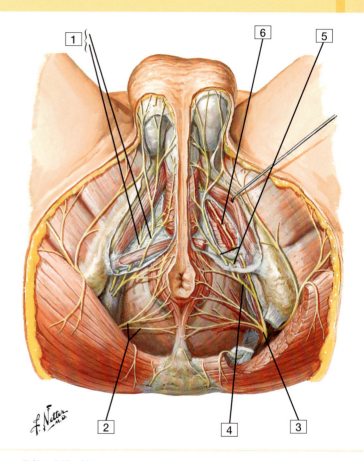

骨盤と会陰：神経　5-12

会陰の神経（男性）

1. 会陰神経（浅枝，深枝）Perineal nerves（Superficial, Deep）
2. 下直腸神経（下肛門神経）Inferior anal（rectal）nerves
3. 陰部神経 Pudendal nerve
4. 会陰神経 Perineal nerve
5. 会陰神経の浅枝と深枝 Superficial and deep branches of perineal nerve
6. 陰茎背神経（会陰膜上面の筋を支配する陰部神経の延長）Dorsal nerve of penis (continuation of pudendal nerve supplying muscles on superior aspect of perineal membrane)

コメント：男性においては，陰部神経とその枝が会陰の皮膚および骨格筋を支配する．第2-4仙骨神経[S2-4]の前枝から起こる陰部神経は陰部神経管（アルコック(Alcock)管）を通り抜けた後，下直腸神経（下肛門神経），会陰神経，会陰神経浅枝と深枝（陰嚢も支配する），および陰茎背神経に分枝する．
第2-4仙髄[S2-4]のレベルで起こった副交感神経線維が，骨盤内臓神経を経て下下腹神経叢と前立腺神経叢に至り，勃起組織の神経終末や血管内皮細胞による一酸化窒素放出を増加させる．一酸化窒素は平滑筋の緊張をゆるめて血流を増加させることによって勃起を可能にする．

臨床：勃起機能不全は，陰茎勃起不能あるは性交可能な陰茎勃起を維持できないことを意味する．骨盤内臓神経の副交感神経線維および血管内皮細胞が放出する一酸化窒素は通常，勃起組織に血液を供給する動脈を拡張させる．このメカニズムがうまく働かない時に勃起機能不全が起こる．勃起不全の治療薬は一酸化窒素の作用を増強することによって平滑筋の弛緩を助けるのである．

会陰と外生殖器の神経（女性）

1. 陰核背神経 Dorsal nerve of clitoris
2. 後陰唇神経 Posterior labial nerves
3. 会陰神経（浅枝，深枝）Branches of perineal nerve（Superficial, Deep）
4. 陰部神経管（アルコック管）（解放）内を走行する陰部神経 Pudendal nerve in pudendal（Alcock's）canal（dissected）
5. 会陰神経 Perineal nerve
6. 下直腸神経（下肛門神経）Inferior anal（rectal）nerves

コメント：女性においては，陰部神経（体性神経）が会陰および外性器の皮膚と骨格筋を支配する．第2-4仙骨神経[S2-4]の前枝から起こる陰部神経は陰部神経管（アルコック管）を通り抜けた後，下直腸神経（下肛門神経），会陰神経，および陰核背神経に分かれる．
第2-4仙髄[S2-4]のレベルから起こった副交感神経線維は，骨盤内臓神経を経て下下腹神経叢と子宮腟神経叢に至り，腟分泌物を増加させ，また陰核を勃起させ前庭球を膨張させる（陰核と前庭球の勃起組織に血液を送る動脈を拡張させる）．

臨床：会陰部の局部麻酔が必要になることがある．その場合，局所麻酔薬を陰部神経管の位置する部位に投与して第2-4仙骨神経に支配される会陰の体性感覚・運動（皮膚と骨格筋）を麻痺させる．これによって陰部神経を選択的にブロックできるのである．

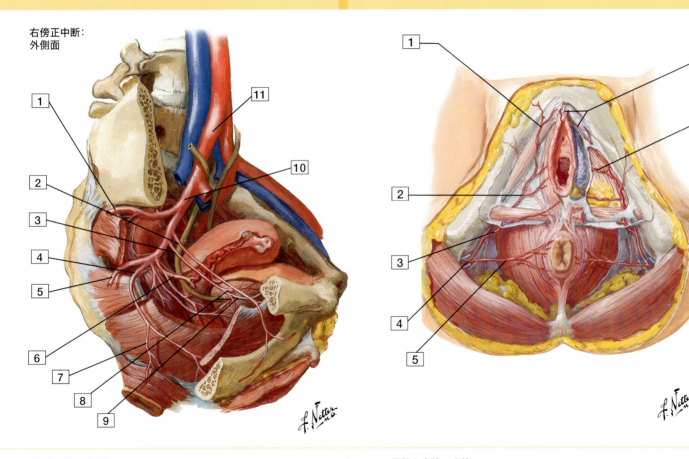

会陰の動静脈（女性）

1. 後陰唇動脈 Posterior labial artery
2. 会陰動脈 Perineal artery
3. 会陰動脈 Perineal artery
4. 陰部神経管（アルコック管）内の内陰部動脈 Internal pudendal artery in pudendal (Alcock's) canal
5. 下直腸動脈 Inferior rectal artery
6. 腟前庭球動脈 Artery to bulb of vestibule
7. 陰核背動脈 Dorsal artery of clitoris

コメント：内陰部動脈は内腸骨動脈前枝の枝であり，小坐骨孔および陰部神経管（アルコック管）を通って会陰へ走行する．
会陰では，内陰部動脈は下直腸動脈と会陰動脈に分枝する．会陰動脈の枝が前庭球と陰核を栄養する．
内陰部動脈の枝はいずれも静脈を伴う．伴行する静脈の名称は動脈枝名に対応する．

臨床： 会陰にはリンパ管網が発達しており，リンパ液を主に浅鼠径リンパ節へ，さらには腸骨リンパ節を経由して腹部の傍大動脈リンパ節（腰リンパ節）へと送る．リンパ管を通る感染や癌細胞も上記と同じ経路で広がる．

骨盤の動脈（女性）

1. 上殿動脈 Superior gluteal artery
2. 閉鎖動脈 Obturator artery
3. 臍動脈（開存部）Umbilical artery (patent part)
4. 内陰部動脈 Internal pudendal artery
5. 下殿動脈 Inferior gluteal artery
6. 子宮動脈 Uterine artery
7. 下直腸動脈 Inferior rectal artery
8. 上膀胱動脈 Superior vesical arteries
9. 臍動脈（閉塞部）Umbilical artery (occluded part)
10. 内腸骨動脈 Internal iliac artery
11. 右総腸骨動脈 Right common iliac artery

コメント：内腸骨動脈は骨盤内臓器と会陰に血液を供給する主要な血管であり，前枝（主に骨盤内臓器と会陰に血液を供給する）と後枝に分かれる．通常，内腸骨動脈後枝の分枝のうち一部は骨盤壁を栄養し，またほかの枝は大坐骨孔を通って殿部へ走行する．内腸骨動脈の分枝パターンは破格が多く，かなり変化に富んでいるので，個々の動脈枝が栄養する構造物に対応するように動脈名を確定するのが適切であろう．
対応する構造物から血液を還流する静脈についても上記と同様に同定・命名すればよい．これらの静脈はそれぞれ両側の内腸骨静脈へ，さらには総腸骨静脈へと注ぐ．

臨床： 骨盤内臓器に発生した癌細胞は静脈系を経由して広がる（転移する）ことがある．その場合，通常，癌細胞は中心静脈循環へ向かう静脈還流に沿って広がる．つまり，ほとんどの骨盤内臓器に関して癌細胞は下大静脈に沿って広がることを意味している．もちろん，癌細胞が近くの脊柱の静脈へと拡散することもよくある．

直腸および肛門管の静脈

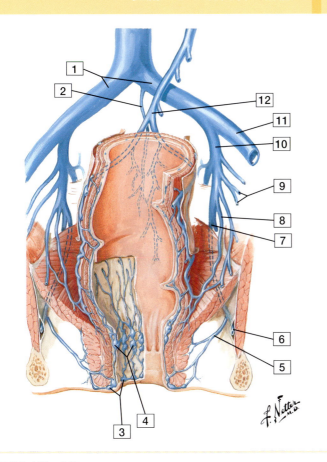

骨盤と会陰：血管

骨盤の動静脈（男性）

左傍正中断：
外側面

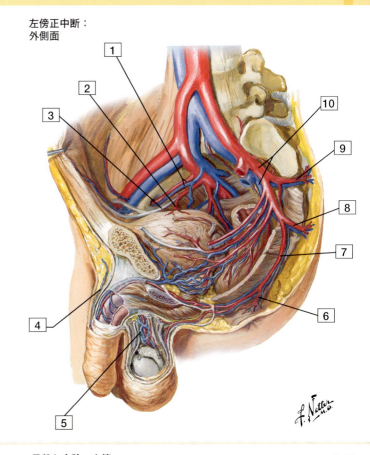

骨盤と会陰：血管

骨盤の動静脈（男性）

1. 右閉鎖動静脈 Right obturator vessels
2. 上膀胱動脈 Superior vesical artery
3. 臍動脈（閉塞部）Umbilical artery (occluded part)
4. 浅陰茎背静脈 Superficial dorsal vein of penis
5. 蔓状静脈叢 Pampiniform (venous) plexus
6. 下直腸動脈 Inferior rectal artery
7. 内陰部動脈 Internal pudendal artery
8. 下殿動脈 Inferior gluteal artery
9. 上殿動脈 Superior gluteal artery
10. 内腸骨動静脈 Internal iliac vessels

コメント：内腸骨動脈は骨盤内臓器，会陰，および外性器を栄養する．精索内では，蔓状静脈叢が精巣動脈を取り囲み，精巣の血液を精巣静脈に送る．蔓状静脈叢は精巣動脈を流れる動脈血を冷却し，「対向流冷却装置」として働く．精子形成は体温より低い温度でのみ可能であり，陰嚢中の精巣はこの対向流装置を利用して温度を適温に保つのである．

臨床：発達した静脈叢が前立腺底を取り囲んでいる．前立腺に発生した癌細胞がこの静脈叢を経由して下大静脈および肺に転移することもある．また，骨盤骨，仙骨，脊柱のまわりに発達する静脈叢に癌細胞が広がることもある．

骨盤と会陰：血管　5-16
アトラス図381を参照

直腸および肛門管の静脈

1. 総腸骨静脈 Common iliac veins
2. 正中仙骨静脈 Median sacral vein
3. 外直腸静脈叢 External rectal plexus
4. 内直腸静脈叢 Internal rectal plexus
5. 下直腸静脈 Inferior rectal vein
6. 内陰部静脈（陰部神経管（アルコック管）内）Internal pudendal vein (in pudendal (Alcock's) canal)
7. 内陰部静脈 Internal pudendal vein
8. 中直腸静脈 Middle rectal vein
9. 上膀胱および子宮静脈 Superior vesical and uterine veins
10. 内腸骨静脈 Internal iliac vein
11. 外腸骨静脈 External iliac vein
12. 上直腸静脈（下腸間膜静脈の枝）Superior rectal vein (from inferior mesenteric vein)

コメント：直腸と肛門管からの静脈環流は次の3種類の静脈系によって行われる．①内陰部静脈の枝の下直腸静脈（大静脈系），②内腸骨静脈の枝の中直腸静脈（大静脈系），③下腸間膜静脈の枝の上直腸静脈（門脈系）である．これらの静脈は弁を欠いており，門脈系あるいは大静脈系による静脈環流が妨げられた場合には，直腸周囲の門脈全身静脈吻合が重要な役割を果たす．直腸と肛門管の壁を走行する静脈支流間に数多くの静脈吻合が形成されていることに注意せよ．これらの静脈には動脈も伴走している．

臨床：痔は粘膜下の静脈が拡張した症候性の静脈瘤であり，肛門管内に突出したり肛門の外に飛び出したりする．50-80％の人が罹患しており，妊娠後ではさらに多いとされている．痔は通常，内痔核（内直腸静脈叢の血管拡張），外痔核（外直腸静脈叢の血管拡張）および混合型（両者の組み合わせ）に分類される．

骨盤と会陰：血管　5-15
アトラス図377を参照

会陰の動静脈（男性）

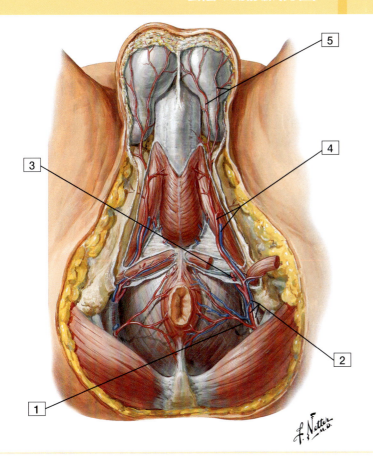

骨盤と会陰：血管　5-17

骨盤内臓器（女性）：上面

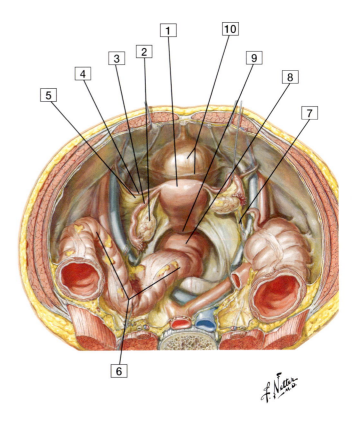

骨盤と会陰：臓器　5-18

骨盤内臓器(女性):上面

1. 子宮(底) Uterus (fundus)
2. 卵巣 Ovary
3. 卵管(ファロービウス管) Uterine (fallopian) tube
4. 子宮円索 Round ligament of uterus
5. 子宮広間膜 Broad (lateral uterine) ligament
6. S状結腸 Sigmoid colon
7. 卵巣提索(卵巣動静脈を容れる) Suspensory ligament of ovary (contains ovarian vessels)
8. 直腸 Rectum
9. 直腸子宮窩(ダグラス窩) Recto-uterine pouch (cul-de-sac of Douglas)
10. 膀胱 Urinary bladder

コメント:女性では、腹膜が前腹壁から膀胱の上面を覆う。腹膜はさらに膀胱から子宮まで覆って、膀胱と子宮の間に膀胱子宮窩を形成する。続いて、腹膜は子宮底、子宮体、後腟円蓋、腟壁を覆った後、折り返して直腸の前面と外側面を覆う。直腸と子宮のあいだには直腸子宮窩がある。腹膜は後上方でS状結腸間膜を形成する。卵巣提索内を、卵巣動静脈、卵巣神経、およびリンパ管が通る。子宮円索は前外側方を通って深鼡径輪(内鼡径輪)へ至る。

臨床:骨盤隔膜およびほかの靱帯、特に、基靱帯と子宮仙骨靱帯とともに、子宮広間膜は子宮を支えて、子宮脱が起こるのを防いでいる。

会陰の動静脈(男性)

1. 下直腸動脈 Inferior rectal artery
2. 陰部神経管(アルコック管)(開放)内を走行する内陰部動静脈および陰部神経(切断) Internal pudendal vessels and pudendal nerve (cut) in pudendal (Alcock's) canal (opened up)
3. 会陰膜の上方を走行する内陰部動脈 Internal pudendal artery passes superior to perineal membrane
4. 会陰動静脈 Perineal artery and vein
5. 内陰部動脈後陰嚢枝 Posterior scrotal arteries

コメント:内陰部動脈は内腸骨動脈前枝の枝であり、小坐骨孔を通って殿部の外に出た後、陰部神経管(アルコック管)を通って会陰に進入する。内陰部動脈は下直腸動脈と会陰動脈に分枝する。会陰動脈の枝が尿道球、陰茎、および陰嚢を栄養する。内陰部動脈の枝には静脈枝(静脈支流)が伴行し、静脈枝の名称は動脈枝の名称に対応する。

臨床:尿道海綿体の破裂による尿溢出は尿生殖三角の浅会陰隙に広がることがある。あるいは、陰嚢肉様膜下、陰茎のまわりの肉様膜と深陰茎筋膜(バック(Buck)筋膜)のあいだ、さらには下腹壁の膜性層(スカルパ(Scarpa)筋膜)の下に尿溢出が広がることがある。

尾骨尖の横断図（男性） 　　　　　骨盤内臓器の支持構造（女性）

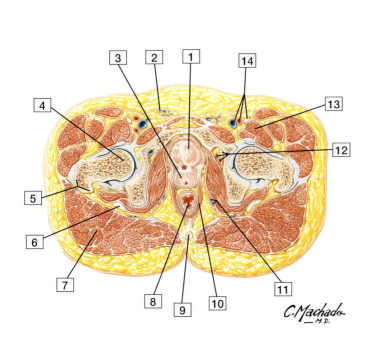 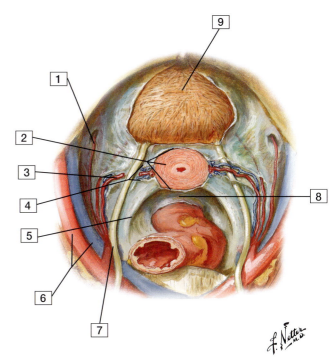

骨盤と会陰：臓器

骨盤内臓器の支持構造（女性）

1. 閉鎖動脈 Obturator artery
2. 子宮頚と子宮膣筋膜 Cervix of uterus and uterovaginal fascia
3. 子宮動静脈 Uterine vessels
4. 基靭帯（子宮頚横靭帯（マッケンロッド靭帯））Cardinal (transverse, or Mackenrodt's) ligament
5. 仙骨子宮ヒダ（このヒダの中には子宮仙骨靭帯がある）Uterosacral fold (uterosacral ligaments lie in this fold)
6. 外腸骨動静脈 External iliac vessels
7. 尿管 Ureter
8. 直腸子宮窩（ダグラス窩）Recto-uterine pouch (of Douglas)
9. 膀胱（膀胱筋膜が一部切除されている）Urinary bladder (vesical fascia partially removed)

コメント：骨盤隔膜（肛門挙筋と尾骨筋）と子宮広間膜に加えて，基靭帯や子宮仙骨靭帯など，いくつかの腹膜下の重要な靭帯は子宮の支持に役立っている．子宮動静脈は基靭帯の中の上縁を走行し尿管の上を通過する（一側ではこの様子が描かれ，対側では尿管を見せるため部分的に動静脈が切断されている）．

臨床：子宮脱は基靭帯や子宮仙骨靭帯，骨盤隔膜（肛門挙筋部分）の支持を失うことにより生じる．これら重要な支持機構が弱くなると子宮広間膜だけでは子宮を支持し子宮脱を防ぐには不十分となる．子宮の位置が少し下がることがある（経産婦に多い），あるいは，子宮が腟口まで下降したり，腟口を越えて逸脱したりすることもある（完全な子宮脱）．

骨盤と会陰：臓器　5-20　アトラス図342を参照

尾骨尖の横断図（男性）

1. 膀胱（内面）Urinary bladder (interior)
2. 精索 Spermatic cord
3. 前立腺 Prostate gland
4. 大腿骨（頭部）Femur (head)
5. 大転子（大腿骨）Greater trochanter (femur)
6. 坐骨神経（右側）Sciatic nerve (right)
7. 大殿筋 Gluteus maximus muscle
8. 肛門管（近位部）Anal canal (proximal)
9. 尾骨（尖部）Coccyx (tip)
10. 肛門挙筋（恥骨直腸筋）Levator ani (puborectalis) muscle
11. 内陰部動静脈 Internal pudendal artery and vein
12. 閉鎖動静脈および神経 Obturator artery, vein, and nerve
13. 腸腰筋 Iliopsoas muscle
14. 大腿動静脈および神経 Femoral vein, artery, and nerve

コメント：この高さの横断面では，前立腺と（前上部にある）膀胱に続く尿道が見られる．尿道はちょうど前立腺に入ろうとしている．また，以下の3つの血管神経束に注意せよ．①内陰部動静脈と会陰に向かって走行する陰部神経，②閉鎖動静脈および神経，③大腿動静脈および神経．

臨床：前立腺の後葉（通常最も拡張した領域）は直腸診で容易に触れる．

会陰（前庭弓とバルトリン腺）（女性）

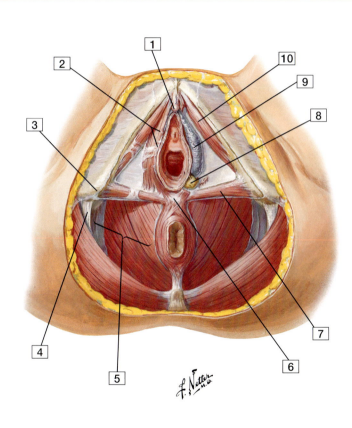

骨盤と会陰：臓器　5-21

骨盤内臓器（男性）：上面

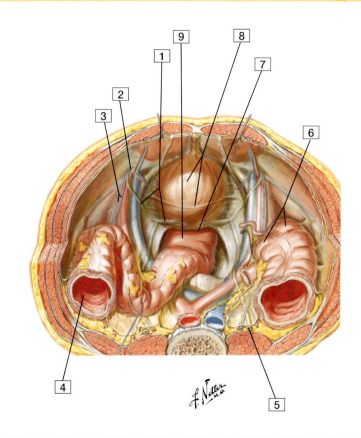

骨盤と会陰：臓器　5-22

骨盤内臓器（男性）：上面

1. 精管（腹膜ヒダ内）Ductus deferens (in peritoneal fold)
2. 深鼡径輪 Deep inguinal ring
3. 精巣動静脈（腹膜ヒダ内）Testicular vessels (in peritoneal fold)
4. 下行結腸 Descending colon
5. 尿管 Ureter
6. 盲腸 Cecum
7. 直腸膀胱窩 Rectovesical pouch
8. 膀胱 Urinary bladder
9. 直腸 Rectum

コメント：男性では，腹膜が前腹壁から膀胱の上面を覆った後，さらに膀胱後面を下方に覆う．腹膜は次に精嚢上端を覆い，その後方にある直腸膀胱窩（直腸と膀胱のあいだの腔）を覆い，折り返した腹膜は直腸の上部を覆う．腹膜は後上方でＳ状結腸間膜を形成する．
精巣の動静脈とリンパ管は後腹膜に位置し，深鼡径輪を通る．この深鼡径輪の位置から，精管が後腹膜経路を通って精嚢に向かう様子がわかる．

臨床：尿管は後腹膜に位置して膀胱に向かって走行する．尿管は精巣動静脈の下をくぐり，その後，腸骨動静脈の上を乗り越えるように走行する．さらに膀胱に近づくと尿管は精管の下をくぐり抜ける．外科医が骨盤腔の手術を行う際には，後腹膜に位置する尿管の走行に注意を払わなくてはならない．その理由は，尿管は障害されやすく，近傍の腹膜後腔および腹腔内に尿溢出が起こるからである．

会陰（前庭弓とバルトリン腺）（女性）

1. 陰核 Clitoris
2. 球海綿体筋 Bulbospongiosus muscle
3. 坐骨結節 Ischial tuberosity
4. 仙結節靭帯 Sacrotuberous ligament
5. 坐骨肛門窩 Ischio-anal fossa
6. 会陰体 Perineal body
7. 浅会陰横筋 Superficial transverse perineal muscle
8. 大前庭腺（バルトリン腺）Greater vestibular (Bartholin's) gland
9. 前庭球 Bulb of vestibule
10. 坐骨海綿体筋 Ischiocavernosus muscle

コメント：会陰は両側の大腿上部のあいだに位置する領域である．この菱形の領域は，前方の恥丘から外側は大腿内側面（両側の坐骨結節）へ，後方は尾骨へと広がる．両側の坐骨結節を結ぶ水平線が菱形の会陰を前側の尿生殖三角と後側の肛門三角に区分する．

臨床：会陰体は線維筋性の組織塊で，球海綿体筋，外肛門括約筋，浅会陰横筋の収束点となっている．会陰体は会陰と骨盤内臓器の支持に重要であり，もし会陰体が（例えば，出産時に）損傷した後，適切な修復がなされなければ，その支持機能が弱まるため腟脱を起こすことがある．

会陰と陰茎（男性）

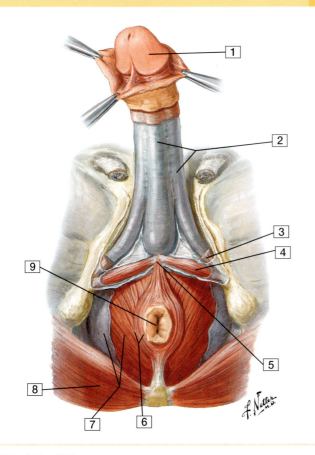

精巣，精巣上体，および精管

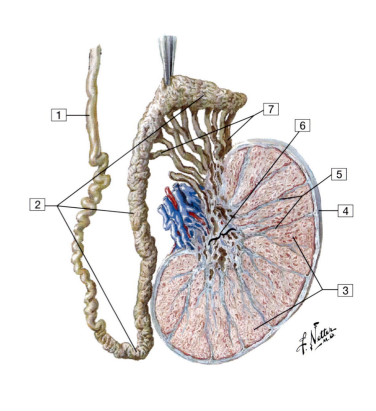

精巣，精巣上体，および精管

1. 精管 Ductus deferens
2. 精巣上体（副睾丸）（頭，体，尾）Epididymis (head, body, tail)
3. 精巣小葉 Lobules
4. 白膜 Tunica albuginea
5. 精巣中隔 Septa
6. 精巣網（精巣縦隔）Area of rete testis (mediastinum testis)
7. 精巣輸出管 Efferent ductules

コメント：精巣は左右1対の生殖腺であり，その大きさはおおむね栗の実くらいである．個々の精巣は白膜とよばれる厚い被膜に包まれている．精巣小葉の精細管は精子の産生に関わる胚上皮で裏打ちされている．精子は精巣網（直精細管）に運ばれ，精巣輸出管を経て精巣上体に至る．射精可能な状態に成熟するまで精子は精巣上体にとどまる．精管は精子を精嚢に運ぶ．精嚢のところで精管は精嚢管と合し射精管となり尿道前立腺部に開口する．

臨床：精巣腫瘍は様々な組織型が見られ，95％は生殖細胞起源でそのほとんどが悪性である．この癌は思春期から30代中頃あるいは末頃までの男性に最も多く見られる．

会陰と陰茎（男性）

1. 陰茎亀頭 Glans penis
2. 深陰茎（バック）筋膜 Deep (Buck's) fascia of penis
3. 坐骨海綿体筋（切除）Ischiocavernosus muscle (cut away)
4. 浅会陰横筋 Superficial transverse perineal muscle
5. 会陰体 Perineal body
6. 外肛門括約筋 External anal sphincter muscle
7. 坐骨肛門窩を覆う肛門挙筋および下骨盤隔膜筋膜 Levator ani muscle and inferior fascia of pelvic diaphragm roofing ischio-anal fossa
8. 大殿筋 Gluteus maximus muscle
9. 肛門 Anus

コメント：男性の会陰は肛門管，尿道の隔膜部と海綿体部，陰茎根，および陰嚢（図示せず）で構成されている．陰茎根，すなわち陰茎の付着部は2本の陰茎脚，中心に位置する単一の尿道球，および勃起体を覆う坐骨海綿体筋と球海綿体筋からなる．陰茎脚は坐骨枝の内側面に付着している．
尿道は膀胱から下行して前立腺を通り，尿道球の近位部に入った後，陰茎の尿道海綿体の中を通り抜ける．この部分を尿道海綿体部とよぶ．
本図では，肛門三角の領域に，骨盤隔膜を構成する肛門挙筋が見えている．

臨床：宗教的および／あるいは衛生上の理由で行われる男性の割礼では，陰茎包皮を除去して陰茎亀頭を露出させる．

第6章　上肢

骨と関節　　6-1 〜 6-13
筋肉　　　　6-14 〜 6-56
神経　　　　6-57 〜 6-60
血管　　　　6-61 〜 6-66

骨と関節

- 6-1 上腕骨と肩甲骨：前面
- 6-2 上腕骨と肩甲骨：後面
- 6-3 肩関節(関節窩上腕関節)：前面
- 6-4 肩関節(関節窩上腕関節)：外側面
- 6-5 肘関節の骨(伸展時)
- 6-6 肘関節の骨(90°屈曲時)
- 6-7 肘関節の靱帯
- 6-8 前腕の骨
- 6-9 手と手根の骨
- 6-10 手根の靱帯：掌側面
- 6-11 手根の靱帯：後面
- 6-12 中手指節関節と指節間関節の靱帯：内側面
- 6-13 中手指節関節と指節間関節の靱帯：掌側面

筋肉

- 6-14 肩の筋肉(僧帽筋)
- 6-15 肩の筋肉(広背筋)
- 6-16 肩の筋肉(肩甲挙筋)
- 6-17 肩の筋肉(三角筋)
- 6-18 肩の筋肉(棘上筋と棘下筋)
- 6-19 肩の筋肉(小円筋と大円筋)
- 6-20 肩甲上腕部の解剖
- 6-21 肩の筋肉(大胸筋)
- 6-22 上腕の筋肉(上腕二頭筋)：前面
- 6-23 上腕の筋肉(烏口腕筋)：前面
- 6-24 上腕の筋肉(上腕筋)：前面
- 6-25 上腕の筋肉(上腕三頭筋と肘筋)：後面
- 6-26 上腕：各部位での横断面
- 6-27 前腕の筋肉(円回内筋と方形回内筋)
- 6-28 前腕の個々の筋肉(橈側手根屈筋)
- 6-29 前腕の個々の筋肉(長掌筋)
- 6-30 前腕の個々の筋肉(尺側手根屈筋)

目次

- 6-31 前腕の個々の筋肉（浅指屈筋）
- 6-32 前腕の個々の筋肉（深指屈筋）
- 6-33 前腕の個々の筋肉（長母指屈筋）
- 6-34 前腕の筋肉（回外筋）
- 6-35 前腕の筋肉（腕橈骨筋）
- 6-36 前腕の筋肉（長橈側手根伸筋）
- 6-37 前腕の筋肉（短橈側手根伸筋）
- 6-38 前腕の筋肉（[総]指伸筋）
- 6-39 前腕の筋肉（小指伸筋）
- 6-40 前腕の筋肉（尺側手根伸筋）
- 6-41 前腕の筋肉（長母指外転筋）
- 6-42 前腕の筋肉（短母指伸筋）
- 6-43 前腕の筋肉（長母指伸筋）
- 6-44 前腕の筋肉（示指伸筋）
- 6-45 前腕：各部位の横断面
- 6-46 手の固有筋（短母指外転筋）
- 6-47 手の固有筋（短母指屈筋）
- 6-48 手の固有筋（母指対立筋）
- 6-49 手の固有筋（母指内転筋）
- 6-50 手の筋肉（小指外転筋）
- 6-51 手の筋肉（短小指屈筋）
- 6-52 手の固有筋（小指対立筋）
- 6-53 手の筋肉（虫様筋）
- 6-54 手の固有筋（背側骨間筋）
- 6-55 手の固有筋（掌側骨間筋）
- 6-56 手：横断面

神経

- 6-57 腕神経叢：模式図
- 6-58 上腕部の橈骨神経と肩甲部の神経
- 6-59 上肢の神経
- 6-60 手の神経

血管

- 6-61 肩および上腕の皮神経と皮下静脈
- 6-62 前腕の皮神経と浅在静脈
- 6-63 肩甲骨周辺の動脈
- 6-64 上腕動脈と動脈吻合
- 6-65 手の動脈：掌側面
- 6-66 上肢の動脈の概要

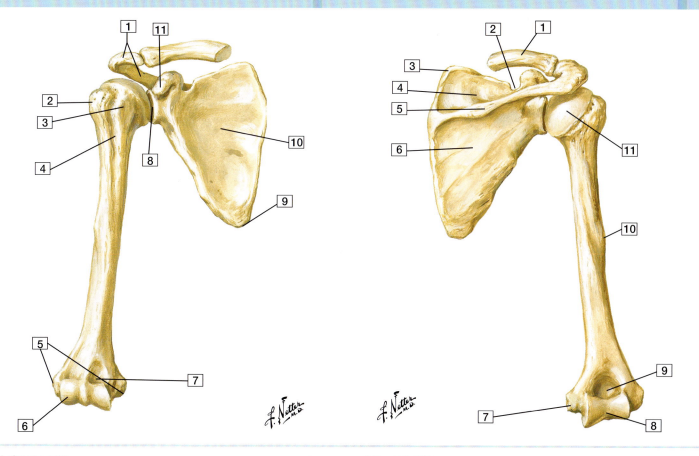

上腕骨と肩甲骨：後面

1. 鎖骨（切断）Clavicle (cut)
2. 肩甲切痕 Suprascapular notch
3. 上角 Superior angle
4. 棘上窩 Supraspinous fossa
5. 肩甲棘 Spine
6. 棘下窩 Infraspinous fossa
7. 内側上顆 Medial epicondyle
8. 上腕骨滑車 Trochlea
9. 肘頭窩 Olecranon fossa
10. 三角筋粗面 Deltoid tuberosity
11. 上腕骨頭 Head of humerus

コメント：肩甲骨の後面には突き出た肩甲棘があり，これが棘上窩と棘下窩を区分している．
鎖骨は人体の中で最初に骨化の始まる骨であるが，骨癒合に関しては最後に完了する骨である．鎖骨の形成は膜内骨化でなされる．鎖骨は最も骨折頻度の高い骨の1つである．
上腕骨の中央部に三角筋の停止部位があり，三角筋粗面とよばれる．
上腕骨の遠位端にある滑車の上のくぼみを肘頭窩とよび，肘を完全に伸ばした時に尺骨の肘頭を収納する．

臨床：肩甲骨の骨折は比較的少ない．上腕骨外科頚の骨折は起こりやすく，腕神経叢の腋窩神経を障害することがある．一方，上腕骨の中央部における骨折は橈骨神経を障害することがある．

上腕骨と肩甲骨：前面

1. 肩峰 Acromion
2. 大結節 Greater tubercle
3. 小結節 Lesser tubercle
4. 結節間溝 Intertubercular sulcus
5. 内側上顆と外側上顆 Epicondyles (Medial, Lateral)
6. 小頭 Capitulum
7. 鈎突窩 Coronoid fossa
8. 肩甲骨関節窩 Glenoid cavity of scapula
9. 下角 Inferior angle
10. 肩甲下窩 Subscapular fossa
11. 烏口突起 Coracoid process

コメント：鎖骨と肩甲骨が上肢帯（肩）を形成し，上肢を体幹に接続する．鎖骨は筋交い（すじかい）として働き，上肢が自由に動けるように体幹から上肢を離した状態に保つ．鎖骨は骨折を起こしやすい．
肩甲骨は鎖骨と上腕骨頭（肩関節）の両方に関связ．異なる16種類の筋肉が肩甲骨に付着する．肩甲骨の骨折はあまり起こらない．
上腕骨は長骨であり，その近位端は肩関節の一部をなす．一方，遠位端は肘関節に加わる．上腕骨の外科頚（小結節のすぐ下の部分）はよく骨折の起こる部位である．この部位に骨折が起こると腕神経叢の腋窩神経を障害することがある．

臨床：鎖骨は骨折しやすく，特に子どもに多い．鎖骨骨折は，通常，腕を伸ばした状態で手から転倒した時に起こる．あるいは，鎖骨への直接の衝撃によって起こる．骨折を起こしやすい部位は鎖骨の中部1/3の部位である．

肩関節（関節窩上腕関節）：前面

前面

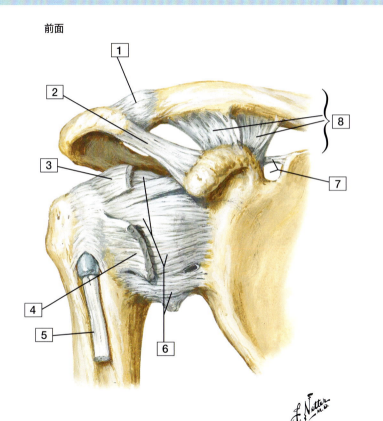

肩関節（関節窩上腕関節）：外側面

開放した関節：外側面

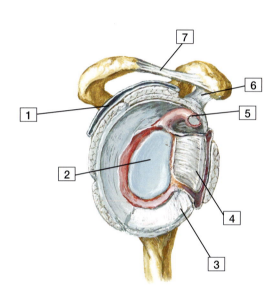

上肢：骨と関節

肩関節（関節窩上腕関節）：外側面

1. 三角筋下包 Subdeltoid bursa
2. 関節窩（軟骨）Glenoid cavity (cartilage)
3. 下関節上腕靱帯 Inferior glenohumeral ligament
4. 中関節上腕靱帯 Middle glenohumeral ligament
5. 上腕二頭筋腱（長頭）Biceps brachii tendon (long head)
6. 烏口上腕靱帯 Coracohumeral ligament
7. 烏口肩峰靱帯 Coraco-acromial ligament

コメント：肩関節の浅い関節窩は関節唇の存在によっていくぶん深さが増す．関節包，靱帯，4種類の回旋腱板筋の腱が肩関節を安定化させている．この4種類の回旋腱板筋の腱は肩関節を後面，上面，および中部前面（肩甲下筋腱）から補強している．肩の前側は補強が弱いため，肩関節の脱臼で最もよく起こるのは前方脱臼である．

肩関節を栄養する動脈は，肩甲上動脈，上腕回旋動脈，および肩甲回旋動脈の枝である．

臨床：滑液包は滑膜性の閉じた袋状のクッションで，中は滑液で満たされている．このクッションは隣接する骨性の突起構造や粗い表面との摩擦運動による障害から腱や靱帯を守るのである．滑液包に感染が起こることがあり，液体がたまって強い痛みを引き起こす．

上肢：骨と関節

6-4
アトラス図408を参照

肩関節（関節窩上腕関節）：前面

1. 肩鎖関節包（肩鎖靱帯は関節包の一部を構成している）Acromioclavicular joint capsule (incorporating acromioclavicular ligament)
2. 烏口肩峰靱帯 Coraco-acromial ligament
3. 棘上筋腱（切断）Supraspinatus tendon (cut)
4. 肩甲下筋腱（切断）Subscapularis tendon (cut)
5. 上腕二頭筋腱（長頭）Biceps brachii tendon (long head)
6. 関節包靱帯 Capsular ligaments
7. 上肩甲横靱帯と肩甲切痕 Superior transverse scapular ligament and suprascapular notch
8. 烏口鎖骨靱帯（菱形靱帯，円錐靱帯）Coracoclavicular ligament (Trapezoid ligament; Conoid ligament)

コメント：肩関節は滑膜性の多軸性球関節である．関節運動は，外転と内転，屈曲と伸展，および回旋と描円運動（circumduction）である．肩甲骨の関節窩は浅いので，肩における運動の可動域はかなり広くなるが，そのため肩関節は脱臼しやすい．4種類の回旋腱板筋の腱が肩関節の安定化に寄与している．

肩鎖関節は肩峰と鎖骨の間の滑膜性平面関節である．この関節は本図にも示されている．上腕を挙上して肩甲骨を回旋させる時に，肩鎖関節のところで滑り運動が起こる．

臨床：肩関節における可動域は広く関節窩が浅いので，肩関節は人体で最も脱臼を起こしやすい関節である．肩関節（関節窩上腕関節）の脱臼は通常，前方への脱臼（烏口突起下脱臼）であり，腕神経叢の腋窩神経および筋皮神経を損傷する危険性が高い．

上肢：骨と関節

6-3
アトラス図408を参照

肘関節の骨（伸展時） 肘関節の骨（90°屈曲時）

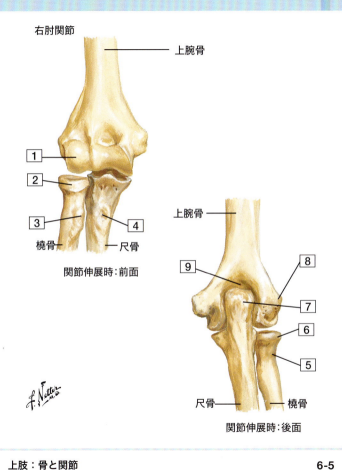
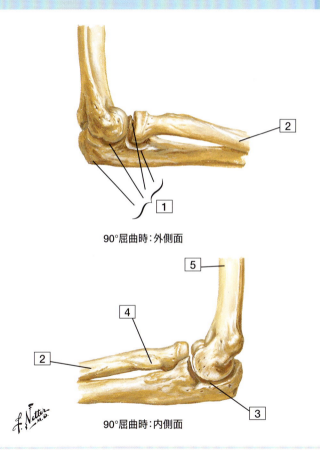

肘関節の骨（90°屈曲時）

1. 尺骨（橈骨切痕，鈎状突起，滑車切痕，肘頭）Ulna (Radial notch, Coronoid process, Trochlear notch, Olecranon)
2. 橈骨 Radius
3. 滑車切痕 Trochlear notch
4. 橈骨粗面 Tuberosity
5. 上腕骨 Humerus

コメント：肘関節の骨は，上腕骨と前腕の2つの骨（橈骨と尺骨）からなる．尺骨は前腕において内側に位置し，橈骨よりも長い．肘を触った時に容易に触知できる部位が肘頭であり，これは尺骨の近位端後部に位置する．

臨床：肘関節の脱臼は，上腕骨上顆部，肘頭（尺骨），橈骨頭，あるいは尺骨鈎状突起の骨折に伴って起こることもある．肘関節の脱臼もしくは骨折の際に，腕神経叢の正中神経と尺骨神経のいずれか，あるいは両方が障害を受けることがある．
橈骨の近位部骨折の多くは，橈骨頭あるいは橈骨頚の骨折である．
尺骨骨折は多くの場合，前腕に直接衝撃が加わった，あるいは前腕を無理に回内した時に起こる．尺骨の骨幹部が折れることが多い．

肘関節の骨（伸展時）

1. 上腕骨小頭 Capitulum
2. 橈骨頭 Head
3. 橈骨粗面 Tuberosity
4. 尺骨粗面 Tuberosity
5. 橈骨頚 Neck
6. 橈骨頭 Head
7. 肘頭 Olecranon
8. 外側上顆 Lateral epicondyle
9. 肘頭窩 Olecranon fossa

コメント：肘関節の骨は，上腕骨と前腕の2つの骨（橈骨と尺骨）からなる．尺骨は前腕において内側に位置し，橈骨よりも長い．肘を触った時に容易に触知できる部位が肘頭であり，これは尺骨の近位端後部に位置する．

臨床：肘関節の脱臼は，肩・指の脱臼に次いで3番目に多く，通常，転倒の際に肘を伸ばした状態で手をついてしまった時に起こる．後方脱臼が最も多い．

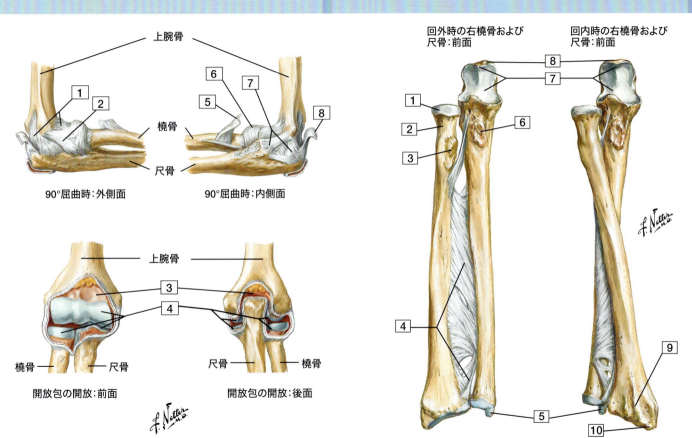

前腕の骨

1. 橈骨頭 Head
2. 橈骨頚 Neck
3. 橈骨粗面 Radial tuberosity
4. 前腕骨間膜 Interosseous membrane
5. 尺骨茎状突起 Styloid process of ulna
6. 尺骨粗面 Ulnar tuberosity
7. 滑車切痕 Trochlear notch
8. 肘頭 Olecranon
9. 背側結節(リスター結節) Dorsal (Lister's) tubercle
10. 橈骨茎状突起 Styloid process

コメント：前腕の骨は，外側に位置する橈骨と内側に位置するより長い尺骨とで構成されている．
橈骨と尺骨は前腕の全長にわたって前腕骨間膜でつなぎとめられている．この前腕骨間膜は，線維性関節(靱帯結合)である橈尺関節の一部をなしており，前腕を前区画と後区画に分割する．
橈骨と尺骨の遠位端はいずれも茎状突起を有している．

臨床：コレス(Colles)骨折は橈骨の遠位部骨折である．転倒の際に肘を伸ばした状態で手をついてしまった時によく起こる．このような骨折では，折れた遠位部の骨が近位方向かつ背方へ引っ張られるので，フォーク状変形を起こす．

肘関節の靱帯

1. 関節包 Joint capsule
2. 外側側副靱帯 Radial collateral ligament
3. 滑膜 Synovial membrane
4. 関節軟骨 Articular cartilage
5. 上腕二頭筋腱 Biceps brachii tendon
6. 橈骨輪状靱帯 Anular ligament of radius
7. 内側側副靱帯 Ulnar collateral ligament
8. 上腕三頭筋腱 Triceps brachii tendon

コメント：肘関節は滑膜性の一軸性蝶番関節であり，腕橈関節(上腕骨小頭と橈骨頭の間)と腕尺関節(上腕骨滑車と尺骨の滑車切痕のあいだ)で構成される．肘関節はさらに，回外および回内(回旋)に関与する滑膜性の一軸性車軸関節である近位橈尺関節を含む．肘関節の運動には屈曲と伸展がある．
外側面に位置する外側側副靱帯と内側面に位置する三角形の内側側副靱帯が肘関節を安定化している．輪状靱帯は橈骨頭を適切な位置に保持する．
肘関節に血液を送るのは，上腕動脈の枝および橈骨動脈と尺骨動脈の側副枝や反回枝である．

臨床：前腕を強く引くと，特に子どもでは，橈骨頭が輪状靱帯から引き抜かれて外れることがあり，近位橈尺関節脱臼を引き起こす．

手と手根の骨

右手：掌側面

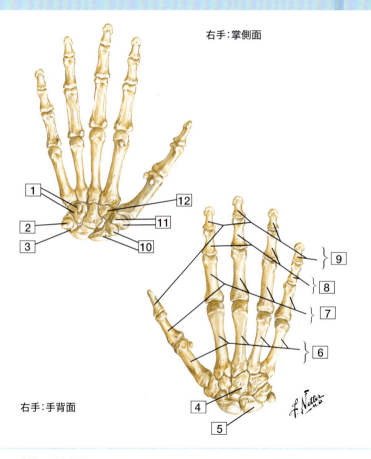

右手：手背面

手根の靭帯：掌側面

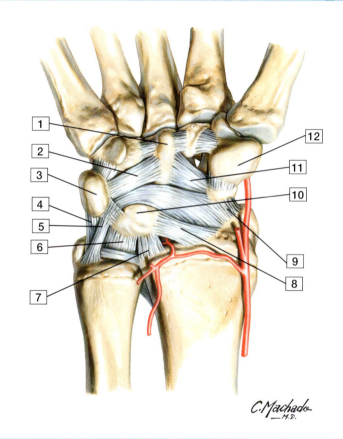

手根の靱帯：掌側面

1. 有頭骨 Capitate
2. 三角有頭骨靱帯 Triquetrocapitate ligament
3. 豆状骨 Pisiform
4. 尺骨三角骨靱帯 Ulnotriquetral ligament
5. 尺骨有頭骨靱帯 Ulnocapitate ligament
6. 尺骨月状骨靱帯 Ulnolunate ligament
7. 短橈骨月状骨靱帯 Short radiolunate ligament
8. 長橈骨月状骨靱帯 Long radiolunate ligament
9. 橈骨舟状有頭骨靱帯 Radioscaphocapitate ligament
10. 月状骨 Lunate
11. 舟状有頭骨靱帯 Scaphocapitate ligament
12. 大菱形骨 Trapezium

コメント：手関節（橈骨手根関節）は滑膜性の二軸性楕円関節であり，橈骨の遠位端（関節円板）と手根骨である舟状骨，月状骨，および三角骨で構成される．この関節は，外側および内側手根側副靱帯，掌側橈骨手根靱帯，ならびに背側橈骨手根靱帯によって補強されている．関節運動は，屈曲，伸展，外転，内転，および描円運動（circumduction）である．
解剖学者は上記の靱帯を単純化して，以下の靱帯としてまとめて扱うことが多い．すなわち，掌側橈骨手根靱帯（長橈骨月状骨靱帯，短橈骨月状骨靱帯，および橈骨舟状有頭骨靱帯（上記1-3）），掌側尺骨手根靱帯（尺骨月状骨靱帯，尺骨有頭骨靱帯，および尺骨三角骨靱帯），その他各種の手根間靱帯および中手靱帯である．
母指手根中手関節は二軸性鞍関節（大菱形骨を含む）であり，その運動は屈曲と伸展，外転と内転，および描円運動（circumduction）である．残りの4指の手根中手関節は滑膜性平面関節であり，滑り運動を行う．

臨床：手を専門とする外科医は上記の靱帯をその付着パターンに基づいてより正確に分類している．

上肢：骨と関節　　6-10
アトラス図441を参照

手と手根の骨

1. 有鈎骨と有鈎骨鈎 Hamate and Hook
2. 豆状骨 Pisiform
3. 三角骨 Triquetrum
4. 有頭骨 Capitate
5. 月状骨 Lunate
6. 中手骨 Metacarpal bones
7. 基節骨 Proximal phalanges
8. 中節骨 Middle phalanges
9. 末節骨 Distal phalanges
10. 舟状骨と舟状骨結節 Scaphoid and Tubercle
11. 大菱形骨と大菱形骨結節 Trapezium and Tubercle
12. 小菱形骨 Trapezoid

コメント：手根と手の骨には，以下のものがある：8つの手根骨，5つの中手骨（各指に1つ），および第2-5指には，基節骨，中節骨，末節骨がある．第1指（母指）は基節骨と末節骨からなり中節骨はない．
舟状骨，月状骨，および三角骨は橈骨遠位端と関節して，橈骨手根関節を形成する．

臨床：舟状骨は最も骨折の多い手根骨である．舟状骨は「解剖学的かぎタバコ入れ」（母指基部の背側の領域）のすぐ下に位置しているので，骨折の際には痛みや腫れがこの部位に最も多く見られる．中手骨では第5中手骨に骨折が多い．一方，手の指では第3指（中指）末節骨の骨折が最も多い．

上肢：骨と関節　　6-9
アトラス図443を参照

手根の靱帯:後面

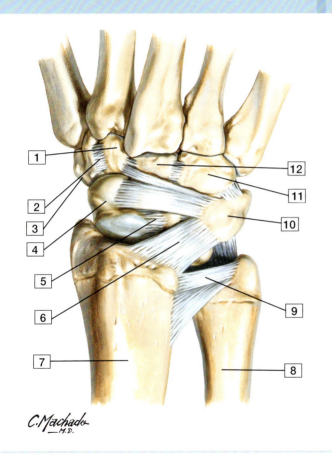

中手指節関節と指節間関節の靱帯:内側面

伸展時:内側面

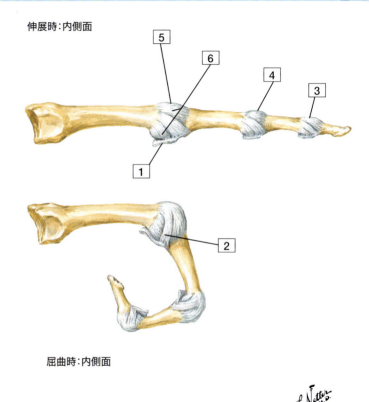

屈曲時:内側面

中手指節関節と指節間関節の靱帯：内側面

1. 掌側靱帯（掌側板）Palmar ligament (plate)
2. 側副靱帯 Collateral ligament
3. 遠位指節間関節 Distal interphalangeal joint
4. 近位指節間関節 Proximal interphalangeal joint
5. 中手指節間関節 Metacarpophalangeal joint
6. 関節包 Joint capsule

コメント：中手指節関節は滑膜性の二軸性顆状関節であり，屈曲と伸展，外転と内転，および描円運動（circumduction）に関与する．その関節包は側副靱帯と掌側靱帯によって支持されている．側副靱帯は屈曲時に張り伸展時にはゆるむ．
指節間関節（近位および遠位指節間関節）は滑膜性の一軸性蝶番関節であり，屈曲と伸展に関与する．指節間関節においても，やはり側副靱帯と掌側靱帯が関節を補強しており，これらは中手指節関節の靱帯とよく似ている．掌側靱帯は過伸展を防ぐ．

臨床：近位指節間関節の後方脱臼はかなり多い．前方脱臼や回旋脱臼も稀に起こることがある．遠位指節間関節の後方脱臼や骨折は，指先に直接的な衝撃が加わった場合，例えば野球やバレーボールなどによる衝撃で起こり，伸筋腱が障害されることが多い（槌指）．

手根の靱帯：後面

1. 小菱形骨 Trapezoid
2. 大菱形小菱形骨靱帯 Trapeziotrapezoid ligament
3. 大菱形骨 Trapezium
4. 舟状骨 Scaphoid
5. 舟状月状骨靱帯 Scapholunate ligament
6. 背側橈骨手根靱帯 Dorsal radiocarpal ligament
7. 橈骨 Radius
8. 尺骨 Ulna
9. 背側橈尺靱帯 Dorsal radio-ulnar ligament
10. 三角骨 Triquetrum
11. 有鉤骨 Hamate
12. 有頭骨 Capitate

コメント：下橈尺関節は手根よりも近位に位置している．下橈尺関節は尺骨と橈骨尺骨切痕とのあいだの滑膜性一軸性車軸関節であり，回内と回外（回旋）に関与している．
手関節（橈骨手根関節）は滑膜性の二軸性楕円関節であり，橈骨遠位端（関節円板）と手根骨である舟状骨，月状骨，および三角骨からなる．手関節の運動には，屈曲，伸展，外転，内転，および描円運動（circumduction）がある．
解剖学者は，上記の靱帯を，背側橈骨手根靱帯，背側手根中手靱帯，および手根間靱帯に分類し，手根靱帯の構成を単純化することが多い．
手根骨の近位列と遠位列のあいだに，手根中央関節（手根間関節）が位置する．これは滑膜性平面関節であり，小さな滑り運動を行う．

臨床：手を専門とする外科医は上記の靱帯をその付着パターンに基づいてより正確に分類している．

中手指節関節と指節間関節の靱帯：掌側面

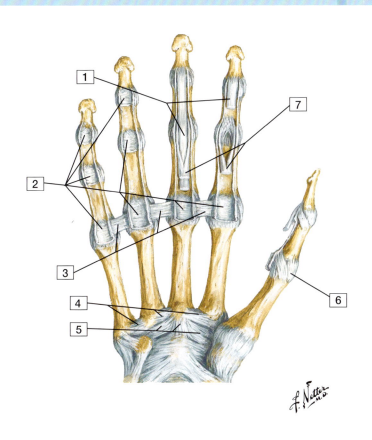

肩の筋肉（僧帽筋）

後面

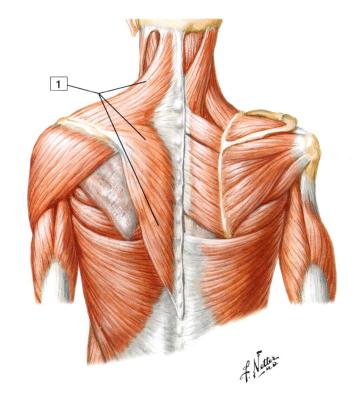

肩の筋肉（僧帽筋）

1. 僧帽筋 Trapezius muscle

起始(近位部)：後頭骨の外後頭隆起と上項線の内側1/3，項靱帯，第7頚椎[C7]の棘突起，および12胸椎すべて[T1-12]の棘突起．

停止(遠位部)：僧帽筋の上部線維は鎖骨の外側1/3の後縁に停止する．中部の線維は肩峰の内側縁と肩甲棘の後縁に停止する．下部の線維は収束して腱膜に移行し肩甲棘に停止する．

作用：僧帽筋上部と下部の線維の主な作用は，上肢を完全に外転する時の肩甲骨の回旋である．肩もしくは手に荷重がかかった時には，僧帽筋の上部線維のみが単独に働いて，肩を挙上し上肢帯を固定する．水平方向に走行する中央の線維は肩を脊柱方向に引き寄せる．下部の線維は肩甲骨を下方に引く．両側の筋が同時に働くことによって，肩甲骨を内転させる，あるいは頭部をまっすぐ後ろへ引くことが可能である．

神経支配：僧帽筋の運動は副神経(脳神経XI[CN XI])の支配を受ける．固有受容性神経線維は第3，第4頚神経[C3，C4]に由来する．

コメント：肩のほかの筋肉と異なり，僧帽筋に腕神経叢からの神経線維は入らない．

臨床：僧帽筋の検査では，患者に抵抗に逆らって肩を上げてもらう(僧帽筋の上部を触って筋収縮を調べる)．これは，僧帽筋を支配する副神経の障害を調べる検査である．

中手指節関節と指節間関節の靱帯：掌側面

1. 深指屈筋腱 Flexor digitorum profundus tendons
2. 掌側靱帯(掌側板) Palmar ligaments (plates)
3. 深横中手靱 Deep transverse metacarpal ligaments
4. 掌側中手靱帯 Palmar metacarpal ligaments
5. 掌側手根中手靱帯 Palmar carpometacarpal ligaments
6. 関節包 Joint capsule
7. 浅指屈筋腱(切断) Flexor digitorum superficialis tendons (cut)

コメント：中手指節関節は，滑膜性の二軸性顆状関節であり，屈曲と伸展，外転と内転，および描円運動(circumduction)に関与する．この関節は掌側靱帯と両側の側副靱帯によって補強される．
第2-5指の指節間関節には，近位指節間関節と遠位指節間関節の2種類がある．これらの関節は滑膜性の一軸性蝶番関節であり，掌側靱帯と両側の側副靱帯によって補強されている．運動は屈曲と伸展であり，掌側靱帯は過伸展を防いでいる．

臨床：中手骨骨折は直接的な衝撃によって起こることがある(ボクサー骨折)．中手骨骨折は骨や靱帯を傷めるだけでなく，中手骨に付着する筋腱の引っ張りに悪影響を及ぼす可能性がある．骨折の処置は慎重に行う必要がある．骨折骨を最適な位置に調整しておけば，骨折治癒後に行う理学療法によって，患者の指機能は完全回復が可能である．

肩の筋肉（広背筋）

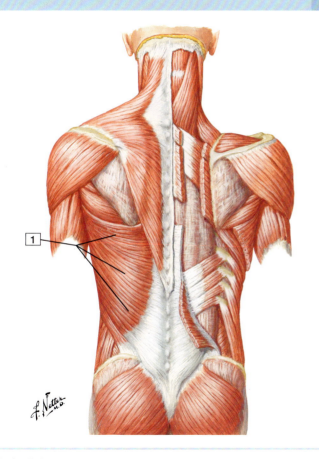

上肢：筋肉

肩の筋肉（肩甲挙筋）

後面

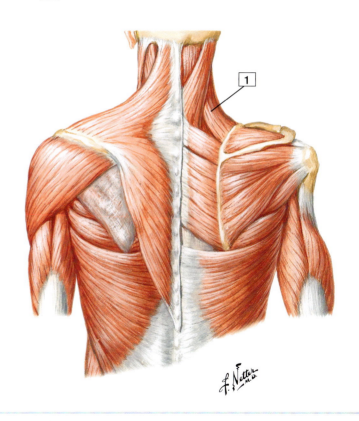

上肢：筋肉

肩の筋肉（肩甲挙筋）

1. 肩甲挙筋 Levator scapulae muscle

起始(近位部)：第1-4頚椎[C1-7]の横突起から起こる．

停止(遠位部)：肩甲骨の内側縁（脊椎側縁）上部に停止する．

作用：肩甲挙筋は肩甲骨上角を挙上するが，同時にやや内側にも引く，あるいは，肩甲骨を回旋して関節窩を下方に傾ける．肩甲骨を一定の位置に固定した場合には，肩甲挙筋は首を外側方へ曲げるとともに同方向にやや回旋させる．

神経支配：頚神経叢の第3および第4頚神経[C3，C4]，ならびにこの筋肉の下部筋線維に入る肩甲背神経[C5]の枝によって神経支配を受ける．

コメント：肩甲挙筋の収縮は肩をすくめる動作を補助する．主に，甲状頚動脈の枝である頚横動脈がこの筋を栄養する．

> **臨床：**肩甲挙筋は簡単に検査できる．患者に抵抗に逆らって肩をすくめてもらう．肩甲挙筋と僧帽筋の両方が肩甲骨を挙上するので，この肩をすくめる動作が弱々しい時には，どの程度，僧帽筋も障害されているか，あるいは僧帽筋が補っているかを調べるために，より詳しい検査を行う必要がある．

上肢：筋肉 6-16
アトラス図409を参照
アトラス図29，図171，図185も参照

肩の筋肉（広背筋）

1. 広背筋 Latissimus dorsi muscle

起始(近位部)：胸腰筋膜後葉の大きく広がる腱膜，および下位6胸椎の棘突起から起始する．さらに広背筋の筋線維の太い指状分枝によって下部3ないし4肋骨から起始する．広背筋は腸骨稜にも付着することがある．

停止(遠位部)：広背筋は大円筋下縁でカーブを描きながらその筋線維をより合わせるように収束して腱となり，上腕骨の結節間溝に停止する．

作用：上腕骨（上腕）の伸展，内転，および内旋．

神経支配：胸背神経（第6-8頚神経[C6-8]）．

コメント：よじ登る時に手を高く伸ばすように両腕を頭の上に挙げた状態で上肢を固定した場合には，広背筋は体幹を持ち上げるのである．
広背筋の起始のうち，胸椎および下部肋骨からの起始に関しては破格が見られる．
広背筋を栄養する動脈は，（腋窩動脈から分枝する）肩甲下動脈の枝の胸背動脈である．

> **臨床：**広背筋の臨床的な検査では，患者に腕を体に対して水平に挙げてもらう．この時，誰かに向かって「止まれ」の動作をするかのように，肘は屈曲した状態にしてもらう．次に，抵抗に逆らって腕を内転するように患者に指示する．これは広背筋の筋力と胸背神経の異常について調べる検査である．あるいは，患者に咳をしてもらい背部で広背筋の収縮を触知する検査を行ってもよい．

上肢：筋肉 6-15
アトラス図171を参照

肩の筋肉（三角筋）

後面

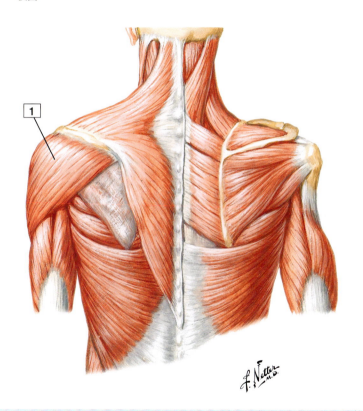

上肢：筋肉　　6-17

肩の筋肉（棘上筋と棘下筋）

後面

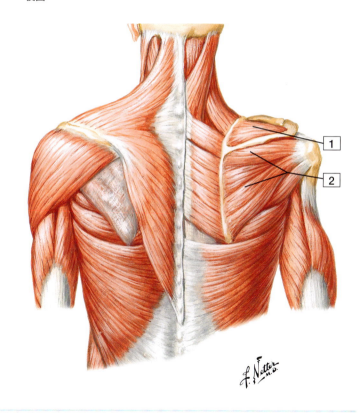

上肢：筋肉　　6-18

肩の筋肉(棘上筋と棘下筋)

1. 棘上筋 Supraspinatus muscle
2. 棘下筋 Infraspinatus muscle

起始(近位部)：棘上筋は棘上窩に収まり，棘上窩の内側2/3，および強靱な棘上筋膜から起始する．棘下筋は棘下窩の大部分を占有し，棘下窩の内側2/3，および棘下筋筋膜から起始する．

停止(遠位部)：棘上筋の線維は収束して腱となり，上腕骨の大結節上面に停止する．棘下筋の線維も収束して腱となり，上腕骨大結節の中面に停止する．棘上筋腱と棘下筋腱は付着部が癒合している．

作用：棘上筋は上腕骨を肩甲関節窩へ引き寄せることによって肩関節を補強する．三角筋と共同して，棘上筋は肩関節における上腕骨(上腕)の外転を開始する．また，棘上筋は上腕骨(上腕)を外旋させる．棘下筋は上腕骨頭を肩甲関節窩に引き寄せることによって肩関節を補強する．棘下筋も上腕骨(上腕)を外旋させる．

神経支配：棘上筋と棘下筋はいずれも肩甲上神経(第5および第6頚神経[C5，C6])によって支配される．

臨床：肩関節の外転と屈曲(例えば，物を投げる動作)を繰り返すと，棘上筋腱と棘下筋腱を肩峰と烏口肩峰靱帯に擦りつけることになるので，腱が摩滅損傷を起こす可能性がある．このような動作によって回旋筋腱板が損傷あるいは断裂することもある．棘上筋腱が最も障害されやすい．

上肢：筋肉　6-18
アトラス図409を参照
アトラス図29，図171，図185も参照

肩の筋肉(三角筋)

1. 三角筋 Deltoid muscle

起始(近位部)：鎖骨の外側1/3，肩峰の上面，および肩甲棘から起始する．

停止(遠位部)：筋線維は収束して太い腱となって上腕骨骨幹の外側面の三角筋粗面に付着する．

作用：三角筋の主な機能は肩関節における上腕の外転である．外転の初動時は棘上筋が共同して働く．三角筋鎖骨部は上腕を内旋させ，大胸筋による肩関節での上腕屈曲を助ける．一方，三角筋肩甲棘部は上腕を外旋させ，広背筋による肩関節での上腕伸展を補助する．

神経支配：腋窩神経(第5および第6頚神経[C5，C6])．

コメント：三角筋は厚みのある三角形の筋肉で，太い筋線維でできている．この多羽状筋は肩関節の前部，後部，外側部を覆っており，筋の中央部は外転時に最も強い収縮を示す．
三角筋への血液供給は主に胸肩峰動脈による経路，および腋窩動脈から起こる前上腕回旋動脈と後上腕回旋動脈による経路によってなされる．

臨床：三角筋の筋力と腋窩神経の機能の検査では，患者に抵抗に逆らって上肢を外転してもらう(三角筋中部の線維に収縮が起こるはずである)．一方，外転した上肢を抵抗に逆らって後ろに引こうとする時は三角筋後部線維に収縮が観察されるだろう．

上肢：筋肉　6-17
アトラス図409を参照
アトラス図29，図171，図185も参照

肩の筋肉（小円筋と大円筋）

後面

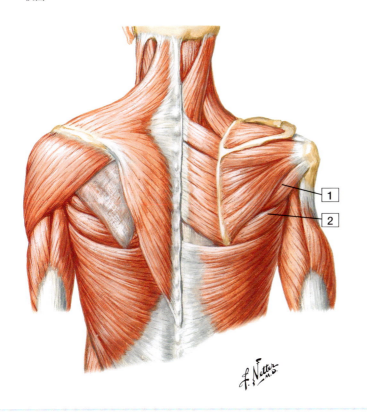

肩甲上腕部の解剖

前面

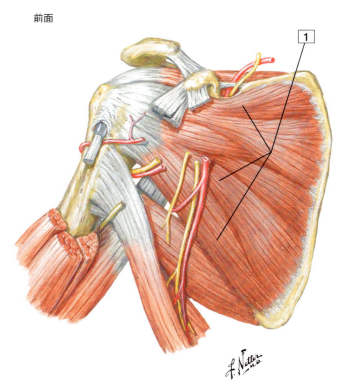

肩甲上腕部の解剖

1. 肩甲下筋 Subscapularis muscle

起始(近位部)：肩甲下窩の内側2/3，および肩甲骨外側縁の下部2/3から起こる．

停止(遠位部)：肩甲下筋の線維は収束して腱となり，上腕骨の小結節と肩関節包の前部に停止する．

作用：肩甲下筋が回旋腱板筋として働く時には，肩関節の安定化を助け，上腕骨が前方に偏位するのを防ぐ．さらに，肩甲下筋は肩関節において上腕骨(上腕)を内転および内旋させる．

神経支配：上位および下位の肩甲下神経(第5および第6頸神経[C5，C6])．

コメント：肩甲下筋腱下包が，肩甲下筋腱を肩甲頸から隔てている．
肩甲下筋は回旋腱板筋群に属する第4の筋である．この筋群に属する残りの筋は棘上筋，棘下筋，および小円筋である．
肩甲下筋と前鋸筋は共同して肩甲胸郭関節とよばれる肩の機能的関節(生理的関節)を構成する．この関節は上記の2つの筋肉，肩甲骨，および同筋肉のあいだに挟まれる疎性結合組織からなり，これによって肩甲骨は胸郭上で滑り運動を行うことができる．肩甲胸郭関節における肩甲骨の運動は，挙上，下制，外転，内転，および回旋である．
肩甲下筋の栄養動脈は肩甲下動脈(腋窩動脈の枝)である．

臨床：前鋸筋の筋力が低下すると，翼状肩甲(winging)を呈する．

肩の筋肉(小円筋と大円筋)

1. 小円筋 Teres minor muscle
2. 大円筋 Teres major muscle

起始(近位部)：小円筋は肩甲骨の外側縁から起始し，大円筋は肩甲骨下角の後面から起こる．

停止(遠位部)：小円筋は上腕骨の大結節下面に停止し，大円筋は上腕骨の結節間溝の内側唇に停止する．

作用：小円筋は上腕を外旋し，また弱いながら肩関節において上腕を内転する．ほかの3種類の回旋腱板筋と同様に，小円筋は上腕骨を肩甲関節窩に向かって引っ張ることにより肩関節を補強している．大円筋は上腕を屈曲位から伸展させ，肩関節のところで上腕を内転・内旋させる．

神経支配：小円筋は腋窩神経(第5および第6頸神経[C5，C6])によって，また大円筋は下位の肩甲下神経(第6および第7頸神経[C6，C7])によって支配される．

コメント：小円筋は4種類ある回旋腱板筋の1つであり，肩関節の安定化に寄与する．棘下筋から明確に区分できないことも多い．

臨床：大円筋の検査では，患者に上腕を水平に挙げてもらい抵抗に逆らって内転させる．この時，肩甲骨から上腕骨にかけて大円筋が収縮しているか否か観察する．この方法は肩甲下神経の機能検査にも利用できる．

肩の筋肉（大胸筋）

前面

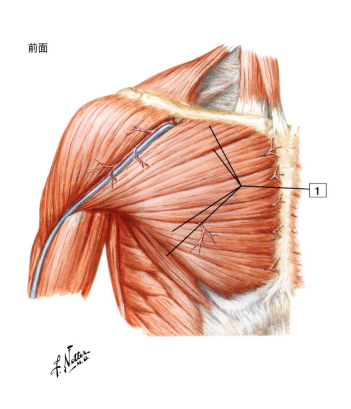

上腕の筋肉（上腕二頭筋）：前面

浅層

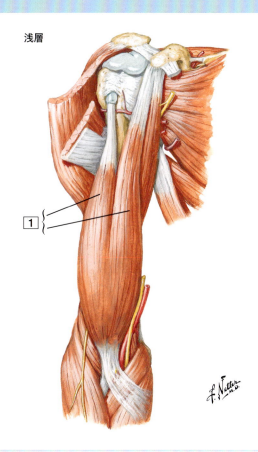

肩の筋肉(大胸筋)

1. 大胸筋 Pectoralis major muscle

起始(近位部)：鎖骨の胸骨側半部，胸骨の上半部，および外腹斜筋の腱膜から起こる．

停止(遠位部)：大胸筋の線維は腋窩前壁に収束する．筋の3部(鎖骨部，胸骨部，および腹部)すべてが1つにまとまって扁平な腱となり上腕骨の結節間溝に停止する．

作用：主な作用は肩関節における上腕の内転である．さらに，大胸筋は上腕骨を内旋し，鎖骨部は肩関節を屈曲させる作用と正中線と交差する位置まで上腕骨を内転させる作用がある．大胸筋の胸部は，広背筋および大円筋と協力して，屈曲している上腕骨を抵抗に逆らって体幹側面の位置まで伸展させることができる．

神経支配：内側および外側胸筋神経(第5-8頚神経[C5-8]および第1胸神経[T1])．

コメント：この扇状の筋肉の線維は収束しながら上腕骨の付着部位に向かって走行し，腋窩の前縁を形成する．
胸肩峰動脈と外側胸動脈が大胸筋を栄養する．

臨床：大胸筋(胸肋部)の臨床的検査では，患者に肘を曲げた状態で上腕を45°外側に開かせ，その位置から上腕を内転させる(体に向かって動かす)．筋力や胸筋神経の機能を調べる時には，ほかの人が患者の肘に手を当てて上腕内転に対抗する力を加える．

上腕の筋肉(上腕二頭筋)：前面

1. 上腕二頭筋 Biceps brachii muscle

起始(近位部)：上腕二頭筋短頭は肩甲骨の烏口突起尖端より起こる．長頭は肩甲骨関節上結節に起始する．

停止(遠位部)：長頭と短頭の筋腹は合して扁平な腱となり，橈骨粗面に停止する．さらに，腱の一部は肘の前面で幅の広い腱膜となって尺側(内側)に伸びる．この(上腕)二頭筋腱膜は内側下方で前腕筋膜に移行する．

作用：前腕が部分的に屈曲している時には，上腕二頭筋は前腕に対して強力な回外筋として作用する．一方，前腕が回外位にある時には，上腕二頭筋は前腕を屈曲させる主要な筋肉として働く．また，肩関節における上腕屈曲に関して，上腕二頭筋は弱いながら屈筋として働き，ほかの筋肉の作用を補助する．

神経支配：筋皮神経(第5および第6頚神経[C5, C6])．

コメント：名称からもわかるように上腕二頭筋は2つの筋頭からなる紡錘状筋である．二頭筋腱膜が前腕部に停止するので，上腕二頭筋は肘関節を屈曲することができる．
上腕動脈が上腕二頭筋を栄養する．

臨床：二頭筋腱をたたくと二頭筋反射が起こるので，この反射を利用して第5および第6頚髄節[C5, C6]レベルの神経学的検査を行うことができる．上腕二頭筋の臨床的検査では，患者に回外位の前腕を抵抗に逆らって屈曲してもらう．上腕前面で二頭筋が明確な収縮を示すか否か観察する．このような方法は，筋皮神経の機能検査にも利用できる．

上腕の筋肉（烏口腕筋）：前面

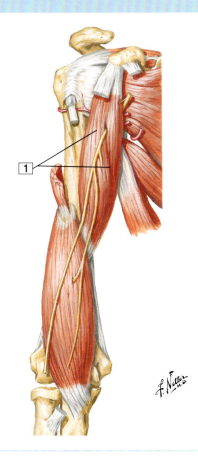

1

上腕の筋肉（上腕筋）：前面

深層

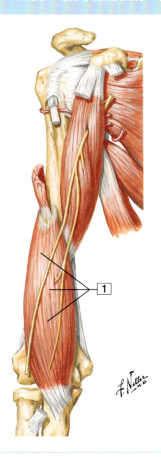

1

上腕の筋肉（上腕筋）：前面

1. 上腕筋 Brachialis muscle

起始（近位部）：上腕骨前面の遠位側半部から起こる．

停止（遠位部）：尺骨粗面および尺骨前面の鉤状突起に停止する．

作用：上腕筋は肘関節における前腕の強力な屈筋である．

神経支配：筋皮神経（第5および第6頚神経[C5, C6]）．橈骨神経（第7頚神経[C7]）も細い枝を上腕筋に送っている．

コメント：上腕二頭筋が上腕筋の上面を覆っているため，上腕筋が肘関節における前腕の最も強力かつ重要な屈筋であることを理解している人が意外と少ない．上腕筋は素早い屈曲に寄与することもできるが，等尺性収縮によって，特に，前腕に荷重がかかっている場合に前腕を屈曲位に維持するのである．
上腕動脈が上腕筋を栄養する．

臨床：上腕筋よりも近位で筋皮神経に障害が起こった場合には（烏口腕筋を貫通する部位での圧迫損傷），上腕筋と上腕二頭筋に筋力低下が起こることがある．その場合，肘関節の屈曲に影響が出る．

上肢：筋肉

上腕の筋肉（烏口腕筋）：前面

1. 烏口腕筋 Coracobrachialis muscle

起始（近位部）：上腕二頭筋の短頭とともに肩甲骨の烏口突起尖端から起こる．

停止（遠位部）：上腕骨の内側面・内側縁の中央部に停止する．

作用：肩関節において上腕を屈曲および内転させる．

神経支配：筋皮神経（第6および第7頚神経[C6, C7]）．

コメント：烏口腕筋は上腕の前区画に存在する3種類の筋の中で最も短い．
上腕動脈が烏口腕筋を栄養する．
筋皮神経は腕神経叢を出たのち，通常，烏口腕筋の近位部を貫く．

臨床：烏口腕筋を貫通する筋皮神経は筋肉内で圧迫されやすい．圧迫によって肘関節の屈曲が弱まったり（上腕筋と上腕二頭筋の機能が一部失われる），前腕外側部に感覚鈍麻が起こったりする．

上肢：筋肉

上腕の筋肉（上腕三頭筋と肘筋）：後面

浅層

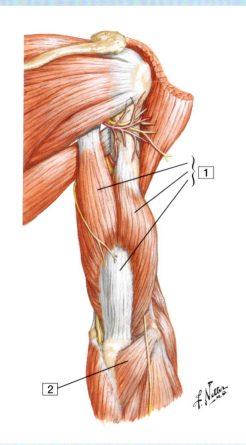

上腕：各部位での横断面

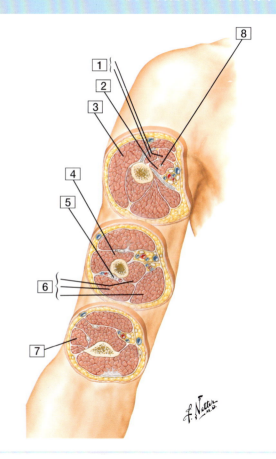

上腕：各部位での横断面

1. 上腕二頭筋（短頭と長頭）Biceps brachii（Short and Long heads）
2. 烏口腕筋 Coracobrachialis muscle
3. 三角筋 Deltoid muscle
4. 上腕筋 Brachialis muscle
5. 橈骨神経 Radial nerve
6. 上腕三頭筋（内側頭，外側頭，長頭）Triceps brachii muscle（Medial, Lateral, and Long heads）
7. 腕橈骨筋 Brachioradialis muscle
8. 筋皮神経 Musculocutaneous nerve

コメント：上腕の機能的区分は，前区画および後区画である．簡略化していえば，前区画は肘関節の屈曲を含む区画であり，後区画は伸筋を含む区画であるということになる．
筋皮神経は前区画（屈筋区画）の筋肉を支配し，橈骨神経は後区画（伸筋区画）を支配する．
前区画は主に上腕動脈とその枝から血液供給を受け，後区画は主に上腕深動脈とその枝から血液供給を受ける．
正中神経と尺骨神経が上腕を前腕に向かって走行する時，内側の神経血管束区画の中を通る．これら2本の神経は上腕の筋肉を支配することはない．

臨床：橈骨神経は上腕骨骨幹を回って進み上腕の後区画に入る．橈骨神経は上腕骨に巻きつくように走行するので，上腕骨骨幹が骨折すると橈骨神経が引っ張られたり切断したりする危険性がある．その場合，手根や指の伸筋に影響が出る．

上腕の筋肉（上腕三頭筋と肘筋）：後面

1. 上腕三頭筋 Triceps brachii muscle
2. 肘筋 Anconeus muscle

起始（近位部）：上腕三頭筋長頭は肩甲骨の関節下結節から起始する．外側頭は上腕骨後面から起こる．内側頭は上腕骨後面において橈骨神経溝の下方から起始する．
肘筋は上腕骨の外側上顆から起こる．

停止（遠位部）：上腕三頭筋の3種類の筋頭は，いずれも共通の腱に移行して尺骨の肘頭後面の近位部に停止する．外側では，帯状の線維束が肘筋を覆うように遠位方へ延び前腕筋膜へ移行する．
肘筋は肘頭外側面および尺骨体の背側面上部に停止する．

作用：肘筋と上腕三頭筋の3種類の筋頭はいずれも，肘関節のところで前腕を伸展させる．また，肘筋は回内時に尺骨を外転させる．肩甲骨より起こる上腕三頭筋長頭は肩関節のところで上腕骨（上腕）を伸展させることもできる．

神経支配：上腕三頭筋と肘筋は橈骨神経（第7および第8頚神経[C7，C8]）によって支配される．

コメント：上腕三頭筋内側頭は肘関節における主要な屈筋である上腕筋と機能的に拮抗している．内側頭という名称は不適切であり，内側よりむしろ深部である．
上腕三頭筋は上腕深動脈から血液供給を受ける．

臨床：三頭筋腱をたたくと二頭筋反射が起こるので，この反射を利用して第7および第8頚髄節[C7，C8]レベルの神経学的検査を行うことができる．

前腕の筋肉（円回内筋と方形回内筋）

右前腕：前面
回外位

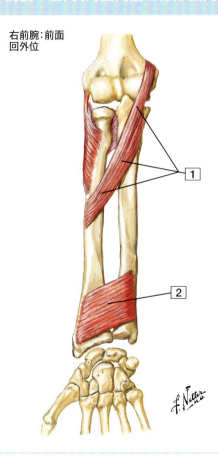

前腕の個々の筋肉（橈側手根屈筋）

右前腕：掌側面

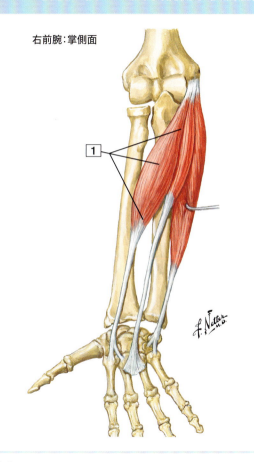

前腕の個々の筋肉（橈側手根屈筋）

1. 橈側手根屈筋 Flexor carpi radialis muscle

起始（近位部）：上腕骨内側上顆と前腕筋膜から起始する．

停止（遠位部）：第2中手骨の骨底に停止するが，さらに第3中手骨骨底にも腱束を送りそこで停止する．

作用：橈側手根屈筋は手関節のところで手を屈曲させ，また手の外転を補助する．

神経支配：正中神経（第6および第7頚神経[C6，C7]）．

コメント：橈側の伸筋群は，橈側手根屈筋による手関節の外転を補助する．手根遠位部の橈側手根屈筋のすぐ外側で，橈骨動脈の拍動を触れることができる．簡単にいうと，人差し指と中指をこの腱の上に置き橈骨動脈の拍動を感じるまで軽く圧迫するのである．

> **臨床**：橈側手根屈筋の臨床的検査では，患者の手を握り，患者に抵抗に逆らって手首を屈曲してもらう．患者がこの動作をしている時に，橈側手根屈筋の腱が手根でピンと張るか観察する．

上肢：筋肉　6-28　アトラス図428を参照

前腕の筋肉（円回内筋と方形回内筋）

1. 円回内筋 Pronator teres muscle
2. 方形回内筋 Pronator quadratus muscle

起始（近位部）：円回内筋は2つの筋頭からなる．上腕頭は内側上顆のすぐ上で，総屈筋腱，筋間中隔，および前腕筋膜から起始する．尺骨頭は尺骨鈎状突起の内側から起こる．
方形回内筋は尺骨の遠位1/4の前面内側から起こる．

停止（遠位部）：円回内筋は橈骨外側面の中央部付近に停止する．
方形回内筋は橈骨体の外側縁遠位1/4の前面に停止する．

作用：円回内筋は尺骨を軸として橈骨を回旋（回内）させ，また肘関節における前腕屈曲を補助する．
方形回内筋は手を回内させる．さらに力が必要な場合には，円回内筋がその回内を補助する．

神経支配：円回内筋，方形回内筋ともに正中神経支配（円回内筋は第6および第7頚神経[C6，C7]，方形回内筋は第8頚神経[C8]および第1胸神経[T1]）．

コメント：円回内筋は強く素早い回内に適している．方形回内筋は前腕で最も深層に位置する筋肉であり，その筋収縮は観察しづらい．

> **臨床**：円回内筋の臨床的検査では，患者に前腕を伸展してもらいその手を握る．次に，患者に抵抗に逆らって手を回内する（掌を下向きにひっくり返す）ように指示する．この時，上腕骨の内側上顆のところで円回内筋の収縮を観察する．

上肢：筋肉　6-27　アトラス図426を参照

前腕の個々の筋肉（長掌筋）

右前腕：掌側面

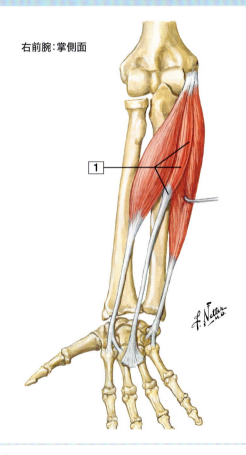

前腕の個々の筋肉（尺側手根屈筋）

右前腕：掌側面

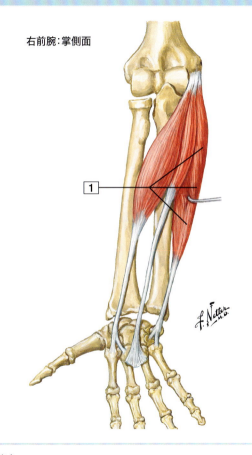

前腕の個々の筋肉（尺側手根屈筋）

1. 尺側手根屈筋 Flexor carpi ulnaris muscle

起始（近位部）：尺側手根屈筋は2つの筋頭を有し，上腕頭は上腕骨内側上顆から総屈筋腱によって起こる．一方，尺骨頭は肘頭の内側縁と尺骨後縁から起始する．

停止（遠位部）：豆状骨に停止するが，靱帯を介して有鈎骨鈎および第5中手骨底にも停止する．数本の線維が屈筋支帯にも付着する．

作用：手関節において手を屈曲および内転させる．

神経支配：尺骨神経（第7および第8頚神経[C7，C8]）．

コメント：尺側手根屈筋の2つの筋頭は筋腹に移行し内側上顆の直下で合流するが，手根に向かう尺骨神経はこれら2つの筋頭のあいだを走行する．尺側手根屈筋が手関節で手を内転させる時に，尺側手根伸筋がこれを補助する．

臨床：尺骨神経は尺側手根屈筋の2つの筋頭間を走行するので，圧迫を受けることがあり肘部管症候群を発症する．肘部管症候群は手根管に次いで2番目に多い圧迫性神経障害である．肘関節を屈曲すると2つの筋頭間の空隙が狭まるので，特に強い圧迫が起こることがある．

前腕の個々の筋肉（長掌筋）

1. 長掌筋 Palmaris longus muscle

起始（近位部）：上腕骨の内側上顆から総屈筋腱によって起こる．また前腕筋膜からも起始する．

停止（遠位部）：屈筋支帯遠位部の前面および手掌腱膜に停止する．

作用：手関節で手を屈曲させ，手掌腱膜を緊張させる．

神経支配：正中神経（第6および第7頚神経[C6，C7]）．

コメント：ヒトでは，長掌筋は退化した痕跡筋であり，10-15%の個体に欠損が見られる．ほかの動物種では，かぎ爪を引っ込める時に長掌筋が働く．ヒトでは，主に手関節に作用する．

臨床：患者が長掌筋を持っているか否かを調べる時は，握りこぶしをつくってもらい，手首の中央部に長掌筋腱が現れるか観察する．手根管への進入部位より近位では，正中神経は長掌筋腱のすぐ外側に位置する．

前腕の個々の筋肉（浅指屈筋）

右前腕：掌側面

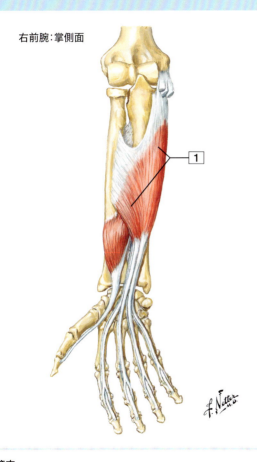

1

前腕の個々の筋肉（深指屈筋）

右前腕：掌側面

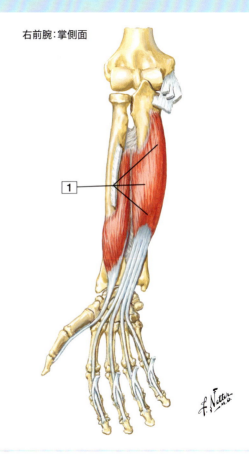

1

前腕の個々の筋肉（深指屈筋）

1. 深指屈筋 Flexor digitorum profundus muscle

起始（近位部）: 尺骨の近位3/4の前面と内側面，および前腕骨間膜から起始する．

停止（遠位部）: 4本の腱が内側の4指（示指から小指まで）の末節骨骨底に付着する．

作用: 主な作用は遠位指節間関節の屈曲である．深指屈筋腱が近位指節間関節，中手指節関節，および手関節をまたいで走行するので，深指屈筋はこれらすべての関節の屈曲にも部分的に寄与する．

神経支配: 手関節より近位の部位では，深指屈筋は内側部と外側部の2つに区分される．内側部は尺骨神経（第8頚神経[C8]および第1胸神経[T1]）支配であり，外側部は正中神経（第8頚神経[C8]および第1胸神経[T1]）の前骨間枝（前骨間神経）による支配を受ける．

コメント: 浅指屈筋腱と同様に，深指屈筋腱も手根管内を通り，さらに手掌を通る．4本の深指屈筋腱は浅指屈筋腱が二股に分かれたあいだを通り抜けてから末節骨に付着する．

臨床: 深指屈筋の臨床的検査では，患者に遠位指節間関節を抵抗に逆らって屈曲してもらう．この時，患者の指の近位指節間関節をほかの人が親指と人差し指で挟み伸展を保つようにする．さらに，その指の先端部を押さえて遠位指節間関節の屈曲に拮抗する抵抗を与える．

上肢：筋肉　　6-32　アトラス図429を参照

前腕の個々の筋肉（浅指屈筋）

1. 浅指屈筋 Flexor digitorum superficialis muscle

起始（近位部）: 浅指屈筋は2つの筋頭によって起こり，4本の腱で停止する．浅指屈筋の上腕尺骨頭は，上腕骨の内側上顆，内側側副靱帯，および尺骨鉤状突起より起こる．一方，浅指屈筋の橈骨頭は橈骨前面の上位半から起こる．

停止（遠位部）: 4本の停止腱が内側4指（示指から小指）の中節骨骨体に付着する．

作用: 浅指屈筋は主に近位指節間関節における屈筋として働くが，肘関節・手関節・中手指節関節をまたぐ筋なので，これらすべての関節の屈曲に寄与するのである．

神経支配: 正中神経（第7および第8頚神経[C7, C8]，ならびに第1胸神経[T1]）．

コメント: 浅指屈筋の4本の停止腱はそれぞれ二股に分かれるので，そのあいだを対応する深指屈筋腱が通り抜けて各指の末節骨底部に至る．各指において，共通の滑液性腱鞘（滑液包）が浅指屈筋腱と深指屈筋腱の両方をひとまとめに包み込んでおり，腱が互いに滑りやすくなっている．

臨床: 浅指屈筋の検査では，患者に示指あるいは中指を曲げてもらう．この時，近位指節間関節で屈曲している指を，他人が親指と人差し指で挟み抵抗を与える．患者がこの関節を屈曲して指を手掌に向かって動かそうとする時，これを観察して筋力を評価する．

上肢：筋肉　　6-31　アトラス図429を参照

前腕の個々の筋肉（長母指屈筋）

右前腕：掌側面

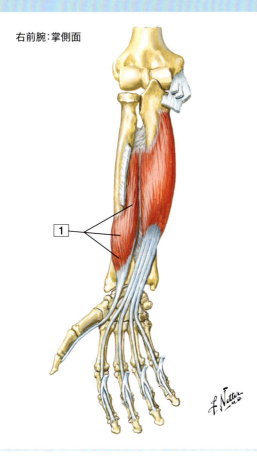

6-33　上肢：筋肉

前腕の筋肉（回外筋）

右前腕：前面
回外位

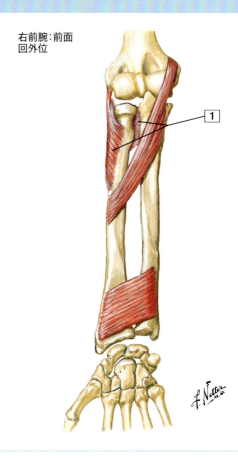

6-34　上肢：筋肉

前腕の筋肉(回外筋)

1. 回外筋 Supinator muscle

起始(近位部):上腕骨の外側上顆,肘関節の外側側副靱帯,近位橈尺関節の輪状靱帯,尺骨の回外筋稜および稜に隣接する窩領域(supinator fossa)から起始する.

停止(遠位部):橈骨の近位1/3の前面,外側面,後面に停止する.

作用:回外筋は橈骨を回旋することによって前腕と手を回外する.前腕が屈曲位であるか伸展位であるかに関わらず,回外することができる.

神経支配:橈骨神経(第5および第6頚神経[C5,C6])深枝.

コメント:前腕を最も強力に回外する筋は上腕二頭筋であり,この筋は主に前腕が屈曲位にある時に回外作用を発揮する.一方,回外筋は前腕が屈曲位にあっても伸展位にあってもこれを回外することができる.
後骨間動脈は回外筋の主たる栄養動脈であり,この筋を貫通する.

臨床:橈骨神経深枝(橈骨神経の運動成分)は回外筋を貫通するので,圧迫を受けて後区画の神経障害を起こすことがある.その結果,手関節や指の伸展障害が起こる.回外筋の臨床検査では,患者に伸展位の前腕を抵抗に逆らって回外してもらう.

前腕の個々の筋肉(長母指屈筋)

1. 長母指屈筋 Flexor pollicis longus muscle

起始(近位部):橈骨前面および隣接する前腕骨間膜.

停止(遠位部):母指末節骨骨底.

作用:主な作用は母指末節骨の屈曲である.長母指屈筋腱が基節骨のところの関節を越えて走行することから,この筋肉は基節骨も屈曲させることができる.

神経支配:正中神経(前骨間神経)(第7および第8頚神経[C7,C8],ならびに第1胸神経[T1]).

コメント:長母指屈筋は半羽状の筋腹を有し,その腱は浅・深指屈筋腱の外側(橈側)を通りながら手根管を通り抜けて母指末節骨に至る.長母指屈筋腱は固有の滑液鞘を有している.

臨床:長母指屈筋の臨床的検査では,患者に抵抗に逆らって母指の先端を曲げてもらう.この時,検査担当者は親指とほかの指で患者の基節骨を押さえて固定する.このような方法は,長母指屈筋の筋収縮の強さを調べるだけでなく,この筋を支配する正中神経の機能検査にも用いられる.

前腕の筋肉（腕橈骨筋）

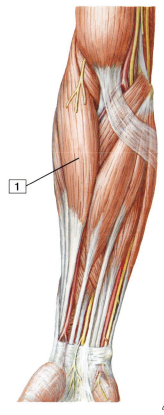

前腕の筋肉（長橈側手根伸筋）

右前腕：手背面

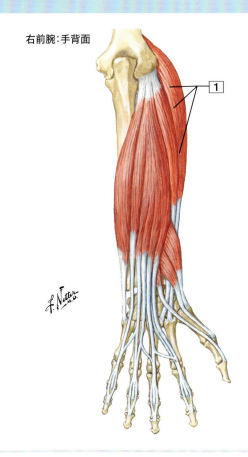

上肢：筋肉　　　　　　　　　　　　　　　上肢：筋肉

前腕の筋肉（長橈側手根伸筋）

1. 長橈側手根伸筋 Extensor carpi radialis longus muscle

起始（近位部）：上腕骨の外側顆上稜.

停止（遠位部）：第2中手骨底に付着する.

作用：手関節において手を伸展し，あるいは外転する.

神経支配：橈骨神経（第6および第7頸神経[C6, C7]）.

コメント：長橈側手根伸筋は腕橈骨筋のすぐ遠位から起こる．その筋腹は前腕の近位1/3のところで終わり，扁平な腱となって橈骨外縁に沿って遠位方へ続き，長母指外転筋と短母指伸筋の下を走行する．
また，手で物をつかんでいる時に，さらに強く握ろうとすると，長橈側手根伸筋が手関節のところで手を伸展させる．このように，長橈側手根伸筋は指の屈曲において協調的に働くのであり，強く握りしめる時にはこの作用が不可欠である．

臨床：長橈側手根伸筋の臨床的検査では，患者に抵抗に逆らって手関節のところで手を伸展・外転してもらう．その際，検査担当者は患者の握りこぶしに手を当てて，患者がそのこぶしを外側に向かって曲げ（外転もしくは手根の母指側へ動かす），同時に手根関節を伸展させる時に，手根の外側面に拮抗する力を加える．

上肢：筋肉　6-36
アトラス図427を参照

前腕の筋肉（腕橈骨筋）

1. 腕橈骨筋 Brachioradialis muscle

起始（近位部）：上腕骨遠位部の外側顆上稜の近位2/3，および筋間中隔.

停止（遠位部）：橈骨遠位部の茎状突起のすぐ近位の外側面.

作用：肘関節における前腕屈曲の補助.

神経支配：浅枝と深枝に分岐する前の橈骨神経（第5および第6頸神経[C5, C6]）.

コメント：腕橈骨筋（支配神経は橈骨神経）は，前腕の後面区画に位置する筋肉の1つであるにもかかわらず，伸展や回外の作用を示さないという点でユニークな筋肉である．肘関節における前腕屈曲の作用は弱いが，その屈曲作用は前腕が回内と回外の中間位にあるときに最も強くなる．

臨床：前腕屈曲に関する検査では，回内と回外の中間位にある前腕を抵抗に逆らって屈曲すれば，肘の外側上顆のあたりに腕橈骨筋が盛り上がる様子を容易に観察することができる．外側上顆付近の痛みは「テニス肘」と呼ばれることが多いが，この筋肉の痛みは通常，肘関節を酷使することによって起こり，テニスやゴルフ，あるいは重い物（例えばスーツケース）の把手をつかんで持ち上げるなど様々な動作によって起こる．

上肢：筋肉　6-35
アトラス図432を参照
アトラス図463，図464も参照

前腕の筋肉（短橈側手根伸筋）

右前腕：手背面

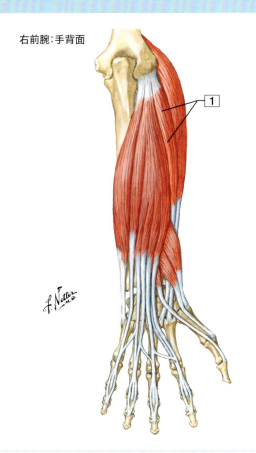

1

前腕の筋肉（[総]指伸筋）

右前腕：手背面

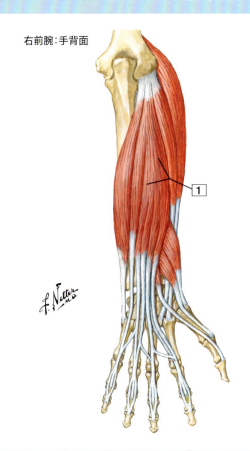

1

前腕の筋肉（［総］指伸筋）

1. ［総］指伸筋 Extensor digitorum muscle

起始（近位）：上腕骨の外側上顆．

停止（遠位部）：内側4指（示指から小指まで）の指背腱膜．

作用：中手指節関節と指節間関節における伸展．総指伸筋は，手の指を伸展させた状態で行う手関節の伸展にも関与する．

神経支配：橈骨神経（後骨間神経）（第7および第8頚神経［C7，C8］）．

コメント：総指伸筋腱は伸筋支帯の下を通った後，内側4指の指背腱膜に至る．総指伸筋には腱が4本ではなく3本しかないこともある．また，小指伸筋が総指伸筋と一体となっていることも多い．

> **臨床**：総指伸筋の臨床的検査では，患者に抵抗に逆らって指を伸展してもらう．最も適切な方法としては，患者が回内した手を補助者が片方の手で支え，他方の手で中手指節関節のあたりを押して4指に抵抗を与える．総指伸筋が収縮すれば，前腕外側（回内位での小指側）に沿って筋腹が盛り上がる様子が観察される．

前腕の筋肉（短橈側手根伸筋）

1. 短橈側手根伸筋 Extensor carpi radialis brevis muscle

起始（近位）：上腕骨の外側上顆．

停止（遠位部）：第3中手骨底．

作用：手関節のところで手を伸展および外転させる．

神経支配：橈骨神経（深枝）（第7および第8頚神経［C7，C8］）．

コメント：短橈側手根伸筋は長橈側手根伸筋よりも短く厚い．短橈側手根伸筋の一部を長橈側手根伸筋が覆っている．場合によっては，短・長橈側手根伸筋が単一の筋腹を共有し，そこから2本の腱が起こることもある．物を強く握りしめる時には短橈側手根伸筋が重要な役割を果たす（強く握る時に手関節の伸展を必要とする）．

> **臨床**：短橈側手根伸筋は長橈側手根伸筋と共同して働く．臨床的検査の際には，これら両方の筋肉を同時に調べることになる．患者に抵抗に逆らって手関節のところで手を伸展・外転してもらう．この方法は，短・長橈側手根伸筋を調べる時だけでなく，橈骨神経（深枝）の機能検査をする時にも利用される．

前腕の筋肉（小指伸筋）

右前腕：手背面

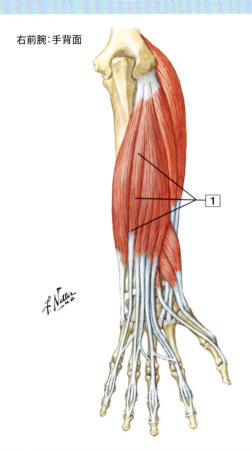

前腕の筋肉（尺側手根伸筋）

右前腕：手背面

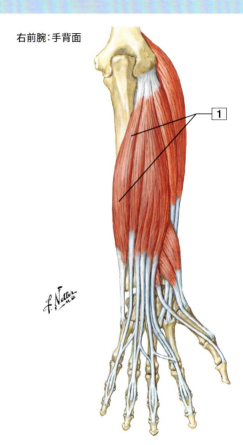

前腕の筋肉（尺側手根伸筋）

1. 尺側手根伸筋 Extensor carpi ulnaris muscle

起始（近位部）：尺側手根伸筋は2つの筋頭を有する．一方は，上腕骨外側上顆から，他方は尺骨後縁から起始する．

停止（遠位部）：第5中手骨骨底の内側面に付着する．

作用：手関節のところで手を伸展させ，また内転させる．

神経支配：橈骨神経（後骨間神経）（第7および第8頚神経[C7，C8]）．

コメント：手で物をつかんでいる時に，さらに強く握ろうとすると，長橈側手根伸筋や短橈側手根伸筋と同様に，尺側手根伸筋は手関節の伸展を維持する．このように，尺側手根伸筋は指の屈曲において協調的に働くのであり，強く握りしめる時にはこの作用が不可欠である．

臨床：尺側手根伸筋の臨床的検査では，患者に抵抗に逆らって手関節を伸展・内転してもらう．その際，検査担当者は患者の回内位の握りこぶしに手を当てて，手関節の伸展・内転（手根の小指側へ動かす）に拮抗する負荷を与える．収縮した尺側手根伸筋筋腹の盛り上がりが前腕内側に沿ってはっきり見え，またその腱も手根部に観察できる．

前腕の筋肉（小指伸筋）

1. 小指伸筋 Extensor digiti minimi muscle

起始（近位部）：上腕骨の外側上顆．

停止（遠位部）：第5指の指背腱膜．

作用：中手指節関節と指節間関節における第5指の伸展．小指伸筋は，手の指を伸展させた状態で行う手関節の伸展にも関与する．

神経支配：橈骨神経（後骨間神経）（第7および第8頚神経[C7，C8]）．

コメント：この細長い小指伸筋は，サイズのより大きな総指伸筋と一体となっていることも多い．

臨床：この細い筋肉はほかの様々な指あるいは手関節の伸筋と協力して働く．通常，小指伸筋を個別の筋として臨床的に検査することはない．ほかの筋の作用と分離してこの筋独自の働きを評価することが困難なためである．

前腕の筋肉（長母指外転筋）

右前腕：手背面

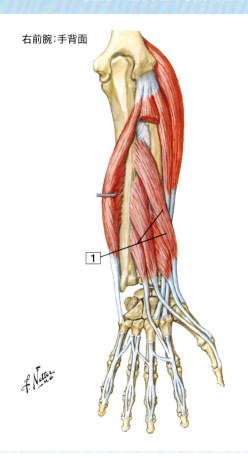

前腕の筋肉（短母指伸筋）

右前腕：手背面

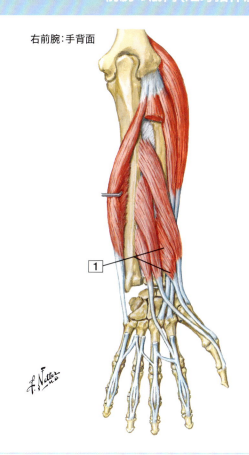

前腕の筋肉(短母指伸筋)

1. 短母指伸筋 Extensor pollicis brevis muscle

起始(近位部):橈骨後面と前腕骨間膜から起始する.

停止(遠位部):母指の基節骨骨底に付着する.

作用:中手指節関節のところで母指の基節骨を伸展する.この伸展をさらに続けることによって,手根中手関節のところで第1中手骨を伸展させることも可能である.

神経支配:橈骨神経(後骨間神経)(第7および第8頚神経[C7,C8]).

コメント:短母指伸筋は長母指外転筋と並走する.これら2つの筋肉の腱は「解剖学的かぎタバコ入れ」の外側縁の一部を構成する.

> **臨床**:短母指伸筋の臨床的検査では,患者に伸展した手を回外してもらった後,抵抗に逆らって母指を伸展(ヒッチハイクの時に立てる親指の位置 hitchhiking thumb position)できるか試してもらう.このような筋力テストに加え,検査担当者は母指の中手指節関節後面に短母指伸筋腱が浮き出て見えるか,あるいは触知できるか観察する.

上肢:筋肉

前腕の筋肉(長母指外転筋)

1. 長母指外転筋 Abductor pollicis longus muscle

起始(近位部):尺骨後面,橈骨後面,および前腕骨間膜.

停止(遠位部):第1中手骨骨底に付着する.

作用:手根中手関節のところで母指を外転・伸展・外旋させる.手関節の外転にも寄与する.

神経支配:橈骨神経(後骨間神経)(第7および第8頚神経[C7,C8]).

コメント:母指を外転すると長母指外転筋の腱が浮き出て見え,これが「解剖学的かぎタバコ入れ」の外側縁を構成する.

> **臨床**:長母指外転筋の臨床的検査では,患者に手(手掌は上向き)を回外させ,肘関節のところで前腕を伸展してもらう.検査担当者は患者の伸展した母指の外側面に指を置き,拮抗する負荷をかけ,次に患者に母指を肘側に動かす(外転する)ように指示する.この時,検査担当者は母指中手骨の骨底に向かって長母指外転筋腱が走行する様子が判別できるか観察する.

上肢:筋肉

前腕の筋肉（長母指伸筋）

右前腕：手背面

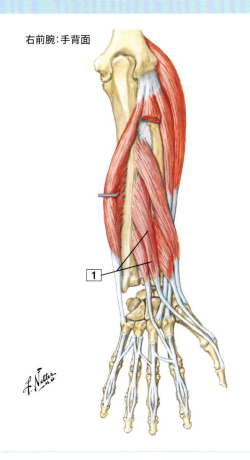

上肢：筋肉　　6-43

前腕の筋肉（示指伸筋）

右前腕：手背面

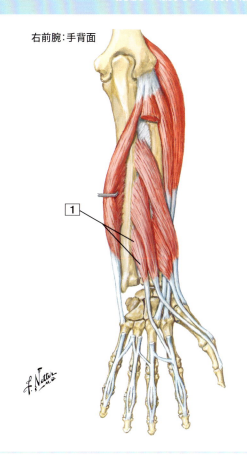

上肢：筋肉　　6-44

前腕の筋肉（示指伸筋）

1. 示指伸筋 Extensor indicis muscle

起始(近位部)：尺骨後面と前腕骨間膜．

停止(遠位部)：第2指の指背腱膜．

作用：示指の関節すべてを伸展する．ほかの伸筋が手関節を伸展する時にその作用を補助する．

神経支配：橈骨神経(後骨間神経)(第7および第8頚神経[C7, C8]).

コメント：示指伸筋は細長い筋で，長母指伸筋の内側を並走する．示指がほかの指とは独立に伸展できるのは示指伸筋のおかげである．

臨床：総指伸筋とは独立して，示指伸筋によって示指だけ伸展させれば，(他人を指さす時のように)示指伸展したままほかの指を屈曲することができる．示指以外どの指でもこれと同様の動きは困難である．

前腕の筋肉（長母指伸筋）

1. 長母指伸筋 Extensor pollicis longus muscle

起始(近位部)：尺骨中央部1/3の後面と前腕骨間膜．

停止(遠位部)：母指の末節骨底に停止する．

作用：中手指節関節および指節間関節のところで母指末節骨を伸展する．長母指伸筋は斜め方向に走行しているので，母指の外転にも寄与する．

神経支配：橈骨神経(後骨間神経)(第7および第8頚神経[C7, C8]).

コメント：長母指伸筋腱は「解剖学的かぎタバコ入れ」の内側縁(尺側縁)を構成する．

臨床：「解剖学的かぎタバコ入れ」内を橈骨動脈が通るので，この位置で脈を触知することができる．「解剖学的かぎタバコ入れ」の外側を長母指外転筋腱と短母指伸筋腱が境し，内側を長母指伸筋腱が境する．手根骨である舟状骨は「解剖学的かぎタバコ入れ」の底に位置する．伸ばした手をついて転倒すると舟状骨を骨折し，「解剖学的かぎタバコ入れ」の部位が痛んだり腫れたりする(舟状骨は手根骨の中で最も骨折しやすい)．

前腕：各部位の横断面

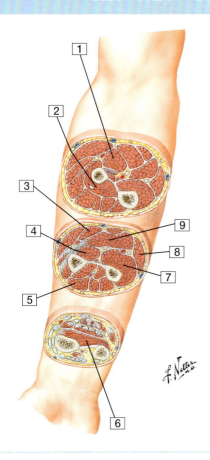

上肢：筋肉　6-45

手の固有筋（短母指外転筋）

掌側面

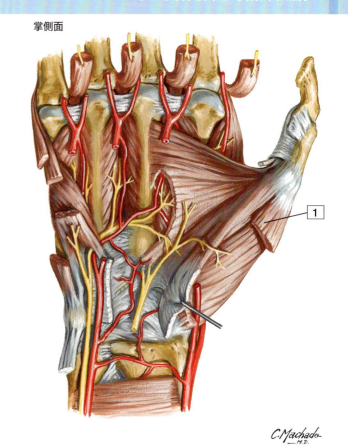

上肢：筋肉　6-46

手の固有筋（短母指外転筋）

1. 短母指外転筋 Abductor pollicis brevis muscle

起始（近位部）：屈筋支帯，舟状骨結節，および大菱形骨結節から起こる．

停止（遠位部）：母指の基節骨底の外側面に停止する．

作用：手根中手関節と中手指節関節のところで母指を外転する．

神経支配：正中神経反回枝（第8頸神経[C8]および第1胸神経[T1]）．

コメント：短母指外転筋は母指基部の母指球筋を構成する3種類の筋肉のうちの1つである．母指球筋はいずれも正中神経反回枝によって支配される．

臨床：短母指外転筋の臨床的検査では，患者に抵抗に逆らって母指を外転してもらう．母指の外転は，手掌と直角になるように母指を回外位の肘の方向に開く動作である．母指球の筋腹が盛り上がるか否かを観察する．

上肢：筋肉　　6-46
アトラス図452を参照

前腕：各部位の横断面

1. 円回内筋 Pronator teres muscle
2. 回外筋 Supinator muscle
3. 橈側手根屈筋 Flexor carpi radialis muscle
4. 長母指屈筋 Flexor pollicis longus muscle
5. [総]指伸筋 Extensor digitorum muscle
6. 方形回内筋 Pronator quadratus muscle
7. 深指屈筋 Flexor digitorum profundus muscle
8. 尺側手根屈筋 Flexor carpi ulnaris muscle
9. 浅指屈筋 Flexor digitorum superficialis muscle

コメント：前腕の筋肉は前区画と後区画に分けられる．前区画に位置する筋肉は主に手関節と指の屈筋であり，後区画の筋肉はほとんどが手関節と指の伸筋である．前腕の前区画（屈筋区画）の筋肉は主に正中神経とその枝による支配を受ける．尺側手根屈筋と深指屈筋の内側半のみ，尺骨神経とその枝による支配を受ける．前腕の後区画の筋肉は橈骨神経とその枝によって支配される．

臨床：筋肉が単独で働くことはほとんどない．ほかの筋と強調して働き，収縮することで関節機能を果たすのである．したがって，各筋肉の機能（例えば，伸筋あるいは屈筋）に基づいて各区画の筋について考察し，どの神経動静脈が支配・栄養しているのかを理解することは重要である．

上肢：筋肉　　6-45
アトラス図436を参照

手の固有筋（短母指屈筋）

掌側面

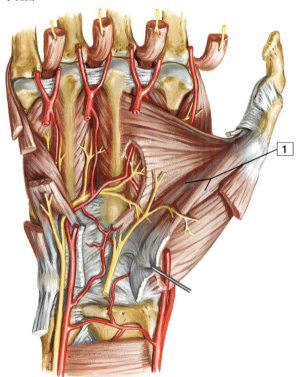

1

6-47　上肢：筋肉

手の固有筋（母指対立筋）

掌側面

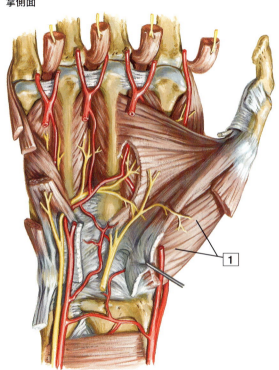

1

6-48　上肢：筋肉

手の固有筋（母指対立筋）

1. 母指対立筋 Opponens pollicis muscle

起始(近位部)：屈筋支帯と大菱形骨から起こる．

停止(遠位部)：第1中手骨の外側面に付着する．

作用：手掌内側の方向に第1中手骨を引き内旋させて母指をほかの指と対立する位置に向ける．

神経支配：正中神経反回枝（第8頸神経[C8]および第1胸神経[T1]）．

コメント：母指対立筋は母指基部の母指球筋を構成する3種類の筋肉のうちの1つである．母指球筋はいずれも正中神経反回枝によって支配される．

臨床：母指対立筋の臨床的検査では，患者に母指が小指の付け根に触れるように動かしてもらう．この時，母指基部の掌側面に拮抗する負荷を与える．手掌において正中神経反回枝の起始部より近位で神経が障害された場合には，全母指球筋が傷害を受けた時と同様に，すべての母指球筋に麻痺が起こる．神経障害が手根および／あるいは手に限局している場合には，正中神経が支配する前腕の筋肉はいずれも正常に機能するはずである．

上肢：筋肉

6-48
アトラス図452を参照

手の固有筋（短母指屈筋）

1. 短母指屈筋 Flexor pollicis brevis muscle

起始(近位部)：短母指屈筋は2つの筋頭を有する．浅頭は屈筋支帯と大菱形骨から起始し，深頭は小菱形骨と有頭骨の上を覆う手根管底より起こる．

停止(遠位部)：浅頭と深頭は共通の腱に移行し，第1中手骨外側面と基節骨骨底の外側面に停止する．停止腱は中手指節関節の橈側種子骨を腱の一部として含む．

作用：中手指節関節で母指基節骨を屈曲させる．また，手根中手関節のところで母指の中手骨を間接的に内旋させる．

神経支配：正中神経反回枝（第8頸神経[C8]および第1胸神経[T1]）．

コメント：短母指屈筋は母指基部の母指球筋を構成する3種類の筋肉のうちの1つである．母指球筋はいずれも正中神経反回枝によって支配される．

臨床：正中神経の反回枝は手掌のやや浅い層を走行した後，短母指屈筋の筋腹へ進入する．手掌や母指球の裂傷では，正中神経反回枝が切断されることがある．正中神経反回枝は3種類の母指球筋すべてを支配する重要な神経枝である．したがって，手の裂傷ではこれらの筋肉の機能検査を注意深く行う必要がある．

上肢：筋肉

6-47
アトラス図452を参照

手の固有筋(母指内転筋)

掌側面

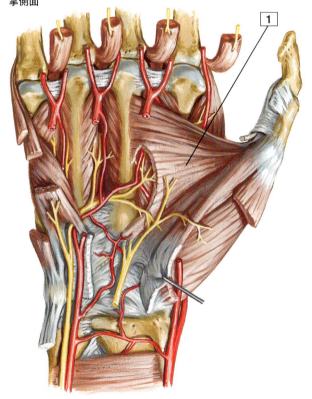

1

6-49
上肢：筋肉

手の筋肉(小指外転筋)

手背面

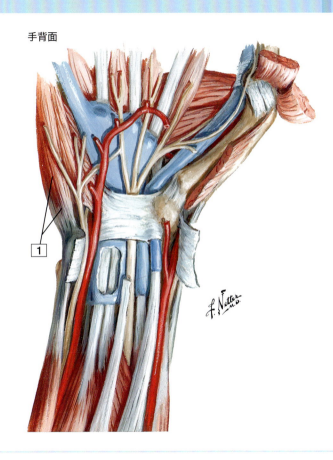

1

6-50
上肢：筋肉

手の筋肉(小指外転筋)

1. 小指外転筋 Abductor digiti minimi muscle

起始(近位部)：豆状骨と尺側手根屈筋腱から起こる．

停止(遠位部)：第5指の基節骨の骨底内側面に停止する．

作用：第5指を外転させる．

神経支配：尺骨神経の深枝(第8頚神経[C8]および第1胸神経[T1])．

コメント：小指外転筋は小指球筋を構成する3種類の筋肉のうちの1つである．小指球筋は小指固有筋に属する．3種類の小指球筋はいずれも尺骨神経深枝によって支配され，尺骨動脈深枝から血液供給を受ける．

臨床：小指外転筋の臨床的検査では，患者に抵抗に逆らって小指を外転してもらう．手掌は回外位，指はそろえて伸展位の状態で，患者に小指を外転する(内側方へ小指を動かして手掌やほかの指から離す)ように指示する．この時，小指に拮抗する負荷を与える．

手の固有筋(母指内転筋)

1. 母指内転筋 Adductor pollicis muscle

起始(近位部)：近位の線維は斜頭を構成し，第2，第3中手骨と有頭骨から起始する．横頭は第3中手骨の骨体前面から起こる．

停止(遠位部)：母指内転筋の2つの筋頭は中手指節関節の内側(尺側)面にある種子骨のところで収束して共通腱となり，母指の基節骨骨底に付着する．

作用：母指基節骨を中指方向に内転させる．

神経支配：尺骨神経の深枝(第8頚神経[C8]および第1胸神経[T1])．

コメント：母指内転筋は母指に作用するが，母指球筋に属する筋肉とはみなされていない．母指内転筋は尺骨神経によって支配される．

臨床：母指内転筋の臨床的検査では，患者に抵抗に逆らって母指を内転してもらう．この時，母指を完全に外転した位置にする(回外位の掌に対し直角になるように，母指をまっすぐ突き出すように開く)．次に，患者が母指を内転位に(手掌面で母指が示指のすぐ外側に接するように)戻そうとする時に，拮抗する負荷を与える．

手の筋肉（短小指屈筋）

掌側面

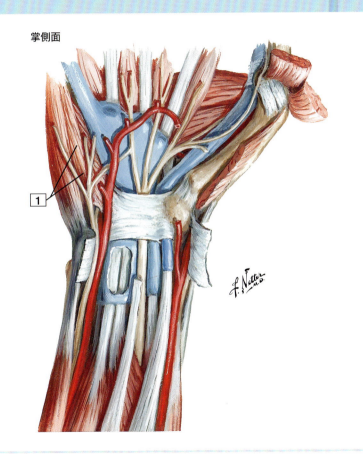

手の固有筋（小指対立筋）

掌側面

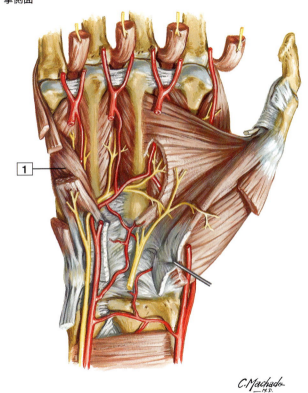

上肢：筋肉　　　　　　　　　　　　　　　　　上肢：筋肉

手の固有筋（小指対立筋）

1. 小指対立筋 Opponens digiti minimi muscle

起始（近位部）： 有鈎骨鈎と屈筋支帯から起こる．

停止（遠位部）： 第5中手骨の骨体手掌面に停止する．

作用： 第5中手骨を外転，屈曲，および外旋させて，手を丸くすぼめる作用を補助し，握る力を強め，小指が母指と向かい合うようにする．

神経支配： 尺骨神経の深枝（第8頚神経[C8]および第1胸神経[T1]）．

コメント： 小指対立筋は小指球筋を構成する3種類の筋肉のうちの1つである．小指球筋は小指固有筋に属する．3種類の小指球筋はいずれも尺骨神経深枝によって支配され，尺骨動脈深枝から血液供給を受ける．

臨床： 対立筋の臨床的検査では，患者に母指と小指の先を互いにつけてもらう．この時，患者の母指球と小指球にそれぞれ指を当てて対立する（向かい合う）母指と小指を引き離すようにする．このような方法で，小指対立筋と母指対立筋の筋力を調べるのである．

手の筋肉（短小指屈筋）

1. 短小指屈筋 Flexor digiti minimi brevis muscle

起始（近位部）： 有鈎骨鈎と屈筋支帯から起こる．

停止（遠位部）： 小指外転筋と同様に，短小指屈筋も小指の基節骨底の内側面に停止する．

作用： 中手指節関節のところで第5指の基節骨を屈曲させる．

神経支配： 尺骨神経の深枝（第8頚神経[C8]および第1胸神経[T1]）．

コメント： 短小指屈筋は小指球筋を構成する3種類の筋肉のうちの1つである．小指球筋は小指固有筋に属する．3種類の小指球筋はいずれも尺骨神経深枝によって支配され，尺骨動脈深枝から血液供給を受ける．

臨床： 短小指屈筋の臨床的検査では，患者に中手指節関節のところで小指を抵抗に逆らって屈曲してもらう．
補助によって中央の指3本を伸展位に固定し，第5指を屈曲するように指示する．この時，指節間関節のところで伸展が起こるのが正常である．

手の筋肉（虫様筋）

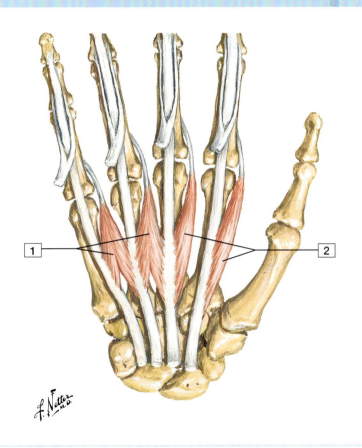

手の固有筋（背側骨間筋）

手背面

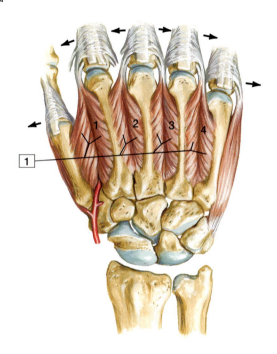

手の固有筋（背側骨間筋）

1. 背側骨間筋 Dorsal interosseous muscles

起始(近位部)：4つの背側骨間筋は羽状筋で，いずれも2つの筋頭からなり隣接する中手骨側面から起こる．

停止(遠位部)：各背側骨間筋は基節骨底に停止し，さらに第2-4指の指背腱膜を構成する腱膜の一部となって停止する．

作用：中指を縦に通る仮想線を基準として示指，中指，および環指を外転させる(矢印)．さらに，背側骨間筋は中手指節関節のところで指を屈曲させ，また指節間関節において中節骨と末節骨の伸展を補助する．

神経支配：尺骨神経深枝(第8頚神経[C8]および第1胸神経[T1])．

コメント：第1背側骨間筋はサイズが最も大きく母指中手骨と示指中手骨の間の空隙を埋めており，「ピンチ筋(pinch muscle)」とよばれることもある．また，母指とほかの指で物を把持して微細な操作をする時(precision grip)にも，母指内転筋とともに第1背側骨間筋が働くのである．
背側骨間筋は母指にも小指にも働かない．母指と小指にはそれぞれ固有の外転筋が存在する．

臨床：背側骨間筋の臨床的検査では，患者に指を伸展かつ内転位にそろえてもらい，これを握る．次に，この抵抗に逆らって指を広げる(外転する)ように指示する．

手の筋肉（虫様筋）

1. 第3および第4虫様筋 Lumbrical muscles 3 and 4
2. 第1および第2虫様筋 Lumbrical muscles 1 and 2

起始(近位部)：第1および第2虫様筋は外側2本の深指屈筋腱より起始する．第3および第4虫様筋は内側3本の深指屈筋腱から起こる．

停止(遠位部)：第2-5指(示指から小指まで)の指背腱膜の外側面に付着する．

作用：中手指節関節を屈曲させ，指節間関節を伸展させる．

神経支配：第1および第2虫様筋は正中神経(第8頚神経[C8]および第1胸神経[T1])によって支配され，第3および第4虫様筋は尺骨神経深枝(第8頚神経[C8]および第1胸神経[T1])によって支配される．

コメント：虫様筋は近位指節間関節を越えて走行しており，そのため総指伸筋による近位指節間関節の過伸展を虫様筋が防いでいるのである．
虫様筋は付着部位に関する破格が多い．

臨床：虫様筋の臨床的検査では，患者に抵抗に逆らって内側4つの中手指節関節を屈曲してもらう．この時，指節間関節は伸展した状態を保つ．

手の固有筋（掌側骨間筋）

掌側面

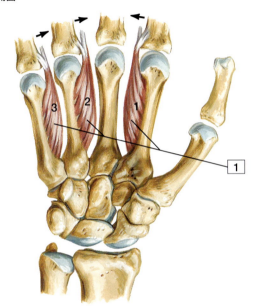

手：横断面

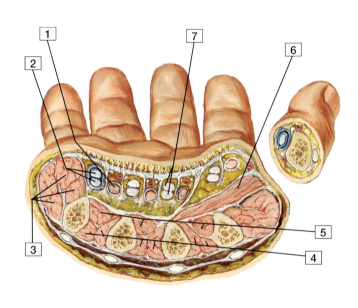

手：横断面

1. 筋膜鞘内の虫様筋 Lumbrical muscle in its fascial sheath
2. 指屈筋の総腱鞘（尺側滑液包）内の第5指に行く屈筋腱 Flexor tendons to 5th digit in common flexor sheath (ulnar bursa)
3. 小指球筋 Hypothenar muscles
4. 背側骨間筋 Dorsal interosseous muscles
5. 掌側骨間筋 Palmar interosseous muscles
6. 母指内転筋 Adductor pollicis muscle
7. 第3指に行く深および浅指屈筋腱 Profundus and superficialis flexor tendons to 3rd digit

コメント：母指の基部の筋肉は母指球を構成する．第5指の基部の固有筋は小指球を構成する．掌側骨間筋は中央の3指を内転させ，一方，背側骨間筋は中央の3指を外転させる．共同して働く場合には，骨間筋も中手指節関節を屈曲させ，また，指背腱膜に停止するので，近位および遠位指節間関節を伸展させる．

臨床：空隙となりうる部位が手掌には複数存在し，そこで感染が起こることもある．母指球隙は母指内転筋のすぐ前にある．手掌中央隙は長い屈筋腱と虫様筋を入れる中央区画の後部（深部）に存在する．

上肢：筋肉
6-56
アトラス図450を参照

手の固有筋（掌側骨間筋）

1. 掌側骨間筋 Palmar interosseous muscles

起始（近位部）：3つの掌側骨間筋が第2，第4，および第5指の中手骨の掌側面から起こる．

停止（遠位部）：掌側骨間筋の腱は指背腱膜と第2，第4，および第5指の基節骨骨底に停止する．

作用：掌側骨間筋は中指の軸を通る仮想線に向かって指を動かすことによって，中手指節関節のところで指を内転させる（矢印）．さらに，中手指節関節における基節骨の屈曲を助け，また指節間関節において中節骨と末節骨の伸展を補助する．

神経支配：尺骨神経深枝（第8頚神経[C8]および第1胸神経[T1]）．

コメント：3つの掌側骨間筋はいずれも半羽状筋であり，4種類の背側骨間筋と比較してサイズが小さい．

臨床：掌側骨間筋の臨床的検査では，患者に内転位の隣接する2本の指で紙片を挟んで保持してもらう．この時，検査担当者は紙片を引っ張って指のあいだから引き抜こうとする．内転する筋力が弱い患者では，指で紙片を保持することが困難である．

上肢：筋肉
6-55
アトラス図452を参照

腕神経叢：模式図　　　　　上腕部の橈骨神経と肩甲部の神経

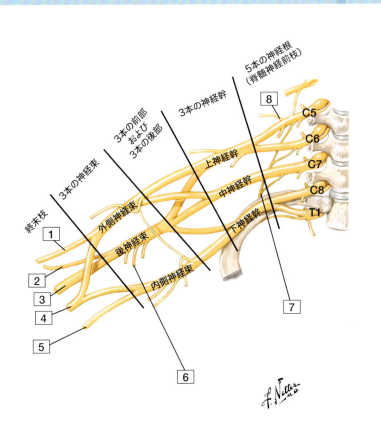
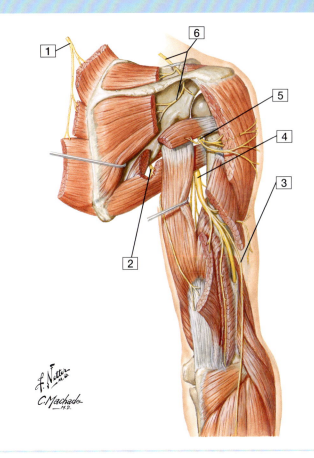

上腕部の橈骨神経と肩甲部の神経

1. 肩甲背神経（第5頚神経[C5]）Dorsal scapular nerve
2. 下肩甲下神経（第5および第6頚神経[C5，C6]）Lower subscapular nerve
3. 後前腕皮神経 Posterior cutaneous nerve of forearm
4. 橈骨神経（第5-8頚神経[C5-8]，および第1胸神経[T1]）Radial nerve
5. 腋窩神経（第5および第6頚神経[C5，C6]）Axillary nerve
6. 肩甲上神経（第5および第6頚神経[C5，C6]）Suprascapular nerve

コメント：腕神経叢の枝が肩と上腕の筋肉を支配する．その中でも特に重要な枝は，肩甲背神経，肩甲上神経，下肩甲下神経，および腕神経叢の5終末枝に含まれる2枝の腋窩神経と橈骨神経である．
橈骨神経は上腕の伸筋区画を支配し，上腕骨幹部後方を上腕深動脈とともに走行する．上腕では，橈骨神経は上腕三頭筋と肘筋を支配する．

臨床：上腕骨の骨体部骨折では，橈骨神経が引っ張られたり切断されたりしやすい．また，橈骨神経はきつすぎる止血帯で圧迫されることもある．あるいは直接的圧迫（土曜の夜の麻痺（Saturday night palsy）*）を受けることもある．このような圧迫は肘関節，手関節，および指の伸展や回外作用を弱めることになる．下垂手は前腕の伸筋が障害された時によく見られる臨床症状である．

*訳注：土曜日の夜に酔って椅子の背もたれに腕をかけ腋窩を圧迫したまま寝込んでしまい，翌朝になって麻痺に気づくことがあるので，このようによばれている．

上肢：神経　　6-58　　アトラス図465を参照

腕神経叢：模式図

1. 筋皮神経（第5-7頚神経[C5-7]）Musculocutaneous nerve
2. 腋窩神経（第5および第6頚神経[C5，C6]）Axillary nerve
3. 橈骨神経（第5-8頚神経[C5-8]，および第1胸神経[T1]）Radial nerve
4. 正中神経（第5-8頚神経[C5-8]，および第1胸神経[T1]）Median nerve
5. 尺骨神経（第7および第8頚神経[C7，C8]，ならびに第1胸神経[T1]）Ulnar nerve
6. 胸背神経（中位の肩甲下神経）（第6-8頚神経[C6-8]）Thoracodorsal(middle subscapular)nerve
7. 長胸神経（第5-7頚神経[C5-7]）Long thoracic nerve
8. 肩甲背神経（第5頚神経[C5]）Dorsal scapular nerve

コメント：腕神経叢は第5頚神経[C5]から第1胸神経[T1]の前枝によって形成される．その枝は背部と前胸壁の浅層の筋肉を含む肩の筋肉と，上肢の全筋肉を支配する．
腕神経叢の5本の神経根から3本の神経幹が生じ，次に神経幹が3つの前部と3つの後部に分かれる．これらが互いに組み合わさって3本の神経束，すなわち，外側神経束，後神経束，内側神経束になる（名称は腋窩動脈に対する位置関係に基づく）．この3本の神経束は5本の終末枝を分枝する．
前述の神経枝のそれぞれに線維を送る脊髄神経前枝には個人差があるので，各神経枝に対応する独立神経成分を同定する場合には注意が必要であり，また腕神経叢に関する記述が教科書によって異なる理由でもある．

臨床：上部腕神経叢損傷（第5および第6頚神経[C5，C6]）（エルブ(Erb)麻痺）は主に，肩や上腕の筋肉に影響を与える．症状としては肘関節が伸展し手関節が屈曲したまま（下垂手）になるが，手で握るのは正常に行える．下部腕神経叢損傷（第7頚神経[C7]から第1胸神経[T1]）（クルンプケ(Klumpke)麻痺）は主に，前腕や手の筋肉に影響を与え，患者は屈曲制限のため握力が低下する．

上肢：神経　　6-57　　アトラス図416を参照

上肢の神経

前面

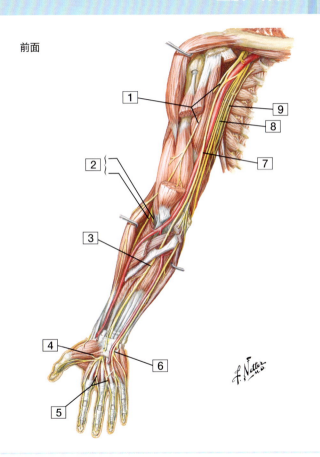

手の神経

掌側面

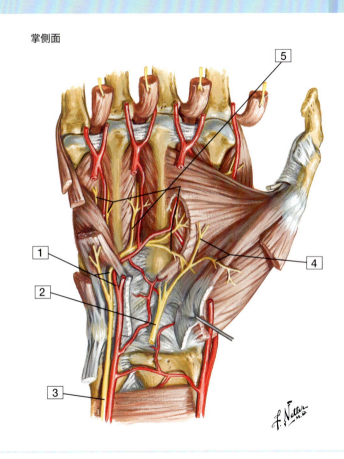

手の神経

1. 尺骨動脈深掌枝と尺骨神経深枝 Deep palmar branch of ulnar artery and deep branch of ulnar nerve
2. 正中神経(切断) Median nerve(cut)
3. 尺骨神経 Ulnar nerve
4. 母指球筋と第1および第2虫様筋に行く正中神経の枝 Branches of median nerve to thenar muscles and to 1st and 2nd lumbrical muscles
5. 第3および第4虫様筋とすべての骨間筋に行く尺骨神経深枝の枝 Branches from deep branch of ulnar nerve to 3rd and 4th lumbrical muscles and to all interosseous muscles

コメント：正中神経と尺骨神経が手の前面(掌側面)の固有筋を支配する．正中神経は母指を動かす筋肉(すなわち母指球筋)，および第2と第3指の虫様筋を支配する．掌側のほかの固有筋はいずれも尺骨神経の枝によって支配される．

臨床：手の表面の皮膚感覚は，橈骨神経，正中神経，および尺骨神経の感覚枝の分枝分布によって支配が異なる．橈骨神経の感覚検査では，母指と示指のあいだの背側膜隙だけが信頼性の高い部位である．正中神経の感覚検査では，示指の先の掌側面で検査すると信頼性が高い．尺骨神経の感覚検査では，小指の先の掌側面で検査すると信頼性が高い．
手の血液供給は浅掌および深掌動脈弓を経由してなされ，血管も豊富であるため，掌の裂傷の場合には大出血を起こすことも多く，治療困難になることもある．

上肢の神経

1. 筋皮神経 Musculocutaneous nerve
2. 橈骨神経(深枝と浅枝) Radial nerve(Deep branch, Superficial branch)
3. 正中神経 Median nerve
4. 母指球筋に行く正中神経反回枝(運動枝) Recurrent(motor)branch of median nerve to thenar muscles
5. 総掌側指神経(正中神経由来) Common palmar digital branches of median nerve
6. 尺骨神経浅枝 Superficial branch of ulnar nerve
7. 正中神経 Median nerve
8. 尺骨神経 Ulnar nerve
9. 橈骨神経 Radial nerve

コメント：上腕，前腕，および手の神経は腕神経叢の5本の終末枝に由来する．筋皮神経は上腕の前区画に含まれる肘関節の屈筋を支配する．橈骨神経は肘関節を伸展する筋肉を含む上腕後区画を支配する．
前腕でも，橈骨神経は手関節や指の伸筋を支配する．また，正中神経は手関節と指の屈筋のほとんどを支配する(ただし，尺骨神経が尺側の1指と1/2指を支配する)．正中神経と尺骨神経が手の固有筋を支配する．尺骨神経の支配を受ける固有筋のほうが多い(尺骨神経が支配する筋肉は，小指球筋，2つの虫様筋，母指内転筋，およびすべての骨間筋である)．

臨床：正中神経の損傷は手関節と指の屈曲に影響を与え，特に，母指と示指，および中指において適切な動きができなくなることがある．尺骨神経の損傷では，鷲手を呈する，あるいは環指と小指において適切な動きができなくなることがある．また，第2-5指の外転と内転ができなくなることがある．

肩および上腕の皮神経と皮下静脈

前面

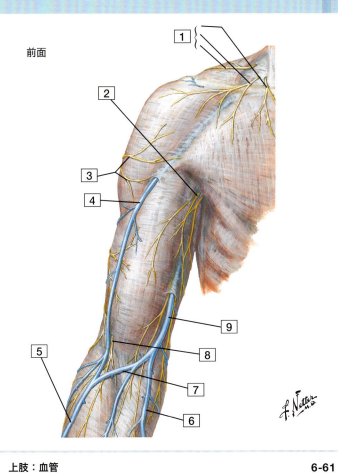

前腕の皮神経と浅在静脈

掌側面

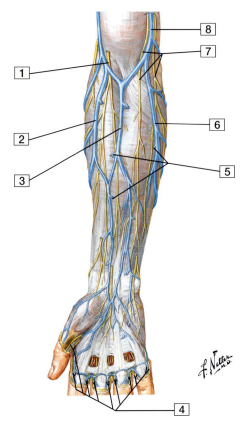

肩および上腕の皮神経と皮下静脈

1. 鎖骨上神経（頸神経叢由来）（内側，中間，外側）Supraclavicular nerves (from cervical plexus) (Medial, Intermediate, Lateral)
2. 内側上腕皮神経 Medial brachial cutaneous nerve
3. 上外側上腕皮神経（腋窩神経由来）Superior lateral brachial cutaneous nerve (from axillary nerve)
4. 橈側皮静脈 Cephalic vein
5. 橈側皮静脈 Cephalic vein
6. 尺側皮静脈 Basilic vein
7. 肘正中皮静脈 Median cubital vein
8. 外側前腕皮神経（筋皮神経の終末部）Lateral antebrachial cutaneous nerve (terminal part of musculocutaneous nerve)
9. 尺側皮静脈 Basilic vein

コメント：肩の皮神経は頸神経叢の鎖骨上神経から起こる．上腕の皮神経は腋窩神経または橈骨神経から起こるか，あるいは腕神経叢から直接起こる．
上腕で最も太い浅在静脈は橈側皮静脈と尺側皮静脈である．橈側皮静脈は，肘窩の前方を通る肘正中皮静脈によって尺側皮静脈と連絡している．
上記の浅在静脈は貫通静脈を通じて，上腕動脈とその枝に伴行する深部静脈と連絡する．上肢の浅在静脈および深部静脈には弁があり，血液が心臓に戻るのを補助している．
橈側皮静脈は近位の腋窩静脈に注ぐ．尺側皮静脈も近位の腋窩静脈に注ぐ，あるいはそのまま腋窩静脈に移行する．

臨床：肘正中皮静脈は，採血の静脈穿刺部位として用いられることが多い．

上肢：血管

前腕の皮神経と浅在静脈

1. 外側前腕皮神経（筋皮神経由来）Lateral antebrachial cutaneous nerve (from musculocutaneous nerve)
2. 橈側皮静脈 Cephalic vein
3. 前腕正中皮静脈 Median antebrachial vein
4. 固有掌側指神経と掌側指静脈 Proper palmar digital nerves and palmar digital veins
5. 貫通静脈 Perforating veins
6. 尺側皮静脈 Basilic vein
7. 内側前腕皮神経の前枝および後枝 Anterior branch and Posterior branch of medial antebrachial cutaneous nerve
8. 尺側皮静脈 Basilic vein

コメント：前腕の皮神経は筋皮神経，橈骨神経，または尺骨神経から起こる，あるいは直接，腕神経叢から起こる．
前腕の主要な浅在静脈は橈側皮静脈と尺側皮静脈である．これらの静脈は，肘窩のところで肘正中皮静脈によって連絡している．
浅在静脈は貫通静脈経を通じて深部静脈と連絡する．深部静脈は橈骨動脈，尺骨動脈，およびそれらの主要な枝に並走している．上肢の浅在静脈および深部静脈には弁があり，血液が心臓に戻るのを補助している．

臨床：橈側皮静脈と尺側皮静脈は手背から起こる．手の機能は主に物をつかむことなので，浅掌および深掌動脈弓の動脈血を手掌から絞り出すようにして手背の静脈叢へと送る．そこから血液はさらに橈側皮静脈と尺側皮静脈に送られるのである．もし仮に，静脈が手掌側に位置していれば，物をつかむたびに圧迫されて血流が止まることになる！

上肢：血管

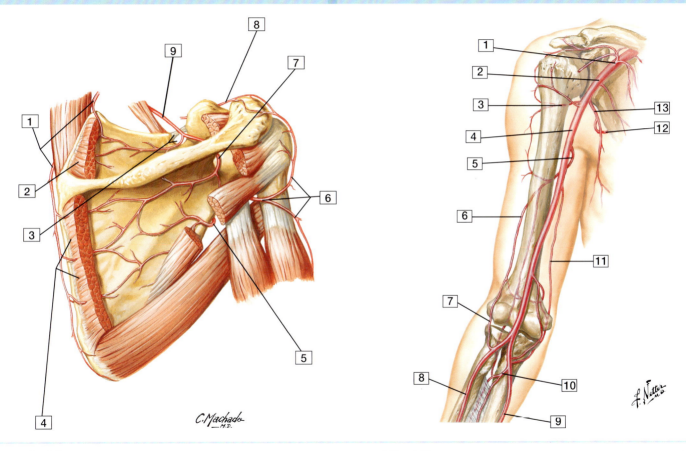

上腕動脈と動脈吻合

1. 胸肩峰動脈 Thoraco-acromial artery
2. 腋窩動脈 Axillary artery
3. 後上腕回旋動脈 Posterior humeral circumflex artery
4. 上腕動脈 Brachial artery
5. 上腕深動脈 Deep artery of arm
6. 橈側側副動脈 Radial collateral artery
7. 橈側反回動脈 Radial recurrent artery
8. 橈骨動脈 Radial artery
9. 尺骨動脈 Ulnar artery
10. 総骨間動脈 Common interosseous artery
11. 上尺側側副動脈 Superior ulnar collateral artery
12. 肩甲回旋動脈 Circumflex scapular artery
13. 肩甲下動脈 Subscapular artery

コメント：上腕動脈は腋窩動脈の延長であり，大円筋の下縁から始まる．上腕動脈は上腕深動脈を分枝し，この深動脈が上腕後区画の筋肉を栄養する．上腕動脈は肘窩で橈骨動脈と尺骨動脈に分岐する．
橈側と尺側の反回動脈および側副動脈に由来する数多くの動脈吻合が肘関節を取り囲んでいる．
橈骨神経は上腕では，上腕動脈の枝である上腕深動脈に伴行する．また，尺骨神経は上尺側側副動脈と伴走し，正中神経は上腕動脈と伴走する．

臨床：肩関節と同様に，肘関節にも多くの血管吻合が存在し，肘関節およびこの関節に作用する筋肉に血液を供給している．

上肢：血管 6-64
アトラス図420を参照
アトラス図414も参照

肩甲骨周辺の動脈

1. 肩甲背動脈 Dorsal scapular artery
2. 棘上筋（切断）Supraspinatus muscle（cut）
3. 上肩甲横靱帯と肩甲切痕 Superior transverse scapular ligament and suprascapular notch
4. 棘下筋（切断）Infraspinatus muscle（cut）
5. 肩甲回旋動脈 Circumflex scapular artery
6. 後上腕回旋動脈（外側腋窩隙内）とその上行枝および下行枝 Posterior humeral circumflex artery (in quadrangular space) and ascending and descending branches
7. 肩甲上動脈棘下筋枝 Infraspinous branch of suprascapular artery
8. 胸肩峰動脈肩峰枝 Acromial branch of thoraco-acromial artery
9. 肩甲上動脈 Suprascapular artery

コメント：肩関節の周囲では，甲状頚動脈，胸肩峰動脈，肩甲下動脈，前および後上腕回旋動脈の枝が多くの血管吻合をつくる．この血管吻合は肩甲骨に付着する17種類の筋肉と肩の数種類の筋肉を栄養するのみならず，もし腋窩動脈の近位部に閉塞が生じた時にはこの血管吻合が上肢への副行循環の役目を果たす．
肩甲背動脈（甲状頚動脈に由来）は，肩甲下動脈の枝，後上腕回旋動脈の枝，および肩甲下動脈の枝である肩甲回旋動脈とのあいだで，棘上窩と棘下窩をまたいで縦横に動脈吻合を形成する．

臨床：一般に，関節のまわりには血管吻合が豊富に存在し，関節とそれに作用する周囲の筋肉を栄養している．近くの動脈が損傷した場合には，この血管吻合が臨床的に重要な役割を果たす．損傷後も，隣接するほかの動脈によって遠位の組織への血液供給が可能なのである．

上肢：血管 6-63
アトラス図414を参照
アトラス図33，図420も参照

手の動脈：掌側面

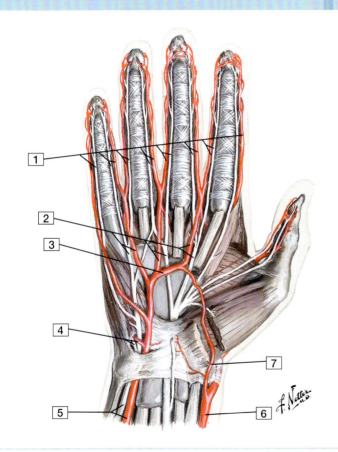

6-65 上肢：血管

上肢の動脈の概要

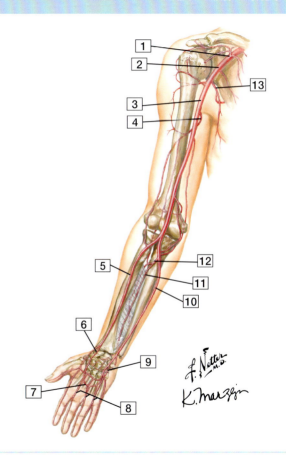

6-66 上肢：血管

上肢の動脈の概要

1. 胸肩峰動脈 Thoraco-acromial artery
2. 腋窩動脈 Axillary artery
3. 上腕動脈 Brachial artery
4. 上腕深動脈 Profunda brachii (deep brachial) artery
5. 橈骨動脈 Radial artery
6. 橈骨動脈浅掌枝 Superficial palmar branch of radial artery
7. 浅掌動脈弓 Superficial palmar arch
8. 総掌側指動脈 Common palmar digital arteries
9. 尺骨動脈深掌枝 Deep palmar branch of ulnar artery
10. 尺骨動脈 Ulnar artery
11. 前骨間動脈 Anterior interosseous artery
12. 総骨間動脈 Common interosseous artery
13. 肩甲下動脈 Subscapular artery

コメント：腋窩動脈は鎖骨下動脈の直接の延長であり，これら2本の動脈から分枝した枝は肩甲骨や肩の周囲に重要な動脈吻合を形成する．また，肘関節や手関節の周囲，および手掌（浅・深掌動脈弓）にも動脈吻合が存在し重要な役割を果たしている．

臨床：上肢の主な脈拍触知部位には以下のものがある．
- 上腕脈拍：上腕中央部の内側面．
- 肘窩脈拍（上腕動脈）：肘窩のところで，上腕二頭筋腱のすぐ内側．
- 橈骨脈拍：手関節のところで，橈側手根屈筋腱のすぐ外側．
- 尺骨脈拍：手関節のところで，豆状骨のすぐ近位かつ外側．

手の動脈：掌側面

1. 固有掌側指神経および動脈 Proper palmar digital nerves and arteries
2. 総掌側指神経および動脈 Common palmar digital nerves and arteries
3. 浅掌動脈弓 Superficial palmar (arterial) arch
4. 尺骨動脈深掌枝と尺骨神経深枝 Deep palmar branch of ulnar artery and deep branch of ulnar nerve
5. 尺骨動脈と尺骨神経 Ulnar artery and nerve
6. 橈骨動脈 Radial artery
7. 橈骨動脈浅掌枝 Superficial palmar branch of radial artery

コメント：浅掌動脈弓は尺骨動脈の延長であり，橈骨動脈の浅掌枝と吻合する．この浅掌動脈弓から総掌側指動脈が起こり，さらに，固有掌側指動脈に分枝する．深掌動脈弓は掌の深部に位置する．この動脈弓は橈骨動脈の終末部であり，尺骨動脈深掌枝と吻合する．浅掌動脈弓と深掌動脈弓は貫通枝によって互いに交通している．

臨床：手根より遠位の血流を調べる時にはアレン(Allen)試験を行う．患者に掌の皮膚が蒼白になるくらい強くこぶしを握ってもらい，検査担当者が両手の親指で患者の尺骨動脈と橈骨動脈のところを軽く押さえる．次に，検査担当者は親指で橈骨動脈を圧迫しながら，尺骨動脈への圧迫を解除し，患者に握ったこぶしを開くように指示する．通常は，皮膚に赤みがさし，尺骨動脈の血流が正常に浅掌および深掌動脈弓の吻合を通っていることがわかる．さらに，この試験をもう一度繰り返すが，今度は橈骨動脈の血流を調べるために尺骨動脈に圧迫を加える．

第7章　下肢

目次

骨と関節　7-1 〜 7-13

筋肉　7-14 〜 7-61

神経　7-62 〜 7-65

血管　7-66 〜 7-72

骨と関節

- 7-1　寛骨：外側面
- 7-2　寛骨：内側面
- 7-3　股関節：外側面
- 7-4　股関節：前面と後面
- 7-5　大腿骨
- 7-6　脛骨と腓骨
- 7-7　膝関節(十字靱帯と側副靱帯)
- 7-8　膝関節の内部：上面
- 7-9　膝関節の内部：下面
- 7-10　足の骨
- 7-11　足関節の靱帯と腱：外側面
- 7-12　足関節の靱帯と腱：内側面
- 7-13　足の靱帯と腱：足底面

筋肉

- 7-14　下肢の筋肉(大腰筋)
- 7-15　下肢の筋肉(腸骨筋)
- 7-16　股関節と大腿の筋肉(大腿筋膜張筋)：外側面
- 7-17　大腿の筋肉(縫工筋)：前面
- 7-18　大腿の筋肉(大腿直筋)：前面
- 7-19　大腿の筋肉(外側広筋)：前面
- 7-20　大腿の筋肉(中間広筋)：前面
- 7-21　大腿の筋肉(内側広筋)：前面
- 7-22　大腿の筋肉(恥骨筋)：前面
- 7-23　大腿の筋肉(長内転筋)：前面
- 7-24　大腿の筋肉(短内転筋)：前面
- 7-25　大腿の筋肉(外閉鎖筋)：前面
- 7-26　大腿の筋肉(大内転筋)：前面
- 7-27　大腿の筋肉(薄筋)：前面
- 7-28　股関節と大腿の筋肉(大殿筋)：後面

下肢

目次

- 7-29 股関節と大腿の筋肉（中殿筋）：後面
- 7-30 股関節と大腿の筋肉（小殿筋）：後面
- 7-31 股関節と大腿の筋肉（梨状筋）：後面
- 7-32 股関節と大腿の筋肉（上・下双子筋）：後面
- 7-33 股関節と大腿の筋肉（内閉鎖筋）：後面
- 7-34 股関節と大腿の筋肉（大腿方形筋）：後面
- 7-35 股関節と大腿の筋肉（半腱様筋）：後面
- 7-36 股関節と大腿の筋肉（半膜様筋）：後面
- 7-37 股関節と大腿の筋肉（大腿二頭筋）：後面
- 7-38 大腿の筋肉
- 7-39 下腿の筋肉（長腓骨筋）：外側面
- 7-40 下腿の筋肉（短腓骨筋）：外側面
- 7-41 下腿の筋肉（前脛骨筋）（浅層）
- 7-42 下腿の筋肉（長母趾伸筋）（浅層）
- 7-43 下腿の筋肉（長趾伸筋）（浅層）
- 7-44 下腿の筋肉（腓腹筋）：後面
- 7-45 下腿の筋肉（ヒラメ筋）：後面
- 7-46 下腿の筋肉（足底筋）：後面
- 7-47 下腿の筋肉（膝窩筋）：後面
- 7-48 下腿の筋肉（長母趾屈筋）（深層の剖出）：後面
- 7-49 下腿の筋肉（長趾屈筋）（深層の剖出）：後面
- 7-50 下腿の筋肉（後脛骨筋）（深層の剖出）：後面
- 7-51 下腿：横断面
- 7-52 足底の筋肉（母趾外転筋）（第1層）
- 7-53 足底の筋肉（短趾屈筋）（第1層）
- 7-54 足底の筋肉（小趾外転筋）（第1層）
- 7-55 足底の筋肉（短母趾屈筋）（第2層）
- 7-56 足底の筋肉（足底方形筋）（第2層）
- 7-57 足底の筋肉（短小趾屈筋）（第2層）
- 7-58 足底の筋肉（虫様筋）（第2層）
- 7-59 足底の筋肉（母趾内転筋）（第3層）
- 7-60 足の筋肉（背側骨間筋）
- 7-61 足の筋肉（底側骨間筋）

神経

- 7-62 腰神経叢
- 7-63 殿部と大腿の神経：後面
- 7-64 総腓骨神経
- 7-65 脛骨神経

血管

- 7-66 下肢の皮神経と皮下静脈：前面
- 7-67 下肢の皮神経と皮下静脈：後面
- 7-68 大腿と膝部の動脈：概略図
- 7-69 下腿の動脈：前面
- 7-70 下腿の動脈：後面
- 7-71 足底の動脈
- 7-72 下肢の動脈の概要

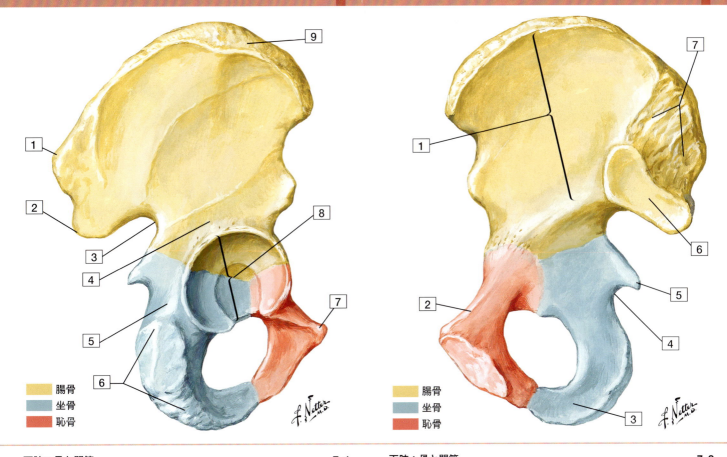

寛骨：内側面

1. 腸骨翼（腸骨窩）Wing (ala) of ilium (iliac fossa)
2. 恥骨櫛（恥骨筋線）Pecten pubis (pectineal line)
3. 坐骨枝 Ramus of ischium
4. 小坐骨切痕 Lesser sciatic notch
5. 坐骨棘 Ischial spine
6. 耳状面（仙骨に接する）Articular surface (for sacrum)
7. 腸骨粗面 Iliac tuberosity

コメント：寛骨は，腸骨，坐骨，および恥骨の3種類の骨で構成されている．思春期になるまでは，これらの骨は軟骨によって連結されているが，青年期の中頃までに癒合を開始し成人期には癒合が完成する．
前方では，恥骨結合のところで左右の恥骨が互いに関節している．2つの恥骨は線維軟骨性の円板で隔てられており，そのためこの関節はわずかながら可動性を持つ．

臨床：女性骨盤には出産に適した構造的適応が見られるので，法医学の専門家であれば女性の恥骨と男性の恥骨を区別することができる．通常，男性骨盤に比べて，女性骨盤は小さく，軽く，厚みが少ない．女性では，骨盤上口は楕円形で，骨盤下口は広く，また，骨盤腔は広いが浅く，恥骨弓の角度がより広くなっている．閉鎖孔は通常，女性では楕円形もしくは三角形であるが，男性では円形である．

下肢：骨と関節　　　　　　　　　　7-2
アトラス図473を参照
アトラス図243，図333，図334も参照

寛骨：外側面

1. 上後腸骨棘 Posterior superior iliac spine
2. 下後腸骨棘 Posterior inferior iliac spine
3. 大坐骨切痕 Greater sciatic notch
4. 腸骨体 Body of ilium
5. 坐骨体 Body of ischium
6. 坐骨結節 Ischial tuberosity
7. 恥骨結節 Pubic tubercle
8. 寛骨臼 Acetabulum
9. 腸骨稜 Iliac crest

コメント：寛骨は，腸骨，坐骨，および恥骨の3種類の骨で構成されている．思春期になるまでは，これらの骨は軟骨によって連結されているが，青年期の中頃までに癒合を開始し成人期には癒合が完成する．癒合した3種類の骨はすべてが参加して大腿骨頭と関節する杯状のくぼみ，すなわち寛骨臼を構成する．
癒合した寛骨は大腿骨および脊柱と関節する．具体的には，腸骨が仙骨と関節して滑膜性の平面関節をつくる．これは，肩関節とは異なり，ほとんど可動性がなく安定性は非常に高い．二足歩行，すなわち二本足で起立する，歩行する，走るなどの動作にとって，このような安定性は欠かすことができない．

臨床：腸骨稜の打撲傷はスポーツ外傷あるいは直接の衝撃によって起こることが多く，俗に「ヒップポインター (hip pointer)」とよばれる．

下肢：骨と関節　　　　　　　　　　7-1
アトラス図473を参照
アトラス図243，333，334も参照

股関節：外側面

開放された関節：
外側面

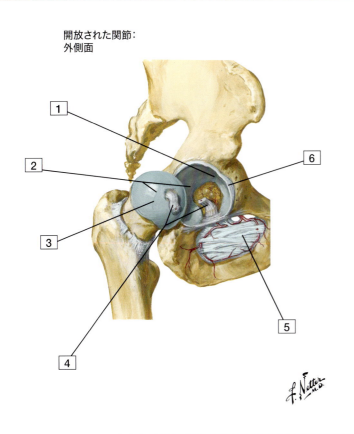

股関節：前面と後面

前面

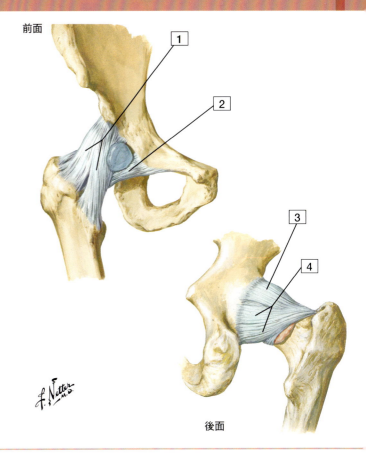

後面

股関節：前面と後面

1. 腸骨大腿靱帯（ビゲローのY靱帯）Iliofemoral ligament（Y ligament of Bigelow）
2. 恥骨大腿靱帯 Pubofemoral ligament
3. 腸骨大腿靱帯 Iliofemoral ligament
4. 坐骨大腿靱帯 Ischiofemoral ligament

コメント：股関節は寛骨臼と大腿骨頭とのあいだの，滑膜性の多軸性球関節である．寛骨臼唇があるので寛骨臼窩の深さはさらに増している．3種類の靱帯が線維性の関節包を補強する．
腸骨大腿靱帯は股関節の補強にとって最も重要な靱帯であり，「逆Yの字」の形をしているため（ビゲロー（Bigelow）の）Y靱帯とよばれる．この靱帯は過伸展と外旋を制限する．恥骨大腿靱帯は伸展と外転を制限し，一方，坐骨大腿靱帯は伸展と内旋を制限する．これら靱帯の付着部位を確認すれば，どのように特定方向への動きを制限しているのか理解できるだろう．
股関節の運動は，外転と内転，屈曲と伸展，回旋，および描円運動（circumduction）である．

臨床：3種類の股関節にある靱帯の中では，腸骨大腿靱帯が最も強靱で，坐骨大腿靱帯が最も弱い．

股関節：外側面

1. 寛骨臼の月状面（関節面）Lunate（articular）surface of acetabulum
2. 関節軟骨 Articular cartilage
3. 大腿骨頭 Head of femur
4. 大腿骨頭靱帯（切断）Ligament of head of femur（cut）
5. 閉鎖膜 Obturator membrane
6. 寛骨臼唇（線維軟骨性）Acetabular labrum（fibrocartilaginous）

コメント：股関節は，寛骨臼と大腿骨頭とのあいだの，滑膜性の多軸性球関節である．寛骨臼唇があるので寛骨臼窩の深さはさらに増している．3種類の靱帯が線維性の関節包を補強する．寛骨臼の内部では，大腿骨頭靱帯が大腿骨頭に付着し，これが閉鎖動脈からくる細い動脈枝の通り道となる．
股関節は，外転と内転，屈曲と伸展，回旋，および描円運動（circumduction）に関与する．
大腿骨頭靱帯は閉鎖動脈から起こる寛骨臼枝（帯状の大腿骨頭靱帯を通る動脈）を含んでいる．
股関節を栄養する血管は，内側および外側大腿回旋動脈，上殿および下殿動脈，ならびに閉鎖動脈の枝である．

臨床：新生児1,000人に約1.5人の割合で先天性股関節脱臼が起こる．これは男児より女児に多い．

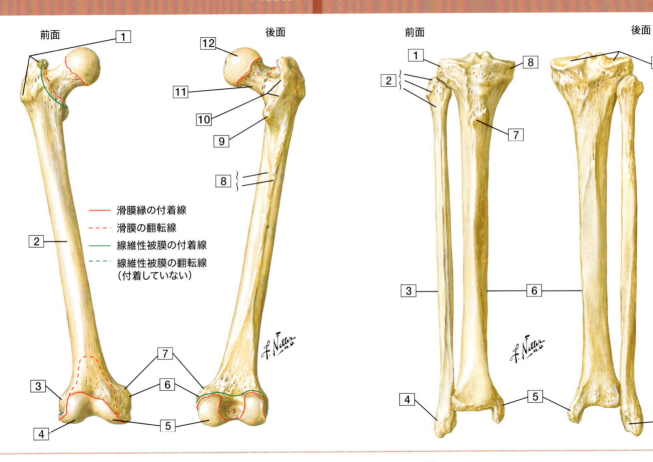

脛骨と腓骨

1. 外側顆 Lateral condyle
2. 腓骨頭尖，腓骨頭，腓骨頸 Apex, Head, and Neck of fibula
3. 腓骨 Fibula
4. 外果 Lateral malleolus
5. 内果 Medial malleolus
6. 脛骨 Tibia
7. 脛骨粗面 Tibial tuberosity
8. 内側顆 Medial condyle
9. 上関節面（内側面と外側面）Superior articular surfaces (medial and lateral facets)
10. 外果窩 Malleolar fossa of lateral malleolus

コメント：脛骨は，大腿骨の内側顆・外側顆と関節し，下腿において「体重を支える骨」の役割を果たす．
腓骨は脛骨よりも細く，脛骨の外側後部に位置する．腓骨は主に筋肉の付着部位として働く．
脛骨粗面は膝蓋靱帯の停止部位である（膝蓋靱帯は大腿前面にあり，膝関節で下腿を伸展させる大腿四頭筋の付着腱の延長である）．
近位脛腓関節（上脛腓関節）は滑膜性の平面関節であり，わずかながら滑り運動が可能である．遠位脛腓関節（下脛腓関節）は線維性関節（靱帯結合）で，ほとんど可動性がない．

臨床：脛骨骨幹の骨折は長骨の骨折の中で最も多い．脛骨は下腿の内側縁に沿って皮膚のすぐ下に位置するので，脛骨骨幹の骨折は開放性損傷である（皮膚が裂ける）ことが多い．

大腿骨

1. 大転子 Greater trochanter
2. 大腿骨体 Shaft (body)
3. 外側上顆 Lateral epicondyle
4. 外側顆 Lateral condyle
5. 内側顆 Medial condyle
6. 内側上顆 Medial epicondyle
7. 内転筋結節 Adductor tubercle
8. 粗線（内側唇，外側唇）Linea aspera (Medial lip, Lateral lip)
9. 小転子 Lesser trochanter
10. 転子間稜 Intertrochanteric crest
11. 大腿骨頸 Neck
12. 大腿骨頭 Head

コメント：大腿骨は人体の中で最も長い骨である．人間の場合，起立時に体重は股関節から大腿骨を経由して脛骨にかかる．
大腿骨頭は寛骨と寛骨臼のところで関節する．大腿骨頸は骨折しやすい部位である．大転子は股関節における重要な部位であり，ここに複数の殿部筋肉（股関節における大腿の外転筋）が付着する．一方，小転子は，股関節における大腿の強力な屈筋である腸腰筋の腱付着部位である．

臨床：大腿骨頸部は骨折しやすく，若年者では衝撃によって起こることが多く，一方，老年者では骨粗鬆症や転倒が原因となることが多い．合併症は，骨折の癒着不能や大腿骨頭壊死に関連して起こる．

膝関節(十字靱帯と側副靱帯) 膝関節の内部：上面

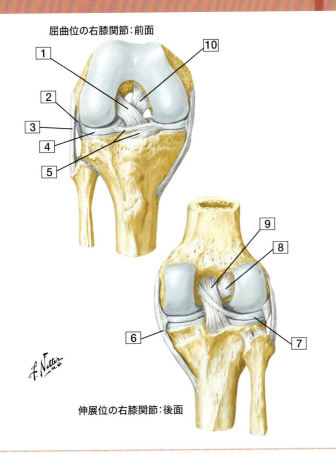
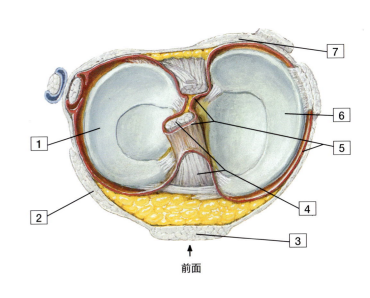

膝関節の内部：上面

1. 外側半月 Lateral meniscus
2. 関節包に癒合した腸脛靭帯 Iliotibial tract blended into capsule
3. 膝蓋靭帯 Patellar ligament
4. 前十字靭帯 Anterior cruciate ligament
5. 滑膜 Synovial membrane
6. 内側半月 Medial meniscus
7. 斜膝窩靭帯 Oblique popliteal ligament

コメント：膝関節は線維性の薄い関節包に囲まれている．周囲の筋肉の付着腱，関節包内靭帯，および関節包外靭帯が関節包の安定性を高めている．関節包内靭帯には，前十字靭帯と後十字靭帯，内側半月と外側半月，および膝横靭帯がある．一方，関節包外靭帯には，内側および外側側副靭帯，膝蓋靭帯，ならびに弓状膝窩靭帯および斜膝窩靭帯がある．
2つの十字靭帯のうちでは，前十字靭帯のほうが脆弱である．膝関節の完全伸展時には前十字靭帯が最も緊張して過伸展を防ぐ．前十字靭帯の損傷は，脛骨が内旋した状態で膝関節が過伸展することによって起こる場合が多い．後十字靭帯は膝関節の屈曲時に最も緊張し，脛骨に対して大腿骨が過度に前方偏位するのを防ぐ，あるいは大腿骨に対して脛骨が過度に後方偏位するのを防ぐ．2つの十字靭帯はいずれも膝関節の運動時にある程度の緊張状態を維持している．
内側側副靭帯は内側半月に付着し，下腿の伸展と外転を制限している．外側側副靭帯は下腿の伸展と内転を制限している．

臨床：内側側副靭帯は内側半月に付着しているので，内側側副靭帯の断裂によって内側半月も同時に損傷することがある．内側半月は外側半月よりも大きい．

下肢：骨と関節　　　7-8
アトラス図495を参照

膝関節(十字靭帯と側副靭帯)

1. 前十字靭帯 Anterior cruciate ligament
2. 膝窩筋腱 Popliteus tendon
3. 外側側副靭帯 Fibular collateral ligament
4. 外側半月 Lateral meniscus
5. 膝横靭帯 Transverse ligament of knee
6. 内側側副靭帯 Tibial collateral ligament
7. 外側半月 Lateral meniscus
8. 前十字靭帯 Anterior cruciate ligament
9. 後十字靭帯 Posterior cruciate ligament
10. 後十字靭帯 Posterior cruciate ligament

コメント：膝関節は人体において最も大きく複雑な関節であり，脛骨と大腿骨の内側顆・外側顆とのあいだの，滑膜性の二軸性楕円関節である．膝関節には，大腿骨と膝蓋骨のあいだの鞍関節も含まれる．
膝関節の動きには屈曲と伸展がある．膝関節が屈曲している時には，滑り運動と回旋運動にも多少関与する．膝関節が完全に伸展すれば，脛骨に対して大腿骨がわずかに内旋し，それによって各靭帯を引っ張り緊張させて関節を安定化するのである．内側と外側の半月，十字靭帯，および膝横靭帯は，いずれも関節包内靭帯である．膝横靭帯は内側と外側の半月をつなぎ，半月を安定化している．
膝関節は主に，膝窩動脈から分枝し膝周囲に分布する動脈枝によって栄養される．

臨床：前十字靭帯に比べ，後十字靭帯は短くかつ強靭であり，そのため後十字靭帯の損傷は前十字靭帯ほど多くはない．

下肢：骨と関節　　　7-7
アトラス図496を参照

膝関節の内部：下面

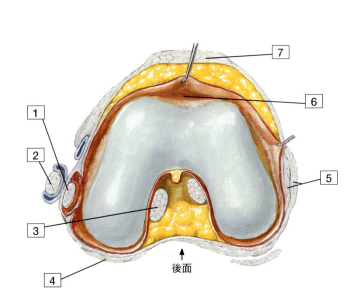

後面

足の骨

外側面

内側面

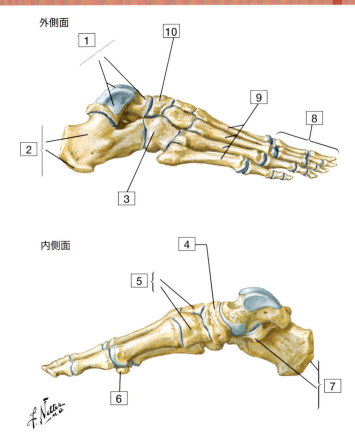

足の骨

1. 距骨（距骨頭，距骨滑車）Talus (Head, Trochlea)
2. 踵骨（踵骨体，踵骨隆起）Calcaneus (Body, Tuberosity)
3. 立方骨 Cuboid
4. 舟状骨 Navicular
5. 楔状骨 Cuneiform bones
6. 種子骨 Sesamoid bone
7. 踵骨（踵骨隆起，載距突起）Calcaneus (Tuberosity, Sustentaculum tali)
8. 趾骨 Phalanges
9. 中足骨 Metatarsal bones
10. 舟状骨 Navicular

コメント：足の骨は7種類の足根骨を含む．その中の距骨だけが下腿の骨と関節をつくる．5種類の中足骨は近位では足根骨と，遠位では趾骨と関節する．手の母指と同様に，第1趾（母趾）には2つの趾骨しかない．第2-5趾はそれぞれ，基節骨，中節骨，および末節骨からなる．
距骨滑車は脛骨および腓骨と関節し，距骨頭は舟状骨と関節する．踵骨はその上面において距骨と関節し，前面においては立方骨と関節する．

臨床：踵骨は足根骨の中で最も骨折しやすい骨である．多くの場合，踵骨骨折は踵から力強く着地した時に起こる．この時，距骨が踵骨の上にめり込むのである．踵骨の骨密度は距骨よりも小さく，このことも骨折しやすい原因の1つである．

膝関節の内部：下面

1. 膝窩筋腱 Popliteus tendon
2. 外側側副靱帯 Fibular collateral ligament
3. 前十字靱帯 Anterior cruciate ligament
4. 弓状膝窩靱帯 Arcuate popliteal ligament
5. 内側側副靱帯（浅部および深部）Tibial collateral ligament (superficial and deep parts)
6. 膝蓋上包 Suprapatellar synovial bursa
7. 膝蓋靱帯 Patellar ligament

コメント：膝関節は線維性の薄い関節包に囲まれている．周囲の筋肉の付着腱，関節包内靱帯，および関節包外靱帯が関節包の安定性を高めている．関節包内靱帯には，前十字靱帯と後十字靱帯，内側半月と外側半月，および膝横靱帯がある．一方，関節包外靱帯には，内側および外側側副靱帯，膝蓋靱帯，ならびに弓状膝窩靱帯および斜膝窩靱帯がある．
2つの十字靱帯のうちでは，前十字靱帯のほうが脆弱である．膝関節の完全伸展時には前十字靱帯が最も緊張して過伸展を防ぐ．後十字靱帯は膝関節の屈曲時に最も緊張し，脛骨に対して大腿骨が過度に前方偏位するのを防ぐ，あるいは大腿骨に対して脛骨が過度に後方偏位するのを防ぐ．2つの十字靱帯はいずれも膝関節の運動時にある程度の緊張状態を維持している．

臨床：前十字靱帯の断裂はよく起こるスポーツ障害の1つであり，通常，足をしっかり地面につけて，膝を伸展した状態で内側に捻って急旋回することによって起こる．前方引き出しテストを用いてこのような損傷を調べることができる．もし前十字靱帯が損傷している場合には，脛骨が5 mm以上前に動き，これはテスト結果が陽性であることを意味している．前十字靱帯は通常，膝関節の過伸展を制限している．一方，後十字靱帯は膝関節の過屈曲時に最も緊張する．

足関節の靱帯と腱：外側面

右足：外側面

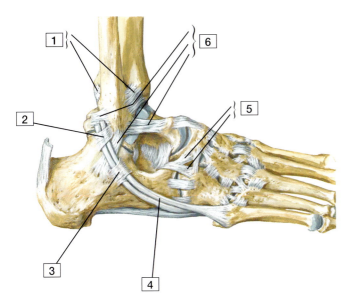

足関節の靱帯と腱：内側面

右足：内側面

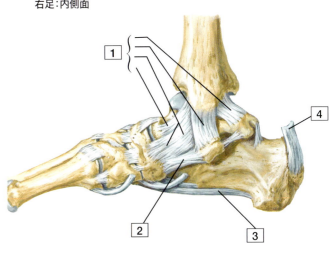

足関節の靱帯と腱：内側面

1. 内側(三角)靱帯(後脛距部，脛踵部，脛舟部，前脛距部) Medial (deltoid) ligament of ankle (Posterior tibiotalar part, Tibiocalcaneal part, Tibionavicular part, Anterior tibiotalar part)
2. 底側踵舟靱帯(ばね靱帯) Plantar calcaneonavicular (spring) ligament
3. 長足底靱帯 Long plantar ligament
4. 踵骨(アキレス)腱(切断) Calcaneal (Achilles) tendon (cut)

コメント：足関節(距腿関節)は，脛骨および腓骨と距骨滑車とのあいだの滑膜性の一軸性蝶番関節であり，関節運動は背屈(伸展)と底屈である．その線維性の薄い関節包を4部からなる内側(三角)靱帯と，3つの靱帯で構成される外側側副靱帯が補強している．
内側(三角)靱帯は4部からなり，足の外返しを制限している．この靱帯は内側の長い足弓の維持に寄与しており，一方，底側踵舟靱帯(ばね靱帯)は距骨頭を底側で強力に支持している(足弓を維持している)．

臨床：多くの場合，足関節の損傷は捻転によるので，距骨が前頭面で回旋して，その影響は外果もしくは内果のいずれかに現れる．足関節のこのような動きによって外果あるいは内果に骨折が起こり，反対側の支持靱帯に伸張力が加わる．

足関節の靱帯と腱：外側面

1. 前脛腓靱帯と後脛腓靱帯 Anterior and Posterior tibiofibular ligaments
2. 上腓骨筋支帯 Superior fibular (peroneal) retinaculum
3. 下腓骨筋支帯 Inferior fibular (peroneal) retinaculum
4. 短腓骨筋腱 Fibularis (peroneus) brevis tendon
5. 二分靱帯(踵舟靱帯，踵立方靱帯) Bifurcate ligament (Calcaneonavicular ligament, Calcaneocuboid ligament)
6. 距腿関節の外側(側副)靱帯の要素(後距腓靱帯，踵腓靱帯，前距腓靱帯) Components of lateral (collateral) ligament of ankle (posterior talofibular ligament, Calcaneofibular ligament, Anterior talofibular ligament)

コメント：足関節(距腿関節)は，脛骨および腓骨と距骨滑車とのあいだの，滑膜性の一軸性蝶番関節であり，その運動は背屈(伸展)と底屈である．この関節の線維性の薄い関節包を補強しているのは，4部からなる内側(三角)靱帯と3つの靱帯で構成される外側側副靱帯である．
足根関節のうち，距骨下関節は距骨と踵骨のあいだの滑膜性の平面関節であり，その運動としては足の内返しおよび外返しがある．
距踵舟関節は，距骨頭が踵骨および舟状骨と関節する滑膜性の部分的球関節である(距立方関節とともに横足根関節を形成する)．距踵舟関節は底側踵舟靱帯(ばね靱帯)によって支持されており，足の滑り運動と回旋運動にとって重要である．

臨床：外側側副靱帯は弱く，靱帯捻挫を起こすことも多い．この靱帯は足の内返しを制限する．通常の足関節内返しによる損傷では外側側副靱帯の1から複数箇所を損傷することもある．この障害では，通常，前方から後方へ向かって損傷が起こるため，最初に前距腓靱帯が傷つくのである．

足の靭帯と腱：足底面

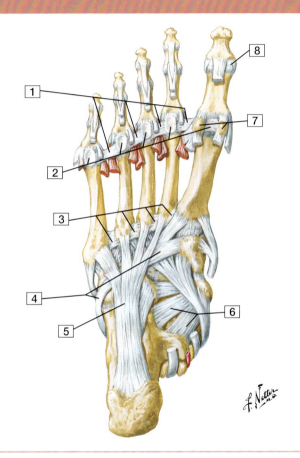

下肢の筋肉（大腰筋）

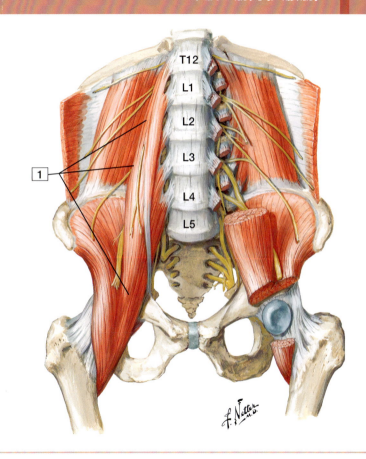

下肢の筋肉(大腰筋)

1. 大腰筋 Psoas major muscle

起始(近位部)：5腰椎すべての横突起，および第12胸椎[T12]から第5腰椎[L5]の側面とこれら椎骨間の椎間円板から起こる．

停止(遠位部)：下方では次第に細くなり，仙骨および仙腸関節の前を越えて下行する．腸骨筋腱と合して共通腱が大腿骨の小転子に停止する．

作用：大腰筋は腸骨筋とともに股関節のところで大腿を屈曲させる．また，大腰筋は股関節のところで体幹部を屈曲させる重要な筋肉でもある．単独で働くと，体幹を同側外側に屈曲させる．

神経支配：第1-3腰神経[L1-3]の前枝．

コメント：大腰筋と腸骨筋は同時に同じ働きをするので，通常，腸腰筋とよばれる．腸腰筋の作用は，脚をまっすぐにして(股関節を伸展して)行う腹筋運動の時のように，重力に逆らって体幹を屈曲させる場合に特に重要である．
ヒトの約半数が小腰筋という名称の細い筋肉を有しており，これは大腰筋の前面に存在する．

臨床：大腰筋(腸腰筋を構成する)の臨床的な検査では，患者に抵抗に逆らって股関節のところで大腿の屈曲をしてもらう(この時，膝関節のところで下腿も屈曲した状態にする)．

下肢：筋肉

足の靱帯と腱：足底面

1. 深横中足靱帯 Deep transverse metatarsal ligaments
2. 底側靱帯 Plantar ligaments (plates)
3. 底側中足靱帯 Plantar metatarsal ligaments
4. 長腓骨筋腱 Fibularis (peroneus) longus tendon
5. 長足底靱帯 Long plantar ligament
6. 底側踵舟靱帯(ばね靱帯) Plantar calcaneonavicular (spring) ligament
7. 種子骨 Sesamoid bones
8. 趾節間関節 Interphalangeal joint

コメント：足根中足関節は滑膜性の平面関節であり，その関節包は底側靱帯，背側靱帯，および骨間靱帯によって補強される．この関節の運動は滑り運動である．
中足趾節関節は滑膜性の多軸性楕円関節で，関節包に囲まれている．底側靱帯と側副靱帯がこの関節を補強している．関節運動は屈曲と伸展，わずかな外転と内転，および描円運動(circumduction)である．底側靱帯は足の「体重を支える面」の一部をなしている．
趾節間関節は滑膜性の一軸性蝶番関節である．この関節も関節包に囲まれ，底側靱帯と側副靱帯によって補強されている．関節運動は屈曲と伸展である．

臨床：直接的な衝撃が足に加わると中足骨と趾骨に骨折が起こることがある．通常，このような骨折の治療は固定である．その理由は，関節を安定化する靱帯が縦横に付着していることで骨折片の偏位が起こりづらいからである．

下肢：骨と関節

下肢の筋肉（腸骨筋）

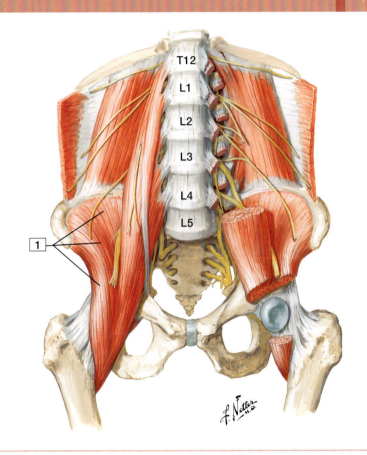

股関節と大腿の筋肉（大腿筋膜張筋）：外側面

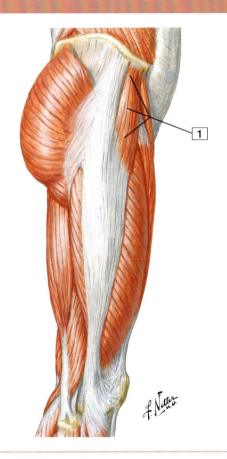

股関節と大腿の筋肉（大腿筋膜張筋）：外側面

1. 大腿筋膜張筋 Tensor fasciae latae muscle

起始(近位部)： 上前腸骨棘，および腸骨稜の前面部から起始する．

停止(遠位部)： その名称が示すように，この筋肉は腸脛靱帯に停止する．一方，腸脛靱帯は強靱な腱性の帯で脛骨外側顆に停止する．

作用： 大腿筋膜張筋は股関節で大腿を屈曲，外転，内旋する．大殿筋の補助があれば，大腿筋膜張筋は股関節を安定化する．また，大腿筋膜張筋は伸展状態の膝関節を安定化する．

神経支配： 上殿神経（第4および第5腰神経[L4，L5]）．

コメント： 大腿筋膜張筋の主要な作用は股関節の屈曲である．また，片脚で全体重を支える時に，大腿筋膜張筋は大殿筋とともに働いて骨盤が前後方向に傾くのを抑える．大腿筋膜張筋は大腿骨頭を寛骨臼に固定するので股関節が安定化するのである．さらに，大腿筋膜張筋は伸展位の膝関節を安定化する．

臨床： 大腿筋膜張筋は腸腰筋と大腿直筋を補助し，股関節における大腿の屈曲を助ける．腸腰筋が麻痺した時には，大腿筋膜張筋が肥大してこれを補うこともある．
競走者は，腸脛靱帯（通常，医師はこれを帯(band)とよぶことが多い）が大腿骨外側顆のところで炎症を起こすことがある．

下肢：筋肉　　7-16　アトラス図481を参照

下肢の筋肉（腸骨筋）

1. 腸骨筋 Iliacus muscle

起始(近位部)： 扇状の腸骨筋は腸骨翼（腸骨窩）の内部表面から起始する．

停止(遠位部)： 腸骨筋の線維は大腰筋の線維と合して，大腿骨の小転子に停止する．

作用： 大腰筋と腸骨筋は同時に同じ働きをする．2つの筋肉をまとめて腸腰筋とよぶことも多い．腸腰筋は股関節のところで大腿を屈曲させる．また，体幹の屈曲に関しても重要な筋肉である．

神経支配： 大腿神経（第2-4腰神経[L2-4]）．

コメント： 腸骨筋は大腿神経の枝によって支配される．この太い神経が下行して大腿に至るまでのあいだにこの筋に枝を送る．

臨床： 腸骨筋（腸腰筋を構成する）の臨床的な検査では，患者に抵抗に逆らって股関節のところで大腿を屈曲してもらう（この時，下腿も膝関節のところで屈曲したままの状態にする）．

下肢：筋肉　　7-15　アトラス図483を参照　アトラス図258も参照

大腿の筋肉（縫工筋）：前面

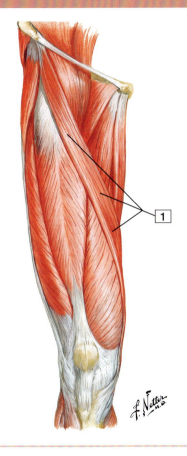

7-17

大腿の筋肉（大腿直筋）：前面

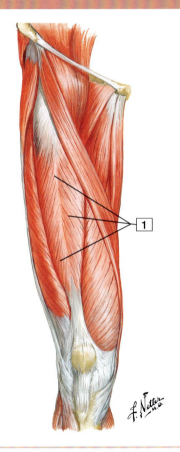

7-18

大腿の筋肉（大腿直筋）：前面

1. 大腿直筋 Rectus femoris muscle

起始(近位部)： 異なる2つの筋頭から起始する．すなわち，下前腸骨棘から起こる直頭と，寛骨臼のすぐ上の腸骨から起こる反転頭である．

停止(遠位部)： 起始部の腱は走行中に合して紡錘状の筋腹を形成し，遠位で四頭筋腱に移行する．この腱は膝蓋骨底に停止するが，さらに膝蓋靱帯として延長し，脛骨粗面に停止する．

作用： 大腿直筋は膝蓋靱帯を介して膝関節に作用し，膝関節のところで下腿を伸展する．大腿直筋は股関節もまたぐので，腸腰筋が股関節のところで大腿を屈曲するのを補助する．

神経支配： 大腿神経（第2～4腰神経[L2-4]）．

コメント： 大腿直筋と3種類の広筋が大腿四頭筋を構成している．これらの筋肉は膝関節の強力な伸筋である．4種の大腿四頭筋のうち，大腿直筋だけが股関節と膝関節の両方をまたぐ．

臨床： 大腿直筋は，大腿四頭筋の残りの3筋と協調して働く．大腿直筋の臨床的検査では，患者に膝関節のところで下腿を抵抗に逆らって屈曲位から伸展してもらう．本検査において，同時に股関節のところで大腿が屈曲位にある時には，大腿直筋が収縮する様子を観察することができる．キックを主体としたスポーツ競技では，大腿直筋を損傷することがある．大腿直筋の起始部は損傷しやすい(特に下前腸骨棘)．

下肢：筋肉

7-18
アトラス図479を参照

大腿の筋肉（縫工筋）：前面

1. 縫工筋 Sartorius muscle

起始(近位部)： 上前腸骨棘から起始する．

停止(遠位部)： 脛骨の骨体内側面上部に停止し，その部位は薄筋と半腱様筋の停止部に近い．

作用： 縫工筋は股関節と膝関節をまたぐ．そのため，股関節のところで大腿を屈曲，外転，外旋するとともに，膝関節では下腿を屈曲する．骨盤から起こるほかの筋肉とともに，縫工筋は骨盤の平衡を保っている．

神経支配： 大腿神経（第2および第3腰神経[L2，L3]）．

コメント： 「Sartorius」は「仕立屋(縫工)」を意味するラテン語である．仕立屋が仕事をする時のようにあぐらをかいて座ってみると，縫工筋の働きが理解できるかもしれない．

臨床： 縫工筋は人体の中で最も長い筋肉である．股関節と膝関節の2関節をまたぐので，縫工筋は両方の関節に作用する．しかし，長くても，縫工筋は特に強力な筋肉というわけではない．

下肢：筋肉

7-17
アトラス図479を参照

大腿の筋肉（外側広筋）：前面

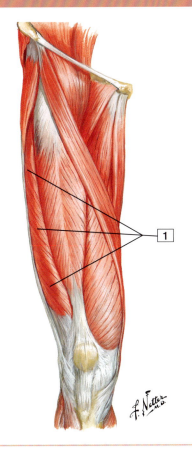

大腿の筋肉（中間広筋）：前面

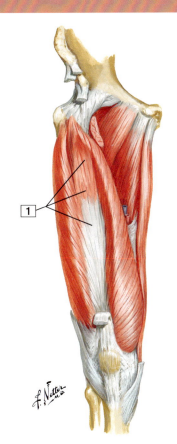

大腿の筋肉（中間広筋）：前面

1. 中間広筋 Vastus intermedius muscle

起始（近位部）： 大腿骨体の前面と外側面，および外側筋間中隔から起こる．

停止（遠位部）： 膝蓋骨上縁の後面に停止し，四頭筋腱の一部を構成する．膝蓋腱が脛骨粗面に停止する．

作用： 膝関節における下腿の伸展．

神経支配： 大腿神経（第2-4腰神経[L2-4]）．

コメント： 中間広筋は，大腿四頭筋とよばれる膝関節伸筋群を構成する4種類の筋肉の1つである．この伸筋群の膝蓋腱を叩くと膝蓋反射が起こる．膝蓋反射は脊髄の第3および第4腰髄節（L3，L4）レベルの検査に利用される．

臨床： 中間広筋は大腿四頭筋の残り3種類の筋肉と協調して働く．中間広筋の臨床的検査では，患者に膝関節のところで下腿を抵抗に逆らって屈曲位から伸展してもらう．

大腿の筋肉（外側広筋）：前面

1. 外側広筋 Vastus lateralis muscle

起始（近位部）： 大腿骨の後面から起始する．大転子に始まる起始部が大腿骨粗線の外側唇に沿って下方まで延長する．

停止（遠位部）： 外側広筋の大部分は膝蓋骨外側面と，四頭筋腱を構成する大腿直筋腱に停止する．膝蓋靱帯は脛骨粗面に停止する．

作用： 膝関節における下腿の伸展．

神経支配： 大腿神経（第2-4腰神経[L2-4]）．

コメント： 外側広筋は，大腿四頭筋とよばれる膝関節伸筋群を構成する4種類の筋肉の1つであり，大腿外側部をおおむね全体的に覆っている．

臨床： 外側広筋は大腿四頭筋の残りの3種類の筋肉と協調して働く．外側広筋の臨床的検査では，患者に膝関節のところで下腿を抵抗に逆らって屈曲位から伸展してもらう．外側広筋は大腿四頭筋の中で最も大きい筋肉である．

大腿の筋肉（内側広筋）：前面

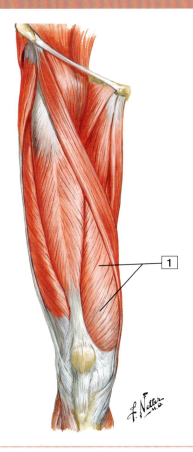

大腿の筋肉（恥骨筋）：前面

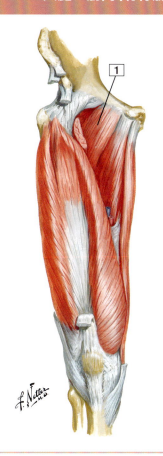

大腿の筋肉(恥骨筋)：前面

1. 恥骨筋 Pectineus muscle

起始(近位部)： 恥骨櫛から起始する．

停止(遠位部)： 大腿骨骨体において小転子のすぐ下に位置する恥骨筋線に停止する．

作用： 股関節のところで大腿を内転および屈曲し，また大腿の内旋を補助する．

神経支配： 大腿神経(第2および第3腰神経[L2，L3])．加えて閉鎖神経の枝による支配を受けることもある．

コメント： 恥骨筋は腸腰筋の内側に位置し，大腿三角の床を構成する．通常，恥骨筋は扁平で四角形をしている．
恥骨筋は大腿の内側区画(内転筋区画)に位置する筋肉でありながら大腿神経の支配を受ける点で，ほかの大腿部内転筋と異なっている．大腿神経が支配する筋肉は主に，大腿の前区画(伸筋区画，膝関節で下腿を伸展する筋肉を含む)の筋である．

臨床： 大腿神経と閉鎖神経による二重神経支配を受けるので，恥骨筋は実際のところ大腿の2つの区画(伸筋からなる前区画と内転筋からなる内側区画)に「挟まれた」筋ということになる．大腿管は恥骨筋のすぐ浅層に位置する．

大腿の筋肉(内側広筋)：前面

1. 内側広筋 Vastus medialis muscle

起始(近位部)： 大腿骨の転子間線，大腿骨粗線の内側唇，および内側筋間中隔から起こる．

停止(遠位部)： 四頭筋腱の内側縁に停止するが，下部の線維の一部は直接，膝蓋骨の内側面に停止する．膝蓋腱は脛骨粗面に停止する．

作用： 膝関節における下腿の伸展．

神経支配： 大腿神経(第2-4腰神経[L2-4])．

コメント： 内側広筋は，大腿四頭筋とよばれる膝関節伸筋群を構成する4種類の筋肉の1つである．外側広筋と同様に，内側広筋腱の線維も膝関節包へ走行する腱膜性線維の一部を構成している．

臨床： 内側広筋は大腿四頭筋の残り3種類の筋肉と協調して働く．内側広筋の臨床的検査では，患者に膝関節のところで下腿を抵抗に逆らって屈曲位から伸展してもらう．大腿四頭筋のほかの広筋の場合と同様に，内側広筋単独の運動をほかの筋と区別して観察することは困難である．

大腿の筋肉（長内転筋）：前面

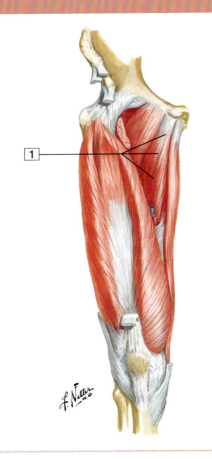

1

大腿の筋肉（短内転筋）：前面

深層

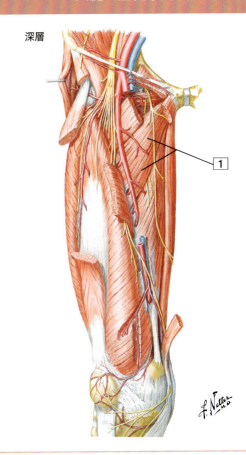

1

大腿の筋肉（短内転筋）：前面

1. 短内転筋 Adductor brevis muscle

起始（近位部）：恥骨体と恥骨下枝から起こる．

停止（遠位部）：大腿骨の恥骨筋線，および大腿骨粗線の近位部に停止する．

作用：股関節のところで大腿を内転し，また大腿を屈曲あるいは内旋することができる．

神経支配：閉鎖神経（第2-4腰神経[L2-4]）．

コメント：短内転筋，長内転筋，および大内転筋は股関節の主要な内転筋である．一方，薄筋と恥骨筋の寄与はあまり大きくない．大腿動脈と閉鎖動脈の枝がこれら内転筋群を栄養する．

臨床：臨床的な検査では，内転筋群を一括して調べることもできる．患者に下肢を伸ばして背臥位（あおむけ）になってもらう．次に，検査担当者が下肢を内転するように指示する．この時，踵を押さえて運動に拮抗する抵抗を与える．患者が下肢を内転している時に，内転筋の筋腹を確認あるいは触知できる．鼡径部損傷は運動選手に多く，通常，大腿の前部内側の筋肉，特に内転筋群の近位付着部（起始部）に挫傷あるいは損傷が起こる．

大腿の筋肉（長内転筋）：前面

1. 長内転筋 Adductor longus muscle

起始（近位部）：恥骨結節のすぐ下の恥骨体から起始する．

停止（遠位部）：大腿骨粗線に停止する．

作用：大腿を内転する．また，大腿を屈曲あるいは内旋することもできる．

神経支配：閉鎖神経の前枝（第2-4腰神経[L2-4]）．

コメント：長内転筋は3種類の内転筋の中で最も前側に位置し，恥骨筋と同一面内にある．

臨床：臨床的な検査では，内転筋群を一括して調べることもできる．患者に下肢を伸ばして背臥位（あおむけ）になってもらう．次に，検査担当者が下肢を内転するように指示する．この時，踵を押さえて運動に拮抗する抵抗を与える．患者が下肢を内転している時に，内転筋の筋腹を確認あるいは触知できる．鼡径部損傷は運動選手に多く，通常，大腿の前部内側の筋肉，特に内転筋群の近位付着部（起始部）に挫傷あるいは損傷が起こる．

大腿の筋肉（外閉鎖筋）：前面

深層

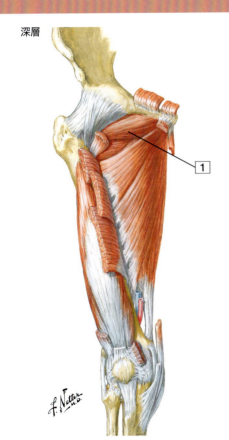

1

大腿の筋肉（大内転筋）：前面

深層

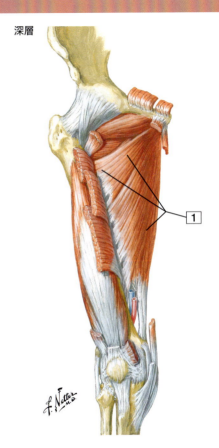

1

大腿の筋肉（大内転筋）：前面

1. 大内転筋 Adductor magnus muscle

起始（近位部）： 大内転筋は大型の三角形の筋肉であり，恥骨下枝，坐骨枝，および坐骨結節から起始する．

停止（遠位部）： 大腿骨の殿筋粗面，粗線，内側顆上線，および内転筋結節に停止する．顆上線での停止部位は内転筋部とよばれ，大腿骨内転筋結節での停止部位はハムストリング部とよばれている．

作用： 大内転筋は股関節における強力な大腿の内転筋である．筋の上部は弱いながら大腿を屈曲し，内旋する．下部は大腿の伸展と外旋を補助する．

神経支配： 内転筋部は閉鎖神経（第2-4腰神経[L2-4]）によって支配され，ハムストリング部は坐骨神経（第4腰神経[L4]）の脛側部によって支配される．

コメント： 本図でも見られるが，大内転筋の最上部の筋束が別の筋として区別できる場合には，この部分は小内転筋とよばれる．
大内転筋の最下部には[内転筋]腱裂孔とよばれる開口部があり，大腿動静脈がここを通って膝窩に入る．

> **臨床：** 大内転筋，もしくはほかの1種類あるいは複数種類の内転筋が，体の重心位置と比べて下肢の位置が常に低くなるように作用している（「開脚」状態になるのを防いでいる）．これらの内転筋に強い収縮が起こると，容易に筋の過伸展もしくは肉離れが起こり，鼠径部挫傷を起こすこともある．

下肢：筋肉　　7-26　アトラス図480を参照

大腿の筋肉（外閉鎖筋）：前面

1. 外閉鎖筋 Obturator externus muscle

起始（近位部）： 外閉鎖筋は扁平な三角形の筋肉であり，骨盤の外表面を覆っている．外閉鎖筋は閉鎖孔縁と閉鎖膜から起こる．

停止（遠位部）： 幅の広い外閉鎖筋は，線維を収束させながら大腿骨頚の後ろを通って転子窩に停止する．

作用： 股関節で大腿を外旋し，また骨盤の寛骨臼が大腿骨頭を安定に保持できるように補助する．

神経支配： 閉鎖神経（第3および第4腰神経[L3，L4]）．

コメント： 大殿筋と中殿筋は，外閉鎖筋による股関節の外旋を補助する．
外閉鎖筋は大腿の内側区画深部に位置し，恥骨筋を翻転した時にのみ見える．

> **臨床：** 外閉鎖筋は内側の内転筋群に属しているが，実際は，股関節における大腿の外旋筋なのである．臨床的検査では，外閉鎖筋とほかの外旋筋（殿部にある数種の筋肉）とを区別することは困難である．

下肢：筋肉　　7-25　アトラス図480を参照

大腿の筋肉（薄筋）：前面

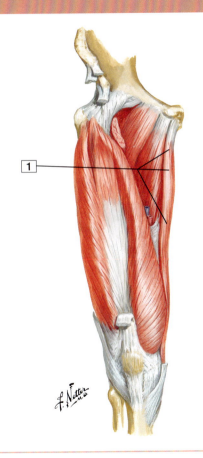

下肢：筋肉

股関節と大腿の筋肉（大殿筋）：後面

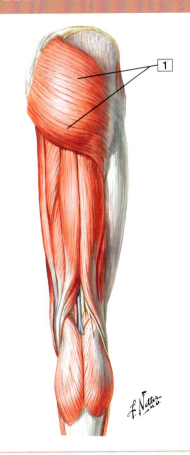

下肢：筋肉

股関節と大腿の筋肉（大殿筋）：後面

1. 大殿筋 Gluteus maximus muscle

起始（近位部）： この大きな筋は腸骨の後殿筋線，仙骨と尾骨の背面，および仙結節靱帯から起こる．

停止（遠位部）： 大殿筋の線維の大部分が腸脛靱帯に停止するが，下半分の線維の一部は大腿骨の殿筋粗面に停止する．

作用： 大殿筋は股関節における大腿の強力な伸筋であり外旋筋である．上部の線維は大腿の外転を補助する．一方，下部の線維は大腿を内転する．

神経支配： 下殿神経（第5腰神経[L5]，ならびに第1および第2仙骨神経[S1, S2]）．

コメント： 大殿筋は人体で最大の筋肉であり，股関節の最も強力な伸筋である．大殿筋は起立時や歩行時にも作用するが，屈曲位から体幹を起こす時には股関節の強力な伸筋として最も重要な働きをする．座った状態から立ち上がる時，あるいは階段を上る時に，大殿筋は股関節の伸展に最も重要な役割を果たす．

臨床： 大殿筋の検査では，背臥位（あおむけ）の患者に膝関節のところで下腿を伸ばしてもらう．検査担当者は足首の下側に手を当てる．次に，患者に少し持ち上がっている下肢を股関節のところで抵抗に逆らって伸展してもらう．

大腿の筋肉（薄筋）：前面

1. 薄筋 Gracilis muscle

起始（近位部）： 恥骨体と恥骨下枝から起始する．

停止（遠位部）： 脛骨上部の内側面で，内側顆のすぐ下に停止する．

作用： 大腿を内転し，膝関節のところで下腿を屈曲し，また膝が屈曲している時には下腿を内旋する．

神経支配： 閉鎖神経（第2および第3腰神経[L2, L3]）．

コメント： 薄筋は薄く，長く，扁平な筋肉で，股関節と膝関節をまたいで両方の関節に作用する．その停止腱は膝関節の下で前方に曲がりながら広がり，縫工筋および半腱様筋の停止部位の近くに停止する．これら3筋の広がった停止腱の形がガチョウの足に似ているので，この停止部位を「鵞足（pes anserinus）」とよぶ．

臨床： 縫工筋や半腱様筋とともに，薄筋は伸展した膝関節の内側面を安定化する（伸展した膝関節の外側面では，大腿筋膜張筋と腸脛靱帯が同様の働きをする）．薄筋は内側の内転筋群の中では最も薄弱な筋肉である．

股関節と大腿の筋肉（中殿筋）：後面

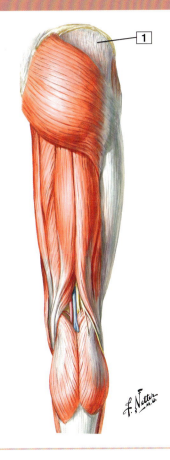

股関節と大腿の筋肉（小殿筋）：後面

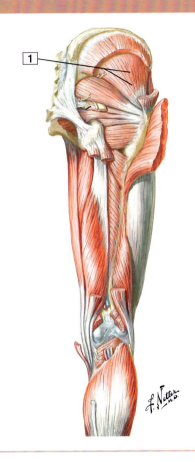

股関節と大腿の筋肉（小殿筋）：後面

1. 小殿筋 Gluteus minimus muscle

起始（近位部）：腸骨外面において前殿筋線と下殿筋線のあいだから起こる．

停止（遠位部）：大腿骨の大転子．

作用：小殿筋は股関節のところで大腿を外転し，また内旋する．さらに，中殿筋とともに小殿筋は，一方の脚を地面から離して持ち上げる時に，反対側の脚に対して骨盤を安定に保つ．

神経支配：上殿神経（第5腰神経[L5]および第1仙骨神経[S1]）．

コメント：小殿筋は中殿筋の深部に位置する．上殿神経と上殿動静脈のそれぞれの深枝が小殿筋と中殿筋のあいだに分布してこの2筋を分けている．小殿筋と中殿筋は歩行時の股関節の安定化に重要である．

臨床：中殿筋と小殿筋の臨床的な検査では，背臥位（あおむけ）の患者に下肢を伸展してもらう（まっすぐに伸ばしてもらう）．検査担当者は足首の外側に手を当てて，患者に抵抗に逆らって下腿を外転してもらう（外側に動かしてもらう）．内旋に関して検査する時は，背臥位の患者に股関節と膝関節で下肢を伸展したまま抵抗に逆らって大腿を内側に回旋（内旋）してもらう．

股関節と大腿の筋肉（中殿筋）：後面

1. 中殿筋 Gluteus medius muscle

起始（近位部）：腸骨外面において前殿筋線と後殿筋線のあいだから起こる．

停止（遠位部）：大腿骨の大転子に停止する．

作用：中殿筋は股関節における大腿の強い外転筋かつ内旋筋である．また，中殿筋は一方の脚を地面から離して持ち上げる時に，反対側の脚に対して骨盤を安定に保つ．

神経支配：上殿神経（第5腰神経[L5]および第1仙骨神経[S1]）．

コメント：中殿筋は厚く，幅の広い，扇状の筋肉であり，小殿筋とともに股関節の主要な外転筋として働く．また，内旋筋としても働く．

臨床：中殿筋と小殿筋の臨床的な検査では，背臥位（あおむけ）の患者に下肢を伸展してもらう（まっすぐに伸ばしてもらう）．検査担当者は足首の外側に手を当てて，患者に抵抗に逆らって下腿を外転してもらう（外側に動かしてもらう）．内旋に関して検査する時は，背臥位の患者に股関節と膝関節で下肢を伸展したまま抵抗に逆らって大腿を内側に回旋（内旋）してもらう．

股関節と大腿の筋肉（梨状筋）：後面

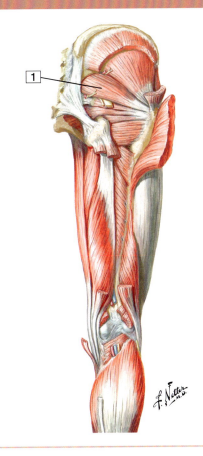

股関節と大腿の筋肉（上・下双子筋）：後面

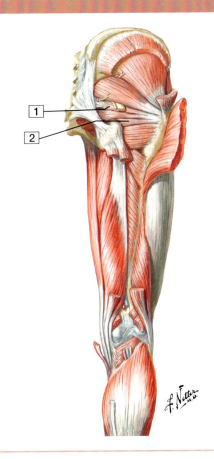

股関節と大腿の筋肉（上・下双子筋）：後面

1. 上双子筋 Superior gemellus muscle
2. 下双子筋 Inferior gemellus muscle

起始（近位部）: 上双子筋は坐骨棘から起こり，下双子筋は坐骨結節より起始する．

停止（遠位部）: 上・下双子筋の腱はいずれも内閉鎖筋の腱に合して，大腿骨の大転子の内側面に停止する．

作用: 上・下双子筋は伸展位の大腿を股関節のところで外旋し，また屈曲位の大腿を股関節のところで外転する．さらに，寛骨臼内の大腿骨頭を安定化する．

神経支配: 上双子筋は内閉鎖筋枝（第5腰神経[L5]および第1仙骨神経[S1]）によって支配され，下双子筋は大腿方形筋枝（第5腰神経[L5]および第1仙骨神経[S1]）によって支配される．

コメント: 殿部において，2つの細い双子筋は内閉鎖筋の腱と平行に並んでいる．上・下双子筋は太さが異なり，通常，上双子筋のほうが細い．

> **臨床:** 実際には，上・下双子筋と内閉鎖筋が1つの「三頭筋（triceps coxae）」を構成している．上方にある梨状筋と下方にある大腿方形筋とのあいだの空隙をこの三頭筋が埋めているのである．上・下双子筋と内閉鎖筋は1つの機能的単位として働く．

股関節と大腿の筋肉（梨状筋）：後面

1. 梨状筋 Piriformis muscle

起始（近位部）: 第2-4仙椎の前面，および仙結節靱帯より起こる．

停止（遠位部）: 索状の腱によって大腿骨の大転子に停止する．

作用: 梨状筋は屈曲位にある大腿を股関節のところで外転し，また股関節を安定化する．さらに，伸展位の大腿を外旋する．

神経支配: 第1および第2仙骨神経[S1，S2]の前枝．

コメント: 梨状筋は錐体形の筋肉で，骨盤内で起こり大坐骨孔を通って停止部位に至る．仙骨神経叢は主に，骨盤内の梨状筋表面に位置する．殿部では，坐骨神経が梨状筋を貫通することもあるが，ほとんどの場合，梨状筋の筋腹のすぐ下を通る．

> **臨床:** 梨状筋と太い坐骨神経の位置が接近しているため，梨状筋の肥大あるいは痙攣によって坐骨神経が圧迫を受けることがあり，強い痛みを引き起こす．これは梨状筋をよく使う運動選手（例えば，アイスホッケー選手，フィギュアスケート選手，ロッククライミングの登山家，自転車競技の選手）に最も起こりやすい．

股関節と大腿の筋肉（内閉鎖筋）：後面

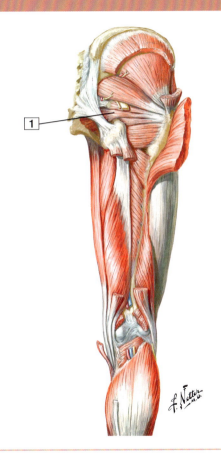

股関節と大腿の筋肉（大腿方形筋）：後面

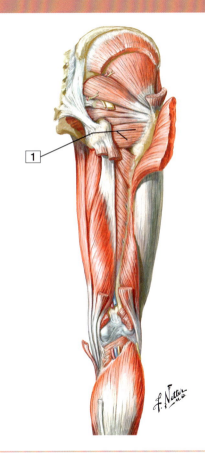

股関節と大腿の筋肉（大腿方形筋）：後面

1. 大腿方形筋 Quadratus femoris muscle

起始(近位部)： 坐骨結節の外側縁から起こる．

停止(遠位部)： 大腿骨転子間稜の上にある方形結節およびその下方に停止する．

作用： 大腿を外旋する．

神経支配： 大腿方形筋枝（第5腰神経[L5]および第1仙骨神経[S1]）．

コメント： 大腿方形筋は小さく扁平で，その名称が示すように，四角をしている．梨状筋，内閉鎖筋，上・下双子筋，および大腿方形筋は，どれも短く，股関節において外旋筋として働く．いずれの筋も転子窩近くに停止し，伸展位にある大腿骨を外旋させ，また大腿骨頭を寛骨臼内に固定して股関節を安定化する．

臨床： 転子滑液包は，大転子もしくはその近くに停止する筋肉を保護している．転子滑液包は炎症（滑液包炎）を起こしやすく，患者が股関節のところで抵抗に逆らって大腿を外転し，かつ外旋した時に，特に痛みが激しい．

下肢：筋肉　7-34　アトラス図482を参照

股関節と大腿の筋肉（内閉鎖筋）：後面

1. 内閉鎖筋 Obturator internus muscle

起始(近位部)： 閉鎖膜の骨盤面と閉鎖孔を囲む骨盤骨から起こる．

停止(遠位部)： 大腿骨の大転子の内側面．

作用： 伸展位の大腿を股関節のところで外旋し，また屈曲位の大腿を股関節のところで外旋する．内閉鎖筋は寛骨臼内の大腿骨頭を安定化する．

神経支配： 内閉鎖筋枝（第5腰神経[L5]および第1仙骨神経[S1]）．

コメント： 内閉鎖筋は骨盤内部から起こり，その起始部は大きく広がっているが，すぐに収束して細い筋腹となり腱に移行する．内閉鎖筋は小坐骨孔を通って骨盤の外に出た後，停止部位に至る．内閉鎖筋はその両側を上・下双子筋に挟まれている．

臨床： 上・下双子筋とともに，内閉鎖筋は「股関節の三頭筋(triceps coxae)」を構成する．上・下双子筋と内閉鎖筋は1つの機能的単位として働く．滑液包が坐骨の後縁を覆っているので，坐骨のこの部位を内閉鎖筋腱が滑らかにスライドできる．

下肢：筋肉　7-33　アトラス図482を参照

股関節と大腿の筋肉（半腱様筋）：後面

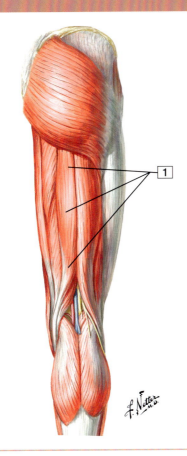

股関節と大腿の筋肉（半膜様筋）：後面

浅層

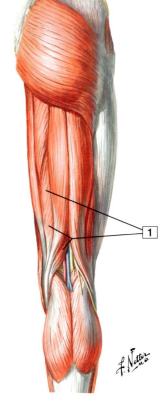

股関節と大腿の筋肉（半膜様筋）：後面

1. 半膜様筋 Semimembranosus muscle

起始(近位部)： 厚い腱によって坐骨結節より起こる．

停止(遠位部)： 半膜様筋の腱は脛骨の内側顆の後内側面に停止する．また，この停止腱は外側で広がって斜膝窩靱帯の大半を形成しつつ膝関節包に停止する．広がった数本の延長線維が内側膝蓋支帯を補強することもある．

作用： 半膜様筋は膝関節のところで下腿を屈曲し，また屈曲位の下腿を内旋する．さらに，股関節において大腿を伸展する．また，膝関節および股関節の両方を屈曲している時には，半膜様筋は体幹を伸展する．

神経支配： 坐骨神経脛骨部(第5腰神経[L5]，ならびに第1および第2仙骨神経[S1, S2])．

コメント： 半膜様筋はハムストリングを構成する3種類の筋肉のうちの1つである．半膜様筋の起始停止部位は腱質であるが，中央部は長くて扁平で膜のような形状をしている．

> **臨床：** ハムストリング筋を一括して検査する場合には，背臥位の患者に下肢を股関節と膝関節の両方で90°に屈曲してもらう，次に抵抗に逆らって膝をさらに屈曲してもらう．ハムストリング筋はいずれも2関節をまたぐ筋肉なので，運動選手はハムストリング筋に挫傷もしくは損傷を起こしやすい．激しい運動の前には，ハムストリング筋のストレッチが推奨される．

下肢：筋肉　7-36　アトラス図482を参照

股関節と大腿の筋肉（半腱様筋）：後面

1. 半腱様筋 Semitendinosus muscle

起始(近位部)： 骨盤の坐骨結節から起こる．

停止(遠位部)： 半腱様筋の長い腱が脛骨上部の内側面に停止する．

作用： 膝関節のところで下腿を屈曲させ，また膝関節を屈曲した状態で脛骨を内旋させる．さらに，股関節において大腿を伸展させる．股関節と膝関節がともに屈曲していれば，半腱様筋は体幹を伸展することができる．

神経支配： 坐骨神経脛骨部(第5腰神経[L5]，ならびに第1および第2仙骨神経[S1, S2])．

コメント： 半腱様筋はハムストリングを構成する3種類の筋肉のうちの1つである．この細長い筋肉は長い停止腱を有する．
半腱様筋の停止腱は，薄筋腱および縫工筋腱とともに膝関節の内側面上に「鵞足（ガチョウの足）(pes anserinus)」を形成する．

> **臨床：** ハムストリング筋を一括して検査する場合には，背臥位の患者に下肢を股関節と膝関節の両方で90°に屈曲してもらう，次に抵抗に逆らって膝をさらに屈曲してもらう．ハムストリング筋はいずれも2関節をまたぐ筋肉なので，運動選手はハムストリング筋に挫傷もしくは損傷を起こしやすい．激しい運動の前には，ハムストリング筋のストレッチが推奨される．

股関節と大腿の筋肉（大腿二頭筋）：後面

浅層

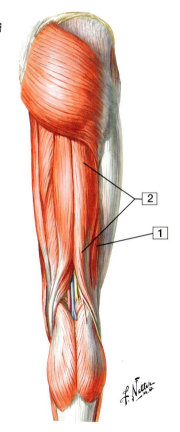

大腿の筋肉

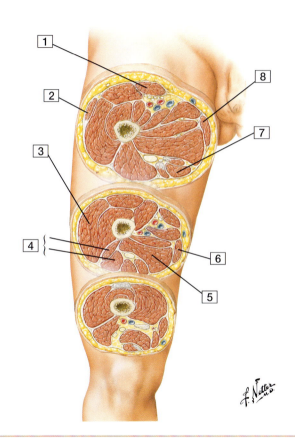

大腿の筋肉

1. 縫工筋 Sartorius muscle
2. 大腿筋膜張筋 Tensor fasciae latae muscle
3. 外側広筋 Vastus lateralis muscle
4. 大腿二頭筋(短頭，長頭)Biceps femoris muscle(Short head, Long head)
5. 大内転筋 Adductor magnus muscle
6. 薄筋 Gracilis muscle
7. 半腱様筋 Semitendinosus muscle
8. 薄筋 Gracilis muscle

コメント：大腿の筋肉は3つの区画に分けられる．前区画は膝を伸展させる大腿四頭筋群を含み，内側区画は股関節における大腿の内転筋群を含み，後区画は膝関節を屈曲し股関節を伸展するハムストリング筋群を含む．
おおむね，前区画の筋肉は大腿神経，内側区画の筋肉は閉鎖神経，後区画の筋肉は坐骨神経(ほとんどが坐骨神経脛骨部)によって支配される．大腿の筋肉を分類しその神経支配を覚える場合には上記のような一般化は手っ取り早い方法であるが，各区画に関して一般化に当てはまらない例外も存在することに注意しなければならない．

臨床：大腿神経に関する感覚変化は大腿の前部，膝関節の内側部，および下腿の内側面に見られることがある．閉鎖神経に関する感覚変化は大腿の前部に見られ，坐骨神経に関する感覚変化は大腿と膝関節の後部中央，下腿の後外側部，および下腿の足底部全域で観察される．

股関節と大腿の筋肉(大腿二頭筋)：後面

1. 大腿二頭筋：短頭 Biceps femoris muscle: Short head
2. 大腿二頭筋：長頭 Biceps femoris muscle: Long head

起始(近位部)：大腿二頭筋の長頭は坐骨結節から起こり，短頭は大腿骨の粗線および外側顆上線より起始する．

停止(遠位部)：大腿二頭筋の2つの筋頭は筋腹で合した後，共通の腱が腓骨頭の外側部に停止する．停止直前の部位で，膝の外側側副靱帯がこの共通腱を二股に分けている．

作用：大腿二頭筋は膝関節のところで下腿を屈曲させ，また，膝が屈曲している場合には，大腿骨に対して脛骨を外旋する．さらに，長頭は股関節のところで大腿を伸展する(短頭にはこの作用がない)．

神経支配：長頭は坐骨神経脛骨部(第5腰神経[L5]，ならびに第1および第2仙骨神経[S1，S2])に支配され，短頭は坐骨神経の枝である総腓骨神経(第5腰神経[L5]，ならびに第1および第2仙骨神経[S1，S2])によって支配される．

コメント：大腿二頭筋の長頭はハムストリングを構成する3つの筋肉の1つである．ほかの2つのハムストリング筋と同様に，大腿二頭筋の長頭は股関節のところで大腿を伸展し，また膝関節で下腿を屈曲する．さらに，長頭は膝関節のところで下腿を外旋する．
大腿二頭筋の短頭は2関節をまたぐことはなく，また坐骨神経脛骨部の神経支配を受けることもない．

臨床：ハムストリング筋を一括して検査する場合には，背臥位の患者に下肢を股関節と膝関節の両方で90°に屈曲してもらい，次に抵抗に逆らって膝をさらに屈曲してもらう．

下腿の筋肉（長腓骨筋）：外側面

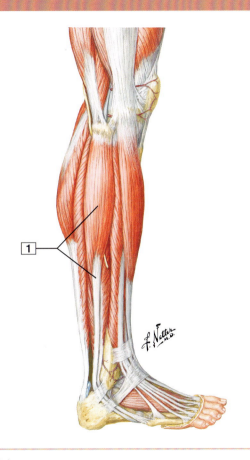

下腿の筋肉（短腓骨筋）：外側面

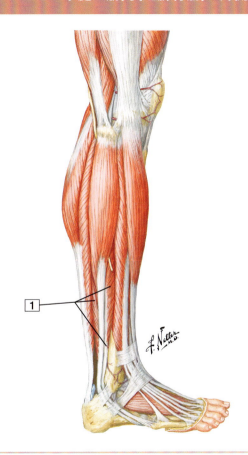

下肢：筋肉

下腿の筋肉(短腓骨筋)：外側面

1. 短腓骨筋 Fibularis (peroneus) brevis muscle

起始(近位部)： 腓骨の外側面遠位の2/3から起こる．

停止(遠位部)： 短腓骨筋の線維は下行して腱となり，外果の後方を通った後，前方に走って第5中足骨骨底外側面の粗面に停止する．

作用： 足を外返しする．また，弱いながら足関節において足の底屈筋として働く．

神経支配： 浅腓骨神経(第5腰神経[L5]，ならびに第1および第2仙骨神経[S1, S2])．

コメント： 歩行時に，短腓骨筋は内返し状態の足を外返しすることで足の平衡を調整し体重を支える．

> **臨床：** 短腓骨筋の臨床的な検査では，患者に抵抗に逆らって足の外返しをしてもらう．足関節の可動性が非常に大きい人の場合には，過度の外返しによって外側区画の筋肉(長腓骨筋および短腓骨筋)が炎症を起こし，痛み，腫れ，神経血管束の圧迫を起こすこともある．

下腿の筋肉(長腓骨筋)：外側面

1. 長腓骨筋 Fibularis (peroneus) longus muscle

起始(近位部)： 腓骨頭および腓骨外側面の上部3分の2から起始する．

停止(遠位部)： 長腓骨筋の長い腱は外果の後方を足底面に回り込み，斜めに走って第1中足骨骨底および内側楔状骨に停止する．

作用： 足を外返しする．また，弱いながら足関節における足の底屈筋として働く．

神経支配： 浅腓骨神経(第5腰神経[L5]，ならびに第1および第2仙骨神経[S1, S2])．

コメント： 長腓骨筋腱が足底面を斜めに走り，外側縦足弓および横足弓の安定化に寄与している．

> **臨床：** 長腓骨筋の臨床的な検査では，患者に抵抗に逆らって足の外返しをしてもらう．足関節の可動性が非常に大きい人の場合には，過度の外返しによって外側区画の筋肉(長腓骨筋および短腓骨筋)が炎症を起こし，痛み，腫れ，神経血管束の圧迫を起こすこともある．

下腿の筋肉（前脛骨筋）（浅層）

前面

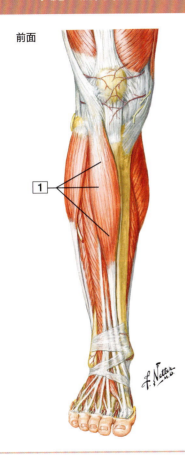

1

下腿の筋肉（長母趾伸筋）（浅層）

前面

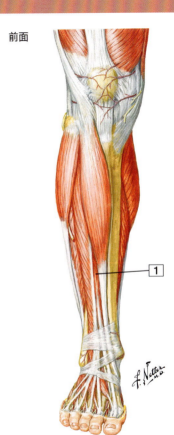

1

下腿の筋肉（長母趾伸筋）（浅層）

1. 長母趾伸筋 Extensor hallucis longus muscle

起始（近位部）： 腓骨前面の中央部と下腿骨間膜から起始する．

停止（遠位部）： 母趾末節骨底の背側面に停止する．

作用： 母趾を伸展し，また足関節における足の背屈を補助する．さらに，弱いながら内返し作用がある．

神経支配： 深腓骨神経（第5腰神経[L5]および第1仙骨神経[S1]）．

コメント： 長母趾伸筋の筋腹は，その大部分が前脛骨筋と長趾伸筋によって覆われている．
足背にはほかに短母趾伸筋も位置している．これは小さな筋肉で，母趾の基節骨に腱を送りこの骨を伸展させる．短母趾伸筋は深腓骨神経による支配を受ける．

臨床： 長母趾伸筋の臨床的な検査では，患者に抵抗に逆らって母趾を背屈（伸展）してもらう．この時，母趾に向かって走行する長母趾伸筋腱が見える．
前区画筋の過度収縮は前脛骨区画症候群（外側「脛骨過労性骨膜炎（シンスプリント（shin splints））」という名称で知られている）を引き起こす．痛みが下方に放散して，前区画筋の伸筋腱の位置する足根・足背部に広がる．
足背では，長母趾伸筋腱のすぐ外側で足背動脈の脈拍を触れることができる．

下腿の筋肉（前脛骨筋）（浅層）

1. 前脛骨筋 Tibialis anterior muscle

起始（近位部）： 脛骨の外側顆および外側面の上部半，ならびに下腿骨間膜から起始する．

停止（遠位部）： 足根の内側楔状骨の内側面と下面，および第1中足骨底に停止する．

作用： 足関節のところで足を背屈し，また距骨下関節および中足根関節のところでは足を内返しする．

神経支配： 深腓骨神経（第4および第5腰神経[L4，L5]）．

コメント： 前脛骨筋は下腿の前区画では最も大きい筋肉である．基本的に，前区画の筋肉は足関節のところで足を背屈し，また趾を伸展させる．主に，前脛骨動脈とその枝が前区画の筋肉を栄養する．

臨床： 前脛骨筋の臨床的な検査では，患者に抵抗に逆らって足の背屈をしてもらう．下腿前面に前脛骨筋の腱と筋腹が明瞭に観察できる．
前区画筋の過度収縮は前脛骨区画症候群（外側「脛骨過労性骨膜炎（シンスプリント（shin splints））」という名称で知られている）を引き起こす．痛みが下方に放散して，前区画筋の伸筋腱が位置する足根・足背部に広がる．

下腿の筋肉（長趾伸筋）（浅層）

前面

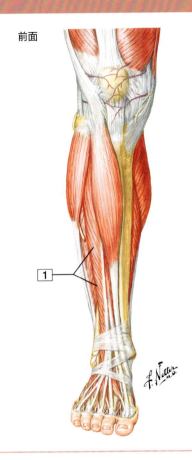

7-43

下肢：筋肉

下腿の筋肉（腓腹筋）：後面

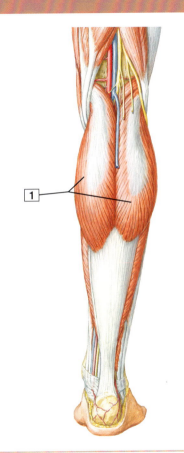

7-44

下肢：筋肉

下腿の筋肉（腓腹筋）：後面

1. 腓腹筋 Gastrocnemius muscle

起始（近位部）：腓腹筋は2つの筋腹を有する．外側頭は大腿骨の外側顆の外側面から起こり，内側頭は大腿骨の内側顆後部および内側顆上方の膝窩面から起始する．

停止（遠位部）：腓腹筋の2頭の線維が合して腱性縫線を形成する．この縫線が広がって幅の広い腱膜となり，ヒラメ筋の腱と合流して踵骨腱を形成する．この腱は踵骨後面に付着する．

作用：足関節で足を底屈し，また膝関節のところで下腿を屈曲する．歩行時には，踵を上げる．

神経支配：脛骨神経（第1および第2仙骨神経[S1，S2]）．

コメント：腓腹筋の腱はヒラメ筋の腱と合して踵骨腱（アキレス（Achilles）腱）を形成する．

> **臨床**：腓腹筋の臨床的な検査では，背臥位の患者に下腿を伸展してもらい，次に抵抗に逆らって足を底屈してもらう．この時，ふくらはぎに腓腹筋の筋腹がはっきりと見えるはずである．
> 踵骨腱炎は疼痛性炎症であり，丘陵の斜面やでこぼこした場所を走る走者に起こりやすい．踵から着地して衝撃が加わる，あるいは底屈によって踵を持ち上げるような運動は，踵骨腱に反復ストレスを与える．踵骨腱断裂は深刻な損傷である．

下肢：筋肉　7-44
アトラス図503を参照
アトラス図527も参照

下腿の筋肉（長趾伸筋）（浅層）

1. 長趾伸筋 Extensor digitorum longus muscle

起始（近位部）：脛骨の外側顆，腓骨の骨体前面上部の大部分，および下腿骨間膜から起始する．

停止（遠位部）：上・下伸筋支帯の下を通った後，長趾伸筋腱は4束に分かれて第2-5趾の中節骨および末節骨に停止する．

作用：外側4趾の基節骨を伸展し，また足関節のところで足を背屈する．

神経支配：深腓骨神経（第5腰神経[L5]および第1仙骨神経[S1]）．

コメント：長趾伸筋は羽状筋で下腿の前区画内で外側に位置する．文献的には「腱が4束に分かれる」，あるいは「細い腱に分かれる」とされるが，破格も多く，長趾伸筋腱は複数の腱束を1本の趾に延ばすこともある．
足背にはほかに短趾伸筋も位置している．この筋は3本の細い筋束を第2-4趾に送る．短趾伸筋は長趾伸筋による趾の伸展を補助する．短趾伸筋も深腓骨神経によって支配される．

> **臨床**：長趾伸筋の臨床的な検査では，患者に抵抗に逆らって外側4趾を背屈（伸展）してもらう．
> 前区画筋の過度収縮は前脛骨区画症候群（内側もしくは外側「脛骨過労性骨膜炎（シンスプリント（shin splints））という名称で知られている）を引き起こす．痛みが下方に放散して，前区画筋の伸筋腱の位置する足根・足背部に広がる．

下肢：筋肉　7-43
アトラス図507を参照
アトラス図529も参照

下腿の筋肉（ヒラメ筋）：後面

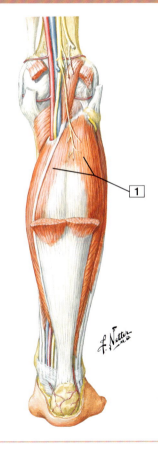

下腿の筋肉（足底筋）：後面

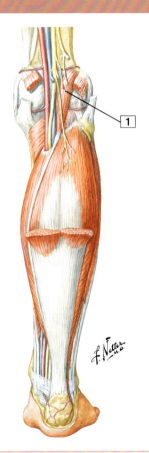

下腿の筋肉（足底筋）：後面

1. 足底筋 Plantaris muscle

起始（近位部）： 大腿骨の外側顆上線の下端部，および斜膝窩靱帯から起始する．

停止（遠位部）： 足底筋の細長い腱は，腓腹筋とヒラメ筋のあいだを斜めに走行し，踵骨の後部に停止する．足底筋の腱は踵骨腱に合流することも多い．

作用： 弱いながら，足底筋は腓腹筋による足関節における足の底屈および膝関節における下腿の屈曲を補助する．

神経支配： 脛骨神経（第1および第2仙骨神経[S1，S2]）．

コメント： 腓腹筋，ヒラメ筋，および足底筋は下腿後区画における浅筋群を構成している．脛骨神経と後脛骨動静脈がこれら3種の筋肉のすぐ深部を走行する．

臨床： 足底筋を欠損している人もおり（5-10％の人に欠損），人間においては痕跡筋である．足底筋の細い腱は移植手術に用いられることがあり，特に，手の腱が修復不能な程度に障害されている場合の再建手術に利用されている．

下腿の筋肉（ヒラメ筋）：後面

1. ヒラメ筋 Soleus muscle

起始（近位部）： 腓骨頭の後面，腓骨体後部の近位1/3，ヒラメ筋線，および脛骨の内側縁から起始する．

停止（遠位部）： ヒラメ筋の線維は腱膜に移行し，腓腹筋と合流する部位で厚くなり幅は狭くなる．2腱が合した踵骨腱は踵骨の後面に停止する．

作用： ヒラメ筋は足関節のところで足を底屈する．この筋肉は姿勢筋として重要な働きをする．ヒラメ筋は，ただ単に立っているだけでも常に緊張しており，体の平衡維持に寄与していることがわかる．

神経支配： 脛骨神経（第1および第2仙骨神経[S1，S2]）．

コメント： ヒラメ筋の上部は主に，腓腹筋で覆われている．

臨床： ヒラメ筋の臨床的な検査では，背臥位の患者に股関節と膝関節のところで下肢を屈曲してもらい，次に抵抗に逆らって足を底屈してもらう．踵骨腱炎は疼痛性炎症であり，丘陵の斜面やでこぼこした場所を走る走者に起こりやすい．踵から着地して衝撃が加わる，あるいは底屈によって踵を持ち上げるような運動は，踵骨腱に反復ストレスを与える．踵骨腱断裂は深刻な損傷である．

下腿の筋肉（膝窩筋）：後面

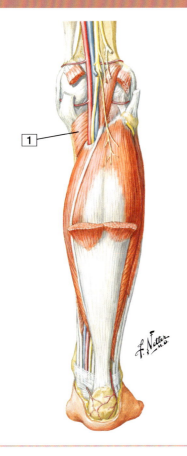

下腿の筋肉（長母趾屈筋）（深層の剖出）：後面

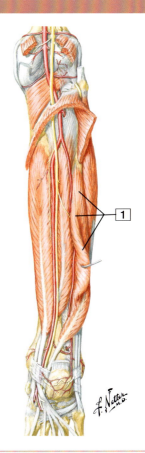

下腿の筋肉（長母趾屈筋）（深層の剖出）：後面

1. 長母趾屈筋 Flexor hallucis longus muscle

起始（近位部）： 腓骨後面の下部2/3，および下腿骨間膜の下部から起始する．

停止（遠位部）： 長母趾屈筋の腱が長趾屈筋腱および後脛骨筋腱とともに足部に入る．長母趾屈筋腱は母趾末節骨の骨底に停止する．

作用： 母趾末節骨を屈曲し，また足関節のところで足を底屈する．歩行，あるいは走る時には，一方の足が地面を押して（蹴って）反対側の足が前に出るのを助ける．

神経支配： 脛骨神経（第2および第3仙骨神経[S2，S3]）．

コメント： 長母趾屈筋は内側縦足弓の維持にも寄与している．

臨床： 長母趾屈筋の臨床的な検査では，患者に抵抗に逆らって母趾を屈曲してもらう．この時，足底面上の母趾の付け根部分に長母趾屈筋腱を触れることができる．

下腿の筋肉（膝窩筋）：後面

1. 膝窩筋 Popliteus muscle

起始（近位部）： 大腿骨外側顆の外側面，および膝関節包より起始する．膝窩筋は膝関節の外側半月にもその腱質が付着している．

停止（遠位部）： 脛骨後面のヒラメ筋線よりも上方の部分．

作用： 膝関節のところで下腿を屈曲し，また内旋する．下肢が体重を支える時には，膝窩筋が大腿骨を脛骨に対して外旋することによって膝関節の固定を解除する．

神経支配： 脛骨神経（第4および第5腰神経[L4，L5]，ならびに第1仙骨神経[S1]）．

コメント： 膝窩筋は薄く扁平な三角形の筋であり，膝窩の床の遠位部を構成する．

臨床： 膝窩筋腱と脛骨外顆のあいだには小型の滑液包がある．膝窩筋腱はこの滑液包に接してその上を走り，膝関節の外側側副靱帯のところでは靱帯のすぐ深部に位置する．膝関節の固定が解除されれば，膝関節でのハムストリング筋による下腿屈曲を膝窩筋が補助する．

下腿の筋肉（長趾屈筋）（深層の剖出）：後面

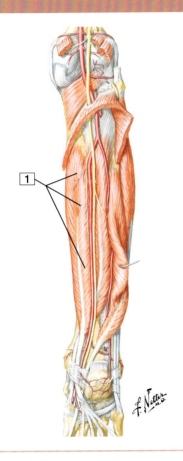

1

下腿の筋肉（後脛骨筋）（深層の剖出）：後面

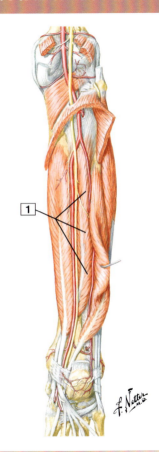

1

下腿の筋肉（後脛骨筋）（深層の剖出）：後面

1. 後脛骨筋 Tibialis posterior muscle

起始（近位部）： 下腿骨間膜の後面，脛骨後面のヒラメ筋線の下部，および腓骨の後面から起こる．

停止（遠位部）： 舟状骨の粗面，立方骨と楔状骨の足底面，および第2-4趾の中足骨底に停止する．

作用： 足関節のところで足を底屈させ，また体重がかかっていない時に足を内返しさせる．

神経支配： 脛骨神経（第4および第5腰神経[L4, L5]）．

コメント： 足に体重がかかっている時には，後脛骨筋はほかの複数の筋肉とともに，足にかかる体重の分布を調節して平衡の維持に寄与する．

臨床： 後脛骨筋の検査では，患者に抵抗に逆らって足を内返ししてもらう．「脛骨過労性骨膜炎（シンスプリント（shin splints））」は，脛骨骨幹内側の遠位部2/3に起こる疼痛を指す用語である．これは運動選手によく起こる症候群である．最大の原因は後脛骨筋の腱が繰り返し引き伸ばされることである．このような後脛骨筋腱の引っ張りはランニング中に足が地面を蹴ることによって起こる．後脛骨筋に対するストレスは，近位の脛骨への付着部位と下腿骨間膜への付着部位にかかる．

下腿の筋肉（長趾屈筋）（深層の剖出）：後面

1. 長趾屈筋 Flexor digitorum longus muscle

起始（近位部）： 脛骨の後面中央部でヒラメ筋線の下方，および後脛骨筋を覆う筋膜から起始する．

停止（遠位部）： 長趾屈筋腱は足底で4束に分かれ，外側4趾の末節骨底に停止する．

作用： 長趾屈筋は外側4趾，特にその末節骨を屈曲させる．歩行時には，この長趾屈筋の作用によって，安定して地面を踏みしめることができるのである．また，長趾屈筋は足関節のところで足を底屈させ，内返しの時に補助的な役割を果たし，また内側および外側縦足弓の維持にも寄与している．

神経支配： 脛骨神経（第2および第3仙骨神経[S2, S3]）．

コメント： 長趾屈筋は下腿の内側（脛骨側）に位置している．長母趾屈筋腱および後脛骨筋腱とともに，長趾屈筋腱は内果の後方を回り，屈筋支帯の深部を通る．

臨床： 長趾屈筋の検査においては，患者に抵抗に逆らって趾を底屈してもらう．この時，足の遠位部の足底面に指を置くと，外側4趾へ走行する長趾屈筋腱が触知できる．

下腿：横断面

下腿中央直上での横断面

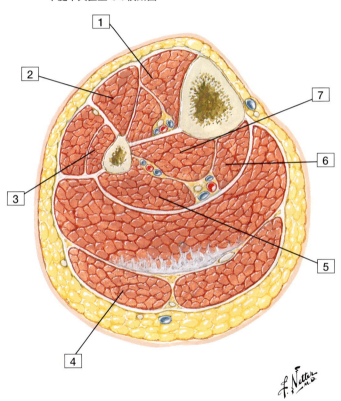

7-51　下肢：筋肉

足底の筋肉（母趾外転筋）（第１層）

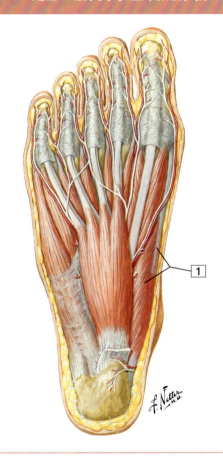

7-52　下肢：筋肉

足底の筋肉（母趾外転筋）（第1層）

1. 母趾外転筋 Abductor hallucis muscle

起始(近位部)： 踵骨隆起内側突起，屈筋支帯，および足底腱膜から起始する．

停止(遠位部)： 母趾の基節骨底の内側面に停止する．

作用： 中足趾節関節で母趾を外転し，また趾を屈曲する．

神経支配： 内側足底神経（第2および第3仙骨神経[S2，S3]）．

コメント： 母趾外転筋の腱と短母趾屈筋の内側腱は合して停止する．足底第1層の筋肉は，内側と外側の足底筋膜，および中央部の肥厚した足底腱膜（深筋膜）に覆われる．

臨床： 足底筋膜炎は，特にジョギングをする人においては，踵の痛みの主な原因の1つである．これは，踵骨への付着部位で足底腱膜（本図では切断）が炎症を起こすことによる．

下腿：横断面

1. 前脛骨筋 Tibialis anterior muscle
2. 長趾伸筋 Extensor digitorum longus muscle
3. 短腓骨筋 Fibularis (peroneus) brevis muscle
4. 腓腹筋（外側頭）Gastrocnemius muscle (lateral head)
5. 長母趾屈筋 Flexor hallucis longus muscle
6. 長趾屈筋 Flexor digitorum longus muscle
7. 後脛骨筋 Tibialis posterior muscle

コメント： 大腿と同様に，下腿には3つの区画がある．前区画は足の背屈筋を含み，外側区画は足を外返しする筋肉群を含む．一方，後区画は主に，足関節で底屈を行う筋肉，趾を屈曲する筋肉，および足を内返しする筋肉を含む．前区画の筋肉の支配神経は深腓骨神経であり，栄養動脈は前脛骨動脈である．外側区画の筋肉の支配神経は浅腓骨神経であり，栄養動脈は腓骨動脈である．また，後区画の筋肉の支配神経は脛骨神経であり，栄養動脈は後脛骨動脈である．

臨床： 総腓骨神経が支配する感覚領域は下腿の外側面と前外側面，および足背である．深腓骨神経の感覚に関する検査では，足背側で母趾と第2趾の間の皮膚感覚を調べる．本図では，ふくらはぎのところの皮下（腓腹筋よりも浅い層）に小伏在静脈が見え，また脛骨の内側に大伏在静脈が見えている．

足底の筋肉（短趾屈筋）（第1層）

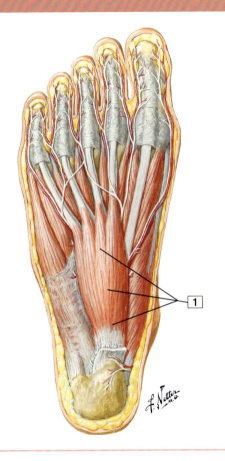

足底の筋肉（小趾外転筋）（第1層）

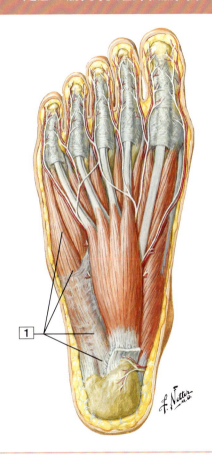

足底の筋肉(短趾屈筋)(第1層)

1. 短趾屈筋 Flexor digitorum brevis muscle

起始(近位部)：踵骨隆起の内側突起，足底腱膜，および筋間中隔から起始する．

停止(遠位部)：短趾屈筋は4本の停止腱を有する．これらの腱は長趾屈筋腱よりも浅部に位置する．短趾屈筋の4本の停止腱は各趾の腱鞘に収まり，停止部位の近くでそれぞれが二股に分かれ，この股のあいだを長趾屈筋腱が通り抜けて末節骨へ至る．二股に分かれた短趾屈筋腱は外側4趾の中節骨のそれぞれ両側に停止する．

作用：短趾屈筋は外側4趾の中節骨を屈曲させる．

神経支配：内側足底神経(第2および第3仙骨神経[S2，S3])．

コメント：足の短趾屈筋と長趾屈筋の腱の位置関係は，手の浅指屈筋と深指屈筋の腱の位置関係と類似している．

臨床：大まかにいえば，足底の筋肉は手の筋肉とは異なり，一体となって働いて平衡と(支持靱帯と協同して)足弓を維持し，また足が地面を蹴る(押して離れる)動作を助ける．

足底の筋肉(小趾外転筋)(第1層)

1. 小趾外転筋 Abductor digiti minimi muscle

起始(近位部)：踵骨隆起の外側および内側突起，足底腱膜，および筋間中隔から起始する．

停止(遠位部)：小趾外転筋腱は短小趾屈筋腱とともに第5趾(小趾)の基節骨外側面に停止する．

作用：中足趾節関節で小趾を外転し，また屈曲を補助する．

神経支配：外側足底神経(第2および第3仙骨神経[S2，S3])．

コメント：小趾外転筋の一部の線維は第5中足骨底の粗面に停止することも多い．これらの線維は第5中足骨外転筋(abductor ossis metatarsi quinti)という名称の別の筋肉を構成することもある．

臨床：小趾外転筋は小さな筋肉で趾の外転に作用する．この筋は足底のほかの筋肉と協同して足の裏が地面を蹴る(押して離れる)動作，また平衡の維持に寄与する．足の小さな筋肉それぞれについて特有の作用を個別に調べることは臨床的には困難である．

足底の筋肉（短母趾屈筋）（第2層）

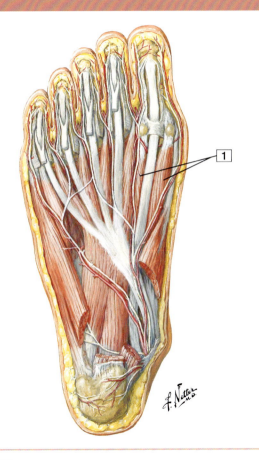

足底の筋肉（足底方形筋）（第2層）

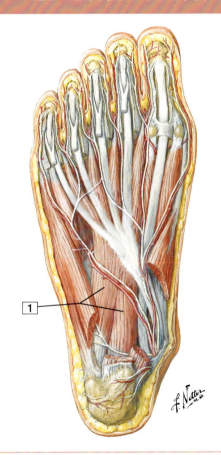

足底の筋肉（足底方形筋）（第2層）

1. 足底方形筋 Quadratus plantae muscle

起始（近位部）： 足底方形筋は2つの筋頭を有する．内側頭のほうが太く，その起始は踵骨の内側面である．外側頭は踵骨の外縁から起始する．

停止（遠位部）： 足底方形筋は2つの筋頭が合して筋腹は扁平な帯状となり，停止腱はそれぞれ長趾屈筋腱の後外側縁に停止する．

作用： 足底方形筋は，外側4趾の末節骨の長趾屈筋による屈曲を補助する．

神経支配： 外側足底神経（第2および第3仙骨神経[S2, S3]）．

コメント： 足底方形筋は足に特有の筋肉で，これに対応する筋肉は手にはない．主な役割は長趾屈筋の作用に修正を加えることである．長趾屈筋は足底面において対角方向へ趾を引っ張るので，足底方形筋が働いてこの斜め方向への運動を修正するのである．

臨床： 足底にあるほかの多くの筋肉と同様に，足底方形筋は趾の屈曲を補助し，また足弓と平衡の維持に寄与する．

足底の筋肉（短母趾屈筋）（第2層）

1. 短母趾屈筋 Flexor hallucis brevis muscle

起始（近位部）： 立方骨と外側楔状骨の足底面から起こる．

停止（遠位部）： 短母趾屈筋の筋腹は2部に分かれる．短母趾屈筋の内側部はその停止腱が母趾外転筋の腱に合流して，母趾の内側種子骨を共有し，これを介して基節骨底の内側面に停止する．短母趾屈筋の外側部はその停止腱が母趾内転筋の2つの筋頭（斜頭と横頭）からの腱と合流して外側種子骨を共有し，これを介して基節骨底の外側面に停止する．

作用： 中足趾節関節のところで母趾の基節骨を屈曲する．

神経支配： 内側足底神経（第2および第3仙骨神経[S2, S3]）．

コメント： 短母趾屈筋の停止腱は母趾の2つの種子骨に付着する．

臨床： 短母趾屈筋は大きな筋肉で趾の屈曲に作用する．この筋は足底のほかの筋肉と協同して足の裏が地面を蹴る（押して離れる）動作，また平衡の維持に寄与する．母趾球（足の母趾基部のふくらみ）は最後に地面から離れる足の部位なので，母趾球が地面を蹴る（押して離れる）動作は特に重要である．足の小さな筋肉それぞれについて特有の作用を個別に調べることは臨床的には困難である．

足底の筋肉（短小趾屈筋）（第2層）

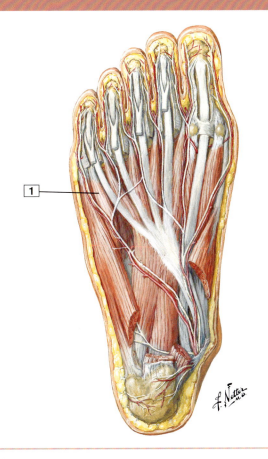

足底の筋肉（虫様筋）（第2層）

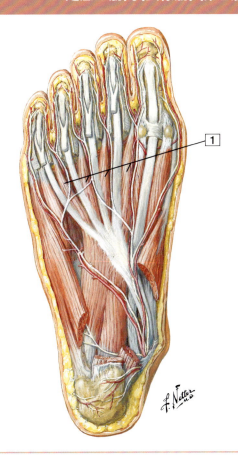

足底の筋肉（短小趾屈筋）（第2層）

1. 短小趾屈筋 Flexor digiti minimi brevis muscle

起始（近位部）： 第5中足骨骨底および長足底靱帯から起こる．

停止（遠位部）： 小趾の基節骨骨底に停止する．

作用： 中足趾節関節のところで小趾の基節骨を屈曲する．

神経支配： 外側足底神経の浅枝（第2および第3仙骨神経[S2，S3]）．

コメント： 短小趾屈筋は骨間筋と似ていて見分けづらいことがよくある．短小趾屈筋の停止腱は，その外側が小趾外転筋の停止腱と合流することがある．

臨床： 短小趾屈筋は小趾を屈曲させる筋肉であるが，これをほかの趾の屈筋と独立に検査することは困難である．通常，これらの筋肉はひとまとまりの趾の屈筋群として協調して働くことが多いからである．

足底の筋肉（虫様筋）（第2層）

1. 虫様筋 Lumbrical muscles

起始（近位部）： 長趾屈筋の腱より起始する．第1（最も内側の）虫様筋は，第2趾へ向かう長趾屈筋腱の内側から起こる．第2虫様筋は，これを挟む両側の腱から起こる．残りの2つの虫様筋は，おのおのを挟む両側の腱からそれぞれ起こる．

停止（遠位部）： 虫様筋の腱は深横中足靱帯の下をくぐり，趾背腱膜に停止する．なお，趾背腱膜は長趾伸筋の延長が基節骨の背面で広がったものである．

作用： 手の虫様筋と同様に，足の虫様筋は中足趾節関節のところで基節骨を屈曲し，また外側4趾の中節骨と末節骨を伸展する．

神経支配： 第1虫様筋は内側足底神経（第2および第3仙骨神経[S2，S3]）の支配を受け，一方，外側の3つの虫様筋は外側足底神経（第2および第3仙骨神経[S2，S3]）によって支配される．

コメント： 足の虫様筋の作用は，深指屈筋腱から起こる手の虫様筋の作用に類似している．

臨床： 臨床的な検査において，足の各虫様筋の作用を個別に調べることは困難である．4つの虫様筋うち3つが外側足底神経による支配を受けているのである．

足底の筋肉（母趾内転筋）（第3層）

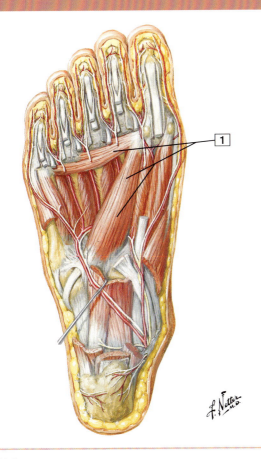

足の筋肉（背側骨間筋）

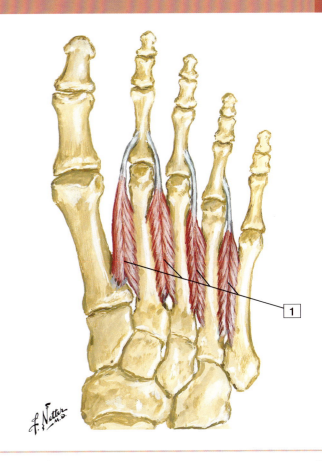

足の筋肉(背側骨間筋)

1. 背側骨間筋 Dorsal interossei muscles

起始(近位部): 4つの背側骨間筋はいずれも双羽状筋で,おのおの2つの筋頭を有しており,隣接する中足骨のそれぞれ内側と外側から2頭が起始する.

停止(遠位部): 第1背側骨間筋は第2趾の基節骨の内側面に停止し,第2-4背側骨間筋は第2-4趾の外側面に停止する.

作用: 背側骨間筋は,第2趾を縦に通るように描かれた仮想的な軸に対して趾を外転する.さらに,背側骨間筋は,基節骨を中足趾節関節のところで屈曲し,また末節骨を伸展する.

神経支配: 外側足底神経(第2および第3仙骨神経[S2,S3]).

コメント: 底側および背側骨間筋はともに足底の第4層にある筋肉である.手の背側骨間筋と同様に,足の背側骨間筋も趾を外転し,また末節骨を伸展する.

臨床: 背側骨間筋の検査では,患者に抵抗に逆らって趾を広げてもらう.一方,底側骨間筋の検査では,趾と趾のあいだに検査担当者の指を置き,患者に趾を内転(底側骨間筋の作用)してもらい,指に対する趾の抵抗感(筋力)を評価する.

足底の筋肉(母趾内転筋)(第3層)

1. 母趾内転筋(横頭と斜頭)Adductor hallucis muscle(transverse and oblique heads)

起始(近位部): 母趾内転筋の斜頭は第2-4までの中足骨底と長足底靱帯から起こり,母趾内転筋の横頭は第3-5趾の中足趾節関節の底側靱帯から起こる.

停止(遠位部): 母趾内転筋の2つの筋頭は収束し,その中心腱は短母趾屈筋の腱と合して外側の種子骨を共有する(共通腱が種子骨に付着する).この共通腱は母趾の基節骨底外側面に停止する.

作用: 母趾を内転させ,中足趾節関節で基節骨を屈曲させる.さらに,中足横足弓の維持に寄与する.

神経支配: 外側足底神経の深枝(第2および第3仙骨神経[S2,S3]).

コメント: 母趾内転筋の横頭は骨からではなく底側靱帯から起始する.

臨床: 腱膜瘤(外反母趾)は幅の狭すぎる靴を履く女性に起こることが多い.この変形では,第1中足骨が内側に偏位(内反)し,その基節骨が部分的に脱臼して外側に偏位(外反)する.外側の種子骨も外側に偏位する.

足の筋肉（底側骨間筋）

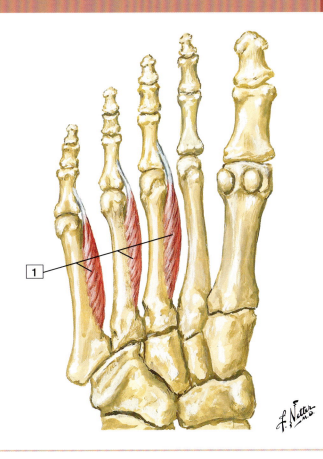

7-61 下肢：筋肉

腰神経叢

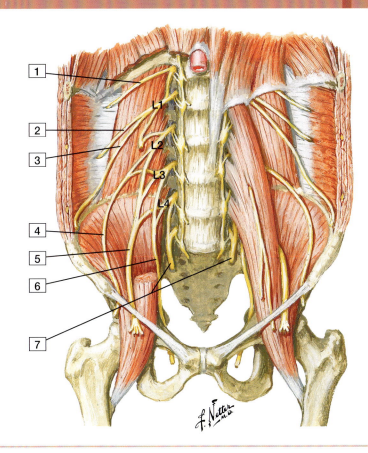

7-62 下肢：神経

腰神経叢

1. 肋下神経（第12胸神経[T12]）Subcostal nerve
2. 腸骨下腹神経 Iliohypogastric nerve
3. 腸骨鼠径神経 Ilio-inguinal nerve
4. 外側大腿皮神経 Lateral femoral cutaneous nerve
5. 大腿神経 Femoral nerve
6. 閉鎖神経 Obturator nerve
7. 腰仙骨神経幹 Lumbosacral trunks

コメント：腰神経叢の神経は第1-4腰神経(L1-4)の前枝によって形成される．これらの神経は肋下神経（第12胸神経[T12]）とともに体幹下部の筋肉を支配し，枝を大腿の前区画および内側区画の筋肉に送る（大腿神経と閉鎖神経）．

大腿神経は第2-4腰神経(L2-4)から起こり，膝関節の伸筋を支配する．同様に，閉鎖神経も第2-4腰神経(L2-4)から起こる．閉鎖神経は，大腿では内側区画の筋肉（股関節の内転筋）を支配する．

頚神経叢（第1-4頚神経[C1-4]）や腕神経叢（第5-8頚神経[C5-8]および第1胸神経[T1]）と同様に，腰神経叢は体性神経叢であり，骨格筋を支配し，皮膚，筋肉，関節からの感覚を伝える．すべての体性神経と同様に，自律神経系の節後交感神経線維もこれらの神経を通り，血管運動性平滑筋や皮膚の毛包のところの立毛筋（平滑筋）を支配する．

臨床：上肢の筋肉と同様に，下肢の筋肉も複数の筋分節に由来する．そのため，複数の髄節レベルからの神経支配を受けるのである．これらの神経はいずれも脊髄神経前枝に由来する．

下肢：神経　　7-62　アトラス図485を参照

足の筋肉（底側骨間筋）

1. 底側骨間筋 Plantar interossei muscles

起始（近位部）：3つの底側骨間筋がそれぞれ第3-5中足骨の骨体内側面および骨底から起始する．

停止（遠位部）：起始した趾と同じ趾の基節骨底の内側面，および長趾伸筋腱の趾背腱膜に停止する．

作用：底側骨間筋は，第2趾を縦に通るように描かれた仮想的な軸に対して第3-5趾を内転させる．さらに，底側骨間筋は，基節骨を中足趾節関節のところで屈曲し，また末節骨を伸展する．

神経支配：外側足底神経（第2および第3仙骨神経[S2，S3]）．

コメント：手の掌側骨間筋と同様に，底側骨間筋は趾を内転し，また末節骨を伸展しながら基節骨を屈曲させる．

臨床：底側骨間筋の検査では，趾と趾のあいだに検査担当者の指を置き，患者に趾を内転してもらい，指に対する趾の抵抗感（筋力）を評価する．

下肢：筋肉　　7-61　アトラス図524を参照

殿部と大腿の神経：後面

深層

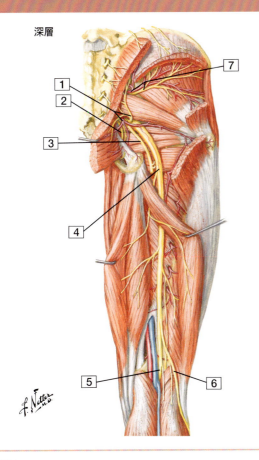

総腓骨神経

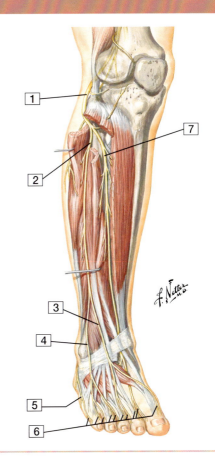

総腓骨神経

1. 総腓骨神経（第4および第5腰神経[L4，L5]，ならびに第1および第2仙骨神経[S1，S2]）Common fibular(peroneal)nerve
2. 浅腓骨神経 Superficial fibular(peroneal)nerve
3. 内側足背皮神経 Medial dorsal cutaneous nerve
4. 中間足背皮神経 Intermediate dorsal cutaneous nerve
5. 外側足背皮神経（腓腹神経の枝）Lateral dorsal cutaneous nerve(branch of sural nerve)
6. 足背趾神経 Dorsal digital nerves
7. 深腓骨神経 Deep fibular(peroneal)nerve

コメント：総腓骨神経は坐骨神経の直接の延長であり，浅層を腓骨頭の高さで外側に回り込んで下腿に入り，さらに浅枝と深枝に分かれる．
浅腓骨神経は下腿の外側区画の筋肉を支配する．この区画の筋肉は主に足の外返しに関与している．深腓骨神経は下腿の前区画および足背の筋肉を支配する．これらの筋肉は主に足関節における足の背屈と趾の伸展に関与している．

臨床：総腓骨神経は下肢において最も損傷の多い神経である．通常，腓骨頭を回り込む位置で直接の衝撃を受けた時に，総腓骨神経は圧迫損傷を受けやすい．損傷時に，患者は下垂足（足関節における背屈不能）や足の外返し不能を呈することがある．

殿部と大腿の神経：後面

1. 下殿動脈および下殿神経 Inferior gluteal artery and nerve
2. 陰部神経 Pudendal nerve
3. 後大腿皮神経 Posterior cutaneous nerve of thigh
4. 坐骨神経 Sciatic nerve
5. 脛骨神経 Tibial nerve
6. 総腓骨神経 Common fibular(peroneal)nerve
7. 上殿動脈および上殿神経 Superior gluteal artery and nerve

コメント：殿部と大腿後部への神経は仙骨神経叢から起こり，主に，第4，第5腰神経[L4，L5]と第1-4仙骨神経[S1-4]の前枝からくる．
殿部の主要な神経は上殿神経と下殿神経である．一方，仙骨神経叢の中で最も太い神経は坐骨神経であり，第4および第5腰神経[L4，L5]と第1-3仙骨神経[S1-3]の前枝で構成されている．坐骨神経は大腿の後区画の全筋肉を支配する．また，坐骨神経の2本の終末枝は脛骨神経と総腓骨神経であり，これらの枝により膝関節より下方の全筋肉をも支配している．

臨床：殿部の筋肉内注射では，坐骨神経損傷を避けるために片側殿部の十字四分割において上外側域に注射する．坐骨神経は殿部中央部において梨状筋を貫通するか，あるいはこの筋の直下を通る．

脛骨神経

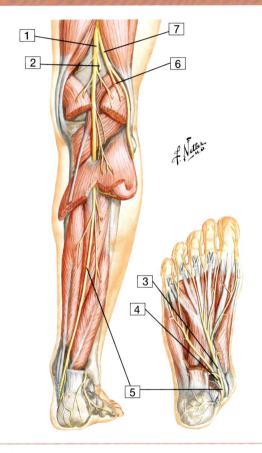

下肢の皮神経と皮下静脈：前面

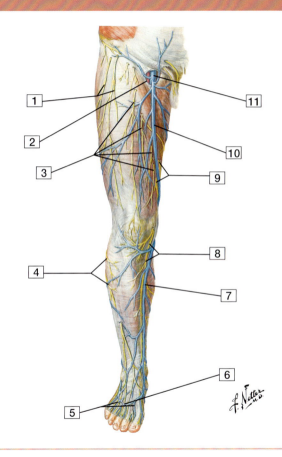

下肢の皮神経と皮下静脈：前面

1. 外側大腿皮神経 Lateral femoral cutaneous nerve
2. 伏在裂孔 Saphenous opening (fossa ovalis)
3. 大腿神経前皮枝 Anterior femoral cutaneous nerves of thigh (from femoral nerve)
4. 外側腓腹皮神経の枝（総腓骨神経由来）Branches of lateral sural cutaneous nerve (from common fibular [peroneal] nerve)
5. 背側中足静脈 Dorsal metatarsal veins
6. 足背静脈弓 Dorsal venous arch
7. 大伏在静脈 Great saphenous vein
8. 伏在神経（大腿神経の終末枝）Saphenous nerve (terminal branch of femoral nerve)
9. 閉鎖神経皮枝 Cutaneous branches of obturator nerve
10. 大伏在静脈 Great saphenous vein
11. 大腿静脈 Femoral vein

コメント：大腿と下腿の皮神経は大腿神経，閉鎖神経，および坐骨神経の枝である．一方，外側大腿皮神経は直接，腰神経叢から起こる．
大伏在静脈は足背の静脈叢から起こり，下腿，膝，および大腿の内側面に沿って上行して大腿静脈に注ぐ．浅在する多数の静脈支流が大伏在静脈に注ぎ，大伏在静脈やその静脈支流から貫通枝が出て，大腿動脈および脛骨動脈に伴走する深静脈と交通している．
上肢と同様に，下肢の浅在静脈と深静脈も弁を有している．静脈弁は静脈還流を助け，重力に逆らって血液を心臓へ戻す補助をしている．

臨床：大伏在静脈を取り出して血管移植に利用することもある（例えば，冠状動脈バイパス）．
下肢の浅在静脈は静脈瘤を形成する（異常に拡張する）ことがある．その最も一般的な原因は静脈弁の機能不全であり，静脈の血液が滞ったり逆流したりするために静脈が拡張するのである．

下肢：血管　7-66　アトラス図470を参照

脛骨神経

1. 脛骨神経（第4および第5腰神経[L4，L5]，ならびに第1-3仙骨神経[S1-3]）Tibial nerve
2. 内側腓腹皮神経（切断）Medial sural cutaneous nerve (cut)
3. 内側足底神経 Medial plantar nerve
4. 外側足底神経 Lateral plantar nerve
5. 脛骨神経 Tibial nerve
6. 外側腓腹皮神経（切断）Lateral sural cutaneous nerve (cut)
7. 総腓骨神経 Common fibular (peroneal) nerve

コメント：脛骨神経は坐骨神経の直接の延長であり，下腿の後区画の筋肉と足の底側面の固有筋を支配する．下腿の後区画の筋肉は主に足関節における足の底屈と趾の屈曲に関与している．また，内返しにも寄与する．

臨床：脛骨神経は下腿の後区画で深部に位置するため，直接的衝撃からは比較的保護されている．しかし，後区画の筋肉に炎症（筋区画症候群）が起こり，脛骨神経を圧迫しうる程度に腫脹が激しい場合には，脛骨神経が損傷を受けることもある．
病巣が脛骨神経に及ぶと，底屈不能や足の内返し作用低下が見られ，引きずり歩行を呈することがある．
足底の裂傷によって，脛骨神経の終末枝であり足の固有筋を支配する内側および外側足底神経が障害されることもある．

下肢：神経　7-65　アトラス図528を参照

下肢の皮神経と皮下静脈：後面

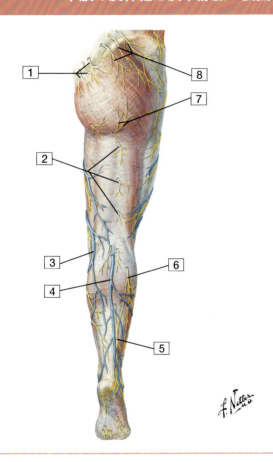

下肢：血管　　7-67

大腿と膝部の動脈：概略図

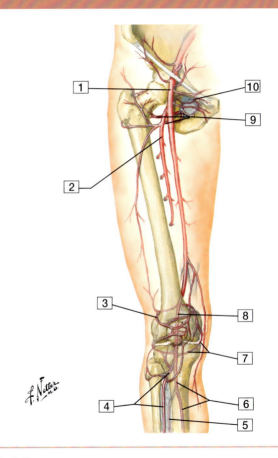

下肢：血管　　7-68

下腿の動脈：後面

1. 膝窩動脈と脛骨神経 Popliteal artery and tibial nerve
2. 後脛骨動脈 Posterior tibial artery
3. 内側足底動脈および神経 Medial plantar artery and nerve
4. 外側足底動脈および神経 Lateral plantar artery and nerve
5. 腓骨動脈（貫通枝と交通枝）Fibular(peroneal)artery(Perforating branch and Communicating branch)
6. 腓骨動脈 Fibular(peroneal)artery
7. 腓骨動脈 Fibular(peroneal)artery
8. 前脛骨動脈 Anterior tibial artery

コメント：後脛骨動脈は膝窩動脈の延長で，膝の下方で腓骨動脈を分枝する．腓骨動脈は長母趾屈筋に向かって深部を走行する．
後脛骨動脈は下行して内果を回り足底に入り，内側および外側足底動脈に分かれる．脛骨神経は，おおむねその全長にわたって後脛骨動脈と並走する．

臨床：後脛骨動脈の拍動は内果と踵骨腱のあいだの中間点で触知できる．後脛骨動脈は，脛骨神経や長趾屈筋腱とともに踵骨の載距突起の下を通る．

下肢：血管　7-70
アトラス図505を参照
アトラス図528も参照

下腿の動脈：前面

1. 外側上膝動脈 Superior lateral genicular artery
2. 前脛骨動脈 Anterior tibial artery
3. 前外果動脈 Anterior lateral malleolar artery
4. 背側趾動脈 Dorsal digital arteries
5. 弓状動脈 Arcuate artery
6. 内側足根動脈 Medial tarsal artery
7. 足背動脈 Dorsalis pedis artery
8. 内側下膝動脈 Inferior medial genicular artery

コメント：前脛骨動脈(膝窩動脈の枝)は下腿の前区画と足背を栄養する．深腓骨神経は前脛骨動脈に伴行し，下腿の前区画の筋肉を支配する．
足関節のところでは，前内果動脈，前外果動脈，内側足根動脈，外側足根動脈，弓状動脈によって多くの動脈吻合が形成される．

臨床：下肢の遠位部では，通常，2箇所の部位で脈診が可能である．後脛骨動脈の拍動は内果と踵骨腱のあいだで触知する．足背動脈は前脛骨動脈の延長であり，足背動脈の脈拍は足背において，長母趾伸筋腱のすぐ外側，足背動脈が伸筋支帯の下から現れる位置で触れることができる．

下肢：血管　7-69
アトラス図508を参照
アトラス図529も参照

足底の動脈

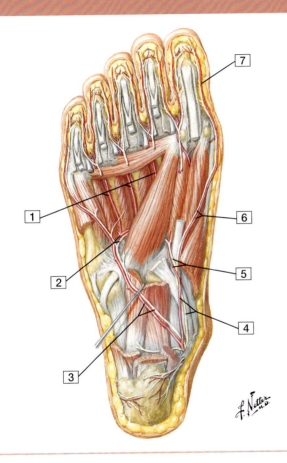

下肢の動脈の概要

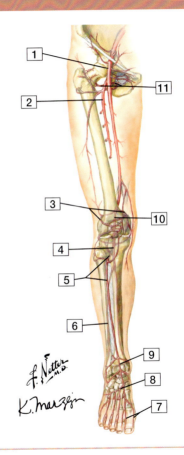

下肢の動脈の概要

1. 大腿動脈 Femoral artery
2. 大腿深動脈 Deep femoral (profunda femoris) artery
3. 内側および外側上膝動脈 Superior medial and lateral genicular arteries
4. 後脛骨動脈(透明化) Posterior tibial artery (phantom)
5. 前脛骨動脈 Anterior tibial artery
6. 腓骨動脈 Fibular artery
7. 背側趾動脈 Dorsal digital arteries
8. 弓状動脈 Arcuate artery
9. 足背動脈(足背足動脈) Dorsalis pedis artery (dorsal artery of foot)
10. 膝窩動脈 Popliteal artery
11. 内側大腿回旋動脈 Medial circumflex femoral artery

コメント：大腿動脈は外腸骨動脈の直接の延長である．内側および外側大腿回旋動脈は股関節の周囲で動脈吻合を形成するが，この吻合には閉鎖動脈の枝も関与している．膝窩動脈からの膝への枝は複数あり，膝関節周囲で密な血管吻合ネットワークを形成している．後脛骨動脈は足底に到達して，内側および外側足底動脈に分かれる．

臨床：下肢の主な脈拍触知部位には以下のものがある．

・大腿脈拍：鼡径靱帯のすぐ下方
・膝窩脈拍：膝窩の深いところにある(触知は容易ではない)
・後脛骨脈拍：内果後方の足根内側面
・足背脈拍：長母指屈筋腱のすぐ外側

足底の動脈

1. 底側中足動脈 Plantar metatarsal arteries
2. 深足底動脈弓と外側足底神経深枝 Deep plantar arterial arch and deep branches of lateral plantar nerve
3. 外側足底動脈および神経 Lateral plantar artery and nerve
4. 内側足底動脈および神経 Medial plantar artery and nerve
5. 内側足底動脈および神経の深枝 Deep branches of medial plantar artery and nerve
6. 内側足底動脈および神経の浅枝 Superficial branches of medial plantar artery and nerve
7. 内側足底動脈浅枝の固有底側趾枝 Plantar digital artery proper of superficial branch of medial plantar artery

コメント：内側および外側足底動脈は後脛骨動脈の延長である．外側足底動脈は内側足底動脈よりもかなり太く，深足底動脈弓の大部分を構成する．深足底動脈弓は足底のほかの動脈枝や足背動脈と動脈吻合を形成する．底側中足動脈は深足底動脈弓から起こり，固有底側趾枝を分枝する．

臨床：足底の刺創や裂傷では大量に出血することがある．その理由は，深足底動脈弓のところで多数の動脈吻合が形成されているためである．そのうえ，足底の区画は深く，腱，筋肉，靱帯がぎっしりと詰まっており，出血を抑えることが困難な場合がある．

監訳者略歴

相磯貞和(あいそ さだかず)
- 1976年　慶應義塾大学医学部卒業
- 1980年　慶應義塾大学大学院医学研究科博士課程修了
- 1980年　慶應義塾大学助手(医学部内科学)
- 1986年　慶應義塾大学専任講師(医学部解剖学)
- 1988年　Stanford 大学医学部 Department of Microbiology & Immunology Post-doctoral Fellow
- 1992年　慶應義塾大学教授(医学部解剖学)

研究分野　解剖学，発生学，消化器病学

訳者略歴

今西宣晶(いまにし のぶあき)
- 1984年　慶應義塾大学医学部卒業
- 1984年　慶應義塾大学医学部研修医(形成外科)
- 1985年　慶應義塾大学病院外科出向(3年間)
- 1988年　慶應義塾大学助手(医学部形成外科学)
- 1990年　慶應義塾大学助手(医学部解剖学)
- 1991年　形成外科専門医
- 1994年　医学博士(慶應義塾大学)
- 1998年　慶應義塾大学専任講師(医学部解剖学)
- 2007年　慶應義塾大学准教授(医学部解剖学)

研究分野　臨床解剖学

平岡芳樹(ひらおか よしき)
- 1980年　北海道大学理学部高分子学科卒業
- 1985年　北海道大学大学院理学研究科高分子学専攻博士後期課程単位取得退学
- 1985年　理学博士(北海道大学)
- 1985年　栄研化学入社
- 1985年　大阪大学細胞工学センター研究生
- 1987年　慶應義塾大学共同研究員(医学部解剖学)
- 1989年　栄研化学退社
- 1989年　慶應義塾大学助手(医学部微生物学)
- 1993年　慶應義塾大学助手(医学部解剖学)
- 1994年　慶應義塾大学専任講師(医学部解剖学)

ネッター解剖学 カードブック(電子版付)

2017年 1月 1日 発行

著　者　John T. Hansen
監訳者　相磯貞和
発行所　エルゼビア・ジャパン株式会社
発売元　株式会社 南 江 堂
〒113-8410　東京都文京区本郷三丁目42番6号
☎(出版)03-3811-7235 (営業)03-3811-7239
ホームページ http://www.nankodo.co.jp/

印刷・製本　大日本印刷

Netter's Anatomy Flash Cards, Fourth Edition
© 2017 Elsevier Japan KK

Printed and Bound in Japan
ISBN978-4-524-25557-3

定価はカバーに表示してあります．
落丁・乱丁の場合はお取り替えいたします．

本書の無断複写を禁じます．

JCOPY 〈(社)出版者著作権管理機構　委託出版物〉

本書の無断複写は，著作権法上での例外を除き，禁じられています．複写される場合は，そのつど事前に，(社)出版者著作権管理機構(TEL 03-3513-6969，FAX 03-3513-6979，e-mail:info@jcopy.or.jp)の許諾を得てください．

本書のコピー，スキャン，デジタル化等の無断複製は著作権法上の例外を除き禁じられています．違法ダウンロードはもとより，代行業者等の第三者によるスキャンやデジタル化はたとえ個人や家庭内での利用でも一切認められていません．著作権者の許諾を得ないで無断で複製した場合や違法ダウンロードした場合は，著作権侵害として刑事告発，損害賠償請求などの法的措置をとることがあります．

〈発行所：エルゼビア・ジャパン株式会社〉